- 国家卫生和计划生育委员会"十三五"规划教材
- 全国高等学校教材

供眼视光学专业用

视觉神经生理学

第 3 版

主　　编　刘晓玲

副 主 编　阴正勤　袁援生　雷　博

编　　者（以姓氏笔画为序）

马　嘉	昆明医科大学	陈世豪	温州医科大学
文　峰	中山大学	钟　华	昆明医科大学
刘晓玲	温州医科大学	秦　伟	陆军军医大学
江　冰	中南大学	袁援生	昆明医科大学
阴正勤	陆军军医大学	雷　博	河南省人民医院
李英姿	温州医科大学		

编写秘书　李英姿　温州医科大学

融合教材数字资源负责人　刘晓玲　温州医科大学

融合教材数字资源秘书　黄　颖　温州医科大学

U0208119

人民卫生出版社

图书在版编目（CIP）数据

视觉神经生理学 / 刘晓玲主编. —3 版. —北京：人民卫生出版社，2017

ISBN 978-7-117-24749-8

Ⅰ. ①视… Ⅱ. ①刘… Ⅲ. ①视神经－人体生理学－高等学校－教材 Ⅳ. ①R339.14

中国版本图书馆 CIP 数据核字（2017）第 329144 号

人卫智网	www.ipmph.com	医学教育、学术、考试、健康，购书智慧智能综合服务平台
人卫官网	www.pmph.com	人卫官方资讯发布平台

视觉神经生理学

第 3 版

主　　编：刘晓玲

出版发行：人民卫生出版社（中继线 010-59780011）

地　　址：北京市朝阳区潘家园南里 19 号

邮　　编：100021

E - mail：pmph @ pmph.com

购书热线：010-59787592　010-59787584　010-65264830

印　　刷：河北新华第一印刷有限责任公司

经　　销：新华书店

开　　本：850×1168　1/16　印张：13　插页：4

字　　数：394 千字

版　　次：2004 年 7 月第 1 版　　2018 年 2 月第 3 版
　　　　　2022 年 12 月第 3 版第 6 次印刷（总第 12 次印刷）

标准书号：ISBN 978-7-117-24749-8/R · 24750

定　　价：48.00 元

第三轮全国高等学校眼视光学专业本科国家级规划教材(融合教材)修订说明

第三轮全国高等学校眼视光学专业本科国家卫生计生委规划教材，是在第二轮全国高等学校眼视光学专业本科卫生部规划教材基础上，以纸质为载体，融入富媒体资源、网络素材、数字教材和慕课课程形成的"五位一体"的一套眼视光学专业创新融合教材。

第一轮全国普通高等教育"十五"国家级规划教材、全国高等学校眼视光学专业卫生部规划教材于2003年启动，是我国第一套供眼视光学专业本科使用的国家级规划教材，其出版对于我国眼视光学高等教育以及眼视光学专业的发展具有重要的、里程碑式的意义，为我国眼视光学高级人才培养做出了历史性的巨大贡献。本套教材第二轮修订于2011年完成，其中《眼镜学》为普通高等教育"十二五"国家级规划教材。两轮国家级眼视光专业规划教材建设对推动我国眼视光学专业发展和人才培养、促进人民群众眼保健和健康起到了重要作用。

在本套第三轮教材的修订之时，正逢我国医疗卫生和医学教育面临重大发展的重要时期，我们贯彻落实全国卫生健康大会精神和《健康中国2030规划纲要》，按照全国卫生计生工作方针、医药协同综合改革意见，以及传统媒体和新兴媒体融合发展的要求，推动第三轮全国高等学校眼视光学专业本科国家级规划教材(融合教材)的修订工作。

本轮修订坚持中国特色的教材建设模式，即根据教育部培养目标、国家卫生计生委用人要求，医教协同，由国家卫生计生委领导、指导和支持，教材评审委员会规划、论证和评审，知名院士、专家、教授指导、审定和把关，各大院校积极参与支持，专家教授组织编写，人民卫生出版社出版的全方位教材建设体系，开启融合教材修订工作。

本轮教材修订具有以下特点：

1．本轮教材经过了全国范围的调研，累计共有全国25个省市自治区，27所院校的90名专家教授进行了申报，最终建立了来自15个省市自治区，25个院校，由52名主编、副主编组成的编写团队，代表了目前我国眼视光专业发展的水平和方向，也代表了我国眼视光教育最先进的教学思想、教学模式和教学理念。

2．课程设置上，由第二轮教材"13+3"到本轮教材"13+5"的转变，从教师、学生的需要出发，以问题为导向，新增《低视力学实训指导》及《眼视光学习题集》。

3．对各本教材中交叉重复的内容进行了整体规划，通过调整教材大纲，加强各本教材主编之间的交流，力图从不同角度和侧重点进行诠释，避免知识点的简单重复。

4．构建纸质＋数字生态圈，完成"互联网＋"立体化纸数融合教材的编写。除了纸质部分，新增二维码扫码阅读数字资源，数字资源包括：习题、视频、动画、彩图、PPT课件、知识拓展等。

5．依然严格遵守"三基"、"五性"、"三特定"的教材编写原则。

6. 较上一版教材从习题类型、数量上进行完善，每章增加选择题。选择题和问答题的数量均大幅增加，目的是帮助学生课后及时、有效地巩固课堂知识点。每道习题配有答案和解析，学生可进行自我练习。自我练习由学生借助手机或平板电脑终端完成，操作简便，激发学习兴趣。

本套教材为2017年秋季教材，供眼视光学专业本科院校使用。

第三轮教材（融合教材）目录

获取融合教材配套数字资源的步骤说明

1. 扫描封底圆形图标中的二维码，注册并登录激活平台。

2. 刮开并输入激活码，获取数字资源阅读权限。

3. 在激活页面查看使用说明，下载对应客户端或通过 PC 端浏览。

4. 使用客户端"扫码"功能，扫描教材中二维码即可快速查看数字资源。

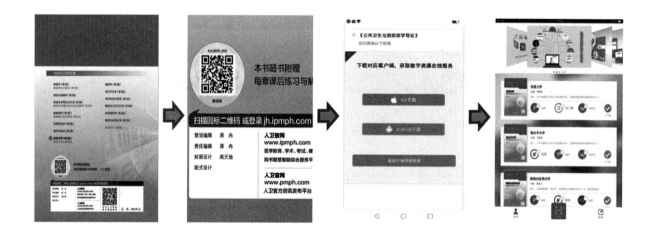

第三届全国高等学校眼视光学专业教材（融合教材）评审委员会名单

主 任 委 员

瞿　佳　温州医科大学

副主任委员

赵堪兴　天津医科大学

赵家良　北京协和医学院

吕　帆　温州医科大学

委　　员（以姓氏笔画为序）

王云创　滨州医学院　　　　　赵堪兴　天津医科大学

王保君　新乡医学院　　　　　胡　琦　哈尔滨医科大学

兰长骏　川北医学院　　　　　袁援生　昆明医科大学

毕宏生　山东中医药大学　　　徐国兴　福建医科大学

吕　帆　温州医科大学　　　　郭　锐　南京中医药大学

刘陇黔　四川大学　　　　　　蒋　沁　南京医科大学

刘祖国　厦门大学　　　　　　曾骏文　中山大学

李筱荣　天津医科大学　　　　廖洪斐　南昌大学

何　伟　辽宁何氏医学院　　　瞿　佳　温州医科大学

赵家良　北京协和医学院

秘 书 长

刘红霞　人民卫生出版社

秘　 书

姜思宇　温州医科大学

李海凌　人民卫生出版社

前　言

随着眼视光学专业教育的发展，其教育课程体系也在不断完善。《视觉神经生理学》作为眼视光学专业基础课之一，该课程的第3版以视觉生理学基础和视觉心理物理学基础为重点，新增了神经眼科学的基础知识，旨在为眼视光学专业的学生建构宽厚的视觉科学知识基础。本书可为眼视光学专业本科生、眼科学专业的研究生和眼科从业人员使用。"十二五"期间，由本团队编写的第2版《视觉神经生理学》正是基于这样的立意，经过精心策划和撰写，由人民卫生出版社出版后已相继成为各高等院校教材和参考用书，受到广大眼视光学生和眼科医生的欢迎。

本书修订前，新老编委充分听取和吸收了各高校和使用单位的反馈意见和建议，并根据卫计委全国高等学校教材的原则和要求，对新版《视觉神经生理学》的内容、布局、格式等进行了较大篇幅的调整。对原有的章节进行了更新、充实、修改，编入国内外视觉科学的新进展。第三章"视觉科学研究方法"，把原来分布于多章的研究方法提取出来，编为独立的一章。改编后的"视觉的视网膜机制"和"视觉的中枢机制"，更加通俗易懂，放在课程的中部，利于知识的衔接；新增加的"神经眼科病理生理基础"，讲授神经眼科传入路病变、神经眼科传出路病变和视觉相关的认知障碍。改编后的第3版教材的整体性、逻辑性、科学性、系统性、可读性增强，更符合教与学规律。

本书的撰写、修订和出版得到了人民卫生出版社的大力支持，也得到了各编者所在单位的鼎力支持。趁此机会，特别要感谢杨雄里院士对本教材建设的建议和指导。感谢为改编本书付出心血的阴正勤教授、袁援生教授、文峰教授、雷博教授、陈世豪教授、秦伟教授，江冰教授，马嘉教授和钟华教授。本书的秘书李英姿负责收集资料、整理文稿工作，赵同清、黄颖等为本书的插图及数字化付出了辛勤劳动。在此，谨向所有对《视觉神经生理学》做出贡献的专家们表示诚挚的感谢。

视觉学科发展迅速，我们对视觉科学的认知水平有待提高。为此，恳请各院校的师生和读者，一如既往，给予指正。

刘晓玲

2017年4月于温州

目 录

融合教材数字资源目录

第一章
绪　　论

视觉（vision）是一种特殊的感觉，视觉在人类的认知、记忆、回忆和思维中，占有非常重要的地位。视觉系统作为中枢神经系统的一部分，具有神经系统的生理学共性，也是人类对大脑认知最清楚的部分，是认识大脑工作原理的主要模型之一。本书的主要内容包括视觉系统的解剖和视觉发育、视觉科学的主要研究方法、视觉的视网膜机制和中枢机制、视觉电生理技术和神经眼科的部分。本章主要学习神经生物学、心理物理学和神经眼科学的基本知识。

第一节　感觉与视觉

感觉（sensation，consciousness）是大脑对客观刺激直接作用于感觉器官所产生的对事物个别属性的认识。感受器（receptor）是脑的工具，脑是借助于感受器来了解内外环境或外部世界的。感觉可以分成两大类。第一类是外部感觉，有视觉、听觉、嗅觉、味觉和肤觉五种。这类感觉的感受器位于身体表面，或接近身体表面的地方。第二类内部感觉，有运动觉、平衡觉和机体觉，这类感觉的感受器位于有关组织的深处（如肌肉）或内部器官的表面（如胃壁、呼吸道）。这类感觉反映身体本身各部分运动或内部器官发生的变化。

感觉虽然是一种极简单的心理过程，可是它在我们的生活实践中具有重要的意义。有了感觉，我们就可以分辨外界事物的各种属性，因此才能分辨颜色，声音、软硬、粗细、重量、温度、味道、气味等；有了感觉，我们才能了解自身各部分的位置、运动、姿势、饥饿、心跳；有了感觉，我们才能进行更复杂的认识过程。失去感觉，就不能分辨客观事物的属性和自身状态。因此，感觉是各种复杂的心理过程（如知觉、记忆、思维）的基础，就这个意义来说，感觉是人关于世界的一切知识的源泉。

人类约 80% 的信息是通过视觉系统获得的，在所有的感觉中，视觉起着最重要的作用。视觉系统的各种功能使我们能够感知外界环境中物体的大小、形状、明暗、颜色和动静等属性。视觉系统的主要功能是由视网膜和视觉中枢共同作用完成的。为了有效地获得视觉信息，眼球的屈光系统把外界目标清晰地投射到视网膜上，视网膜上的光感受器（视杆细胞和

笔记

1

视锥细胞)接受影像刺激(适宜刺激是波长为380~760nm的电磁波),产生局部电位变化,该电信号经过视网膜上的神经元的逐级传递和相关神经回路逐级调制或处理,再由视神经通过外侧膝状体,继续传送至初级的视皮层,经更高级的大脑皮层对进行信息编码、加工和分析后获得的主观感受为视觉。

第二节 知觉与视知觉

知觉(perception)是一系列感受器及相关的神经网络,共同解读外界刺激或物体,产生的对感觉信息的加工、整合过程。对外界物体的个别属性的认识是感觉(如视觉),对同一物体的多种感觉的整合,形成了对这一物体的整体的认识,也就形成了对这一物体的知觉。知觉是直接作用于感觉器官的客观物体在人脑中的综合反映。

知觉是各种感觉的结合,它来自于感觉,但已不同于感觉。感觉只反映事物的个别属性,知觉却认识了事物的整体;感觉是单一感觉器官活动的结果,知觉却是多种感觉协同活动的结果;感觉不依赖于个人的知识和经验,知觉却受个人知识经验的影响。同一物体,不同的人对它的感觉是类似的,而对它的知觉就会有差别,知识经验越丰富对物体的知觉越完善、越全面。

知觉虽然已经达到了对事物整体的认识,比只能认识事物个别属性的感觉更高级,但知觉来源于感觉,而且二者反映的都是事物的外部现象,都属于对事物的感性认识,所以感觉和知觉又有不可分割的联系。在现实生活中当人们形成对某一事物的知觉的时候,各种感觉就已经整合到了一起,甚至只要有一种感觉信息出现,就能引起对物体整体形象的知觉。例如,看到一个物体的视觉包含了对这一物体的距离、方位,乃至对这一物体其他外部特征的认识,所以,现实生活中很难有单独存在的感觉,单一或狭隘感觉的研究往往只能产生于实验室中。

感觉和知觉既有区别,又有联系。

感觉和知觉是不同的心理过程,感觉反映的是事物的个别属性,知觉反映的是事物的整体,即事物的各种不同属性、各个部分及其相互关系;感觉仅依赖个别感觉器官的活动,而知觉依赖多种感觉器官的联合活动。可见,知觉比感觉复杂。

感觉和知觉有相同的一面。它们都是对直接作用于感觉器官的事物的反映,如果事物不再直接作用于我们的感觉器官,那么我们对该事物的感觉和知觉也将停止。感觉和知觉都是人类认识世界的初级形式,反映的是事物的外部特征和外部联系。如果要想揭示事物的本质特征,光靠感觉和知觉是不行的,还必须在感觉、知觉的基础上进行更复杂的心理活动,如记忆、想象、思维等。知觉是在感觉的基础上产生的,没有感觉,也就没有知觉。我们感觉到的事物的个别属性越多、越丰富,对事物的知觉也就越准确、越完整,但知觉并不是感觉的简单相加,因为在知觉过程中还有人的主观经验在起作用,人们要借助已有的经验去解释所获得的当前事物的感觉信息,从而对当前事物作出识别。

总之,知觉的产生以头脑中的感觉信息为前提,并且同感觉同时进行。但知觉却不是各种感觉的简单总和。因为在知觉中除了包含感觉之外,还包含记忆、思维和言语活动等等。知觉属于高于感觉的感性认识阶段。但知觉和感觉一样,都是事物直接作用于感觉器官产生的。离开了事物对感官的直接作用,既没有感觉也没有知觉。

视知觉(vision perception)是从眼球接收到视觉的影像刺激后,电信号传导到大脑的接收和辨识的过程。因此,视知觉包含了视觉接收和视觉认知两大部分。简单来说,看见了、察觉到了光和物体的存在,是与视觉接收系统有关;但判断或认知看到的东西是什么、有没有意义,大脑的解读属于较高层的视觉认知的部分。视知觉由视觉的注意、视觉的记忆、视

笔记

觉的分辨和视觉的想象 4 个部分构成。

举例：当我们的所有的感觉器官，接触到了一个菠萝，通过视觉可以看到它的大小、形状和颜色；通过味觉可以尝到酸甜味；通过嗅觉可以闻到清香气味，通过触觉可感知菠萝表面的粗糙的凸起。多种感觉的综合形成了对菠萝的知觉和判断：这是菠萝，不是榴莲，也不是菠萝蜜。

第三节 视觉神经生物学的基本概念

视觉科学的两个主要分支是视觉神经生物学和视觉心理物理学。

神经生物学（neurobiology）是生物学中研究神经系统的解剖、生理、病理方面的一个分支。首先介绍神经生物学的基本概念：

神经元学说：Cajal 是 1906 年诺贝尔生理学和医学奖的得主。他的主要贡献是提出的"神经元假说"：神经元由细胞体、轴突和树突组成，神经元是在神经系统发生，遗传、结构、营养和功能上独立的、基本的功能单位，所有神经通路、神经回路和反射弧都是以简单或复杂的形式连结或排列的神经元组成的。Cajal 的第二个贡献是用 Golgi 染色技术画出了大脑和脊髓神经的结构，第一次演示了大脑神经元的复杂性和排列的有序性。

感受野（receptive field）：在视觉通路上，视网膜上的光感受器（视杆细胞和视锥细胞）通过接受光影刺激，产生光输出电信号去影响双极细胞和神经节细胞，进而影响外侧膝状体细胞以及视觉皮层中的神经元。反过来，任何上一级的神经细胞的反应都依赖于视网膜上的一定区域内的光感受器的兴奋或抑制。我们可以称直接或间接影响某一特定神经细胞的光感受器细胞的总数为该特定神经细胞的感受野。感受野的发现和测量是逐级进行的。目前已经发现双极细胞和神经节细胞的感受野都是中心 - 周围拮抗式同心圆；发现水平细胞和无长突细胞的感受野是非常宽泛。感受野的测量是研究初级视皮层工作原理的主要手段。Wiesel T, Hubel DH 主要是用感受野测量的方法，发现了初级视皮层的简单细胞、复杂细胞和有端点的复杂细胞，提出了视觉信息的串行处理和平行处理的假说，因此获得了 1981 年的生物医学诺贝尔奖。

第四节 心理物理学的基本定律

心理物理学（psychophysics）是研究心物关系并使之数量化的一个心理学分支，是一门研究心身或心物之间的函数关系的精密科学。心理物理学的创始人是德国物理学家和哲学家古斯塔夫·费希纳。他用刺激的变化来测量感觉的差异。他发现：当刺激量按几何级数递增时，感觉则是按算术级数递增的。在韦伯定律的基础上，费希纳经过多年的研究和推导，把感觉强度与刺激强度之间的关系，概括为公式 $S = K \lg R$，其中 S 是感觉强度，R 是刺激强度，K 是常数。这个定律被称为韦伯 - 费希纳定律（Weber-Fechner law）。国内现用的"标准对数视力表"的视标是按对数增率设计的，五分记录是算数级数，符合该设计原理。费希纳的更重要的贡献是他第一次把物理学的数量化测量方法带到心理学中来，成为了后来心理学实验研究的工具。而且费希纳的工作是实验心理学的直接前驱，他的心理物理学为冯特建立实验心理学起了奠基的作用。费希纳为物理世界与精神世界的关系找到了一种数学的关系。

20 世纪中期，随着通信科学和信息科学的发展，在费希纳的经典心理物理学的基础上，创新了心理物理方法——信号检测理论（signal detection theory, SDT）。信号检测论是一种心理物理法，是人们在不确定的情况下如何作出决定的方法。它是信息论的一个重要分支。

笔记

在 SDT 实验中通常把刺激变量看做是信号,把刺激中的随机物理变化或感知处理信息中的随机变化看做是噪音。常以 SN(信号加噪音)表示信号,以 N 表示噪音。信号检测论是把通讯系统中雷达探测信号的原理用于人的感知觉研究的理论,是由特纳和斯威茨在 1954 年引入心理学的。信号检测论改变了传统上人们对感觉阈限的理解。

视觉心理物理学主要研究视觉刺激与人的视觉感知之间的关系,研究视觉环境和视觉系统之间的关系。该方法广泛地应用于视光学的常规检查,如视力、视野、色觉检查等。

(刘晓玲)

第五节 神经眼科的基本概念

神经眼科(neuro-ophthalmology)涉及神经科学和眼科学领域之间相关的神经系统疾病,主要关注与眼的知觉和运动相关的神经系统疾病。视知觉包括视觉接收和视觉认知两大部分,视觉接收系统与眼科学密切相关,视觉认知系统则与神经科学密切关联。

神经眼科的范畴涵盖广泛,主要分为视觉传入和传出两大部分。广义上理解,是指所有原发或继发的神经系统损害且临床表现为眼部症状和体征的疾病。狭义上理解,是指视感受系统(即视觉传入系统)和眼部运动系统(传出系统)的疾病。眼是脑的延续,眶是颅的延伸,任何与脑、脊髓、颅和眼眶相关的眼科问题都是神经眼科学的问题。

视觉神经生物学和视觉心理物理学是视觉科学的两个主要分支。视网膜和视皮层的神经元都是由细胞体、轴突和树突组成,故可采用不同的方式记录和测量视网膜及视皮层上不同神经元组的综合性电位活动,这一无创技术的基础就是视觉神经生物学。视觉心理物理学则是神经眼科学常规检查项目(如视力、验光、视野、隐斜视及色觉检查等)视觉检查方法的理论基础。

(江 冰)

二维码 1-1
扫一扫,测一测

参 考 文 献

1. David Hubel. Eye, Brain, and Vision. New York: Scientific American Library,1989.

2. 赵堪兴,杨培增. 眼科学,第 8 版. 北京:人民卫生出版社,2013.

3. Ehlers JP, Shah CP. Wills Eye Manual: The Office and Emergency Room Diagnosis and Treatment of Eye Disease. 5th ed. Philadelphia: Lippincott Williams & Wilkins,2008.

笔记

第二章

视觉系统的解剖和发育

本章学习要点

- 掌握：视网膜的解剖结构；视交叉的神经纤维分布特点；视觉发育的概念。
- 熟悉：视网膜神经纤维层的组成和走行特点；视网膜的血液供应；视路的概念；视觉发育可塑性的意义。
- 了解：视路和视觉中枢的血液供应；弱视的概念。

关键词 感光细胞 视路 视神经 视觉发育 视觉发育可塑性 弱视

第一节 视觉形成相关解剖

视网膜感光细胞接受外界光线刺激，经光化学反应转换成神经电信号，通过双极细胞、神经节细胞、视神经、视交叉、视束、视放射传到视皮质，形成视觉。

一、视网膜

视网膜（retina）位于眼球的最内层，为一层薄而透明的神经膜，厚度约200～300μm，是大脑的延伸部分，也是视觉形成的起点。视网膜由神经外胚叶发育而成，当视泡凹陷形成视杯时，其外层发育成视网膜色素上皮层，内层分化成视网膜的内9层，又称为神经上皮层。两层之间存在一个潜在性间隙，临床上视网膜脱离即由此处分离。

视网膜起自视神经周围，沿脉络膜表面延伸，止于锯齿缘，与睫状体平坦部的无色素上皮相移行。视网膜的内侧为玻璃体，外侧为脉络膜。视盘颞侧和颞侧上下血管弓之间约6mm范围的区域称为后极部（彩图2-1）。视网膜正对视轴处为黄斑，直径约1.5mm，其中央无血管区为一小凹，称为黄斑中心凹（fovea centralis）（图2-2），是视网膜上视觉最敏锐的部位。检眼镜检查可见反光点，称中心凹光反射。距黄斑鼻侧约3mm处，有一约1.5mm×1.75mm境界清楚的、橙红色的圆形盘状结构，称为视盘（optic disc），又称视乳头（optic papilla），是视网膜上神经纤维汇集组成视神经、穿出眼球向视觉中枢传递的部位。视盘中央有小凹陷区，称视杯（optic cup）。视盘上有视网膜中央动、静脉通过，其分支分布于视网膜上。

（一）视网膜的组织结构

组织学上视网膜的组织结构从外向内共分为10层（图2-3）。

1. 视网膜色素上皮层（retina pigment epithelium，RPE） 位于Bruch膜内侧，是由单层排列整齐的六面柱形细胞组成。每只眼约有400万～600万个RPE细胞。在眼底的不同区域，RPE细胞的形态不同。后极部特别是黄斑区，RPE细胞细长而均匀，色素较多，靠近锯齿缘处的RPE细胞较为短肥，色素亦逐渐减少。RPE细胞具有极性，细胞顶部的细胞膜上

笔记

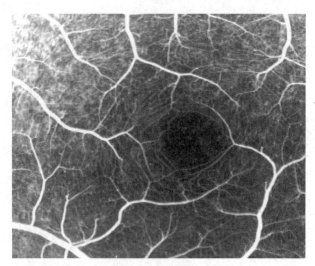

图2-2　黄斑拱环图

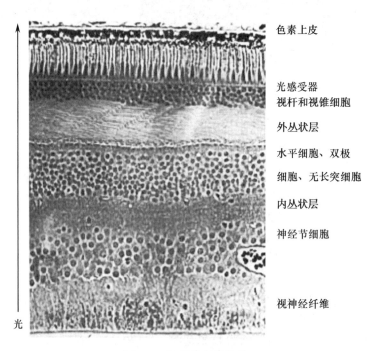

色素上皮

光感受器
视杆和视锥细胞

外丛状层

水平细胞、双极

细胞、无长突细胞

内丛状层

神经节细胞

视神经纤维

光

图2-3　视网膜断层切片

延伸出很多大小、长短不一的微绒毛,视杆细胞的外段插在其间,形成色素上皮与光感受器之间的广泛联系。RPE 细胞之间从基底至顶部具有连接小带、桥粒连结及紧密连接,起到封闭脉络膜毛细血管与视网膜之间交流的作用,构成血 - 视网膜屏障(外屏障)。RPE 细胞基底膜形成皱褶,与脉络膜毛细血管内皮细胞的基底膜联合构成 Bruch 膜。RPE 细胞质内有丰富的细胞器如线粒体、内质网、核糖体、溶酶体、脂褐质和黑色素等。细胞核位于细胞的底部。RPE 细胞具有吞噬作用,每日接受由光感受器外段脱落的膜盘,经过水解溶酶的消化溶解而排出至 Bruch 膜中,或形成脂褐质而留在细胞内。RPE 还能把脉络膜血液中的液体、电解质、维生素 A 等物质输送到视网膜,营养光感受器。RPE 细胞具有丰富的色素颗粒,可以遮挡透过巩膜的光线,以保证光感受器对影像的分辨力。另外,它还有合成黏多糖的作用以保证视网膜神经上皮和 RPE 间的粘合状态。RPE 细胞死亡后,不能再生,靠邻近的色素上皮细胞互相移行,填补死亡细胞遗留的空间。

笔记

2. 锥体与杆体层（outer segment of rods and cones） 脊椎动物的光感受器由内段、外段、连接绒毛、体部和突触五部分组成。锥体与杆体层由光感受器的外段和部分内段组成。根据外段的形态不同，光感受器分为视锥细胞和视杆细胞。成人每只眼的视锥细胞约 600 万个，视杆细胞约有 12 000 万个。视锥细胞与视杆细胞在视网膜上的不同区域分布不同，如图 2-4 所示，黄斑中心凹处视锥细胞密度最高，约 147 300 个 /mm²。距中心凹 10°，视锥细胞迅速减少，周边部视锥细胞的密度约 5000 个 /mm²。视杆细胞在距中心凹 20° 处密度最高，约 160 000 个 /mm²，再向两侧偏离即逐渐下降，至视网膜的极周边处（鼻侧 90°，颞侧 70°）降至 30 000～40 000 个 /mm²。在视盘处，视杆细胞和视锥细胞均不存在，故为生理盲点。

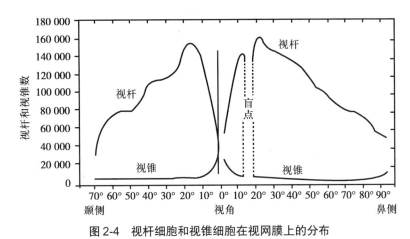

图 2-4 视杆细胞和视锥细胞在视网膜上的分布

3. 外界膜（outer limiting membrane） 由 Müller 细胞外端终末之间的粘连小带构成，该层隔开了感光细胞的内段与其细胞核。

4. 外核层（outer nuclear layer） 由光感受器的细胞体组成，含细胞核及细胞质。视盘鼻侧外核层较厚，有 8～9 层细胞核，越周边，细胞核层数越少。视盘颞侧周边的视网膜，外核层最薄，只有 4 层，黄斑中心凹处有 10 层，其他部位只有 5 层。

5. 外丛状层（outer plexiform layer） 由光感受器伸出的轴突与双极细胞和水平细胞的突起相互连接的突触构成的疏松网状结构。视网膜的毛细血管至此为止，不再伸向外核层。黄斑的外丛状层较厚，该处视锥细胞的轴突最长且走行方向倾斜，基本与外界膜平行，呈放射状的排列，称为 Henle 纤维层。黄斑以外的外丛状层逐渐变薄。

6. 内核层（inner nuclear layer） 有四种细胞，从外至内，为水平细胞、双极细胞、Müller 细胞及无长突细胞。这些细胞的树突或轴突分别向上、向下伸展至内、外丛状层。而 Müller 细胞的突起则分布于视网膜各层，起支持作用。

7. 内丛状层（inner plexiform layer） 较外丛状层厚，为内核层的双极细胞和无长突细胞与神经节细胞的树突连接而成丛状结构。

8. 神经节细胞层（ganglion cell layer） 主要由神经节细胞组成，还有 Müller 细胞、神经胶质细胞及视网膜血管分支。在视网膜的绝大部分区域，神经节细胞仅为一层，而在视盘的颞侧则为两层，在黄斑区为 8～10 层。向黄斑中心凹方向，神经节细胞明显减少，中心凹处则几乎无神经节细胞。

9. 神经纤维层（nerve fiber layer） 神经节细胞的轴突不分支，其轴突沿视网膜平行走行而构成神经纤维层。除神经纤维外，尚有 Müller 纤维、神经胶质细胞和丰富的视网膜血管。神经纤维层在视盘周围最厚，向视网膜周边部逐渐变薄，至锯齿缘附近稀疏的神经纤维与神经节细胞合为一层。视盘鼻侧的纤维直接到达视盘，颞侧纤维则呈弧形分布绕过黄斑至视盘。在水平子午线之上的神经纤维绕过黄斑上方，水平子午线下的纤维则绕过

笔记

黄斑的下方，因而在黄斑的颞侧形成一条横缝，由此缝起始的神经纤维呈羽毛状。黄斑的纤维向鼻侧走行直接至视盘（视乳头）颞侧，形成乳头黄斑纤维束即乳斑束（papillomacular fibers）（彩图2-5）。神经纤维层的神经纤维由传入纤维及传出纤维组成，神经冲动经视神经节细胞的节后纤维传入大脑，并将大脑发出的冲动传出到视网膜。传出纤维可能有调节血管的功能。Müller细胞、星形细胞、血管周细胞和神经胶质细胞、网织内皮组织的微小胶质细胞都是视网膜的神经胶质，它们对视网膜组织起支持及营养作用，并使不同的神经轴突彼此隔离。

10. 内界膜（internal limiting membrane）　由Müller细胞的基底膜及胶质细胞的突起组成。厚约1～2μm，随年龄增大逐渐增厚。它靠近玻璃体的内表面光滑，近视网膜的一侧因Müller细胞突起的伸延不同而起伏不平。

（二）视网膜的血液供应

视网膜血供由脉络膜血管系统和视网膜中央动脉系统供应。视网膜中央动脉是眼动脉的第一或第二分支。眼动脉进入眼眶后，在跨过视神经时，随即分出视网膜中央动脉，紧靠视神经硬膜周围的脂肪蜂窝组织内走行，距眼球后9～12mm，绕视神经向上转7°，于视神经的下方经视神经的鞘膜后呈直角穿入视神经。进入视神经鞘膜时，常有视网膜中央静脉及交感神经纤维伴行。当视网膜中央动脉进入视神经中央，随视神经走向眼球，穿过筛板中央到达视盘，其表面覆盖一层胶质组织与玻璃体分开。在视神经内走行时分出很多小分支呈放射状营养邻近视神经及软脑膜组织。视网膜中央动脉进入眼内后，在视盘上分为上、下两支，然后分为鼻上、鼻下、颞上、颞下四支，分别再逐级分支最后形成毛细血管网。视网膜中央动脉的四支主干及其较粗而稀疏的浅层毛细血管网位于视网膜的内界膜下，分布于视网膜神经纤维层和神经节细胞层。深层毛细血管层较细而微密，分布于内核层，终止于内核层与外丛状层之间。因此视网膜内层由视网膜中央动脉供养，而视网膜外层组织由脉络膜毛细血管供养。约25%的人有睫状动脉分出的睫状视网膜动脉供养部分视网膜，如视盘黄斑区的睫状视网膜动脉供养黄斑区，即使出现视网膜中央动脉阻塞，也能保持黄斑区部分视力和视野，不致完全失明。视网膜深、浅层毛细血管网汇集血液后，血管逐渐变粗，首先形成小静脉，至赤道部再形成较大的静脉，伴随着相应的视网膜动脉走行，在后极部亦形成鼻上、鼻下、颞上、颞下四分支主干，随着视网膜中央动脉的四主干分支至视盘，亦汇合成上、下各一支及总干的视网膜中央静脉，穿出视盘、筛板，与视网膜中央动脉平行走行于视神经中央，在离眼球后约15mm处穿出视神经及其鞘膜。视网膜中央静脉汇集了视网膜内层、视盘及视神经的血液，进入眼眶后，直接经过眶上裂进入海绵窦，也可汇入眼静脉后，再进入海绵窦。

二、视路和视觉中枢

视路（visual pathway）是视觉信息从视网膜的光感受器（photoreceptor）起始到大脑枕叶视中枢的传导径路。临床上视路通常指从视神经开始，经视交叉、视束、外侧膝状体、视放射到枕叶视中枢的神经传导径路（图2-6）。

（一）视神经

视神经（optic nerve）是中枢神经系统的一部分。从视盘起至视交叉前脚，这段神经称视神经，全长约40～50mm。按所在部位分为眼内段、眶内段、管内段和颅内段四部分。

1. 眼内段（通常称视盘）　从视盘开始，约120万个神经节细胞的轴突组成神经纤维，成束穿过巩膜筛板出眼球，长约1mm。可分四部分：神经纤维层、筛板前区、筛板和筛板后区。临床上可从眼底看到神经纤维层呈橙红色、筛板前区中央部分即杯凹，有时可见到视杯底部的小灰点状筛孔，即筛板。筛板前的神经纤维无髓鞘（视盘直径1.5mm），筛板以后开始

二维码2-1
动画　视路
的神经传导

笔记

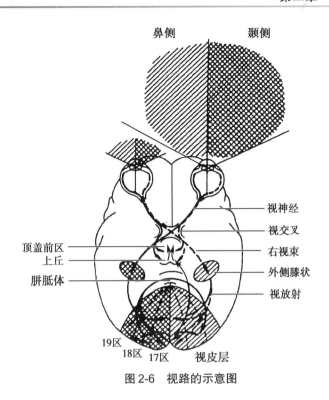

图 2-6　视路的示意图

有髓鞘包裹（视神经直径 3.0mm）。眼内段视神经血供主要来自视网膜中央动脉分支和睫状后短动脉分支。

2. 眶内段　长 25～30mm，位于肌锥内，呈 S 形弯曲，以利于眼球转动。视神经有鞘膜包裹，该鞘膜是三层脑膜的延续。鞘膜间隙与颅内同名间隙连通，有脑脊液填充。在距眼球 10～15mm 处，乳斑束逐渐转入视神经的中轴部，来自视网膜其他部位的纤维，仍位于视神经的相应部位。视神经眶内段主要由眼动脉分支和视网膜中央动脉分支供养。

3. 管内段　即视神经通过颅骨视神经管的部分，长约 6～10mm。鞘膜与骨膜紧密相连，以固定视神经。此段与眼动脉伴行和供血，神经纤维排列不变。

4. 颅内段　为视神经出视神经骨管后，进入颅内到达视交叉前脚的部分，约 10mm，直径 4～7mm。血供来自颈内动脉和眼动脉。

（二）视交叉

视交叉（optic chiasm）是两侧视神经交汇于蝶鞍上方，呈长方形，为横径约 12mm、前后径 8mm、厚 4mm 的神经纤维组织。该区的神经纤维分两组，来自两眼视网膜的鼻侧纤维完全交叉至对侧，来自颞侧的纤维不交叉。因此，视交叉之后的视束是由同侧眼颞侧的神经纤维和来自对侧眼的鼻侧纤维所构成。黄斑部纤维占据视神经和视交叉中轴部的 80%～90%，也分成交叉纤维和不交叉纤维。视交叉与邻近组织的解剖关系：前上方为大脑前动脉及前交通动脉，两侧为颈内动脉，下方为鞍隔和脑垂体，后上方为第三脑室。这些部位的病变都可侵及视交叉，视交叉及以上部位的视路病变表现出特异性的视野改变。

视交叉的血供主要来自大脑前动脉和前交通动脉发出的细小分支。

（三）视束

视束（optic tract）为视神经纤维经视交叉后、位置重新排列的一段神经束。离开视交叉后，分为两束绕大脑脚至外侧膝状体。来自上半部视网膜的神经纤维（包括交叉的和不交叉的）位于视束的内侧，来自下半部视网膜的神经纤维（包括交叉的和不交叉的）位于视束的外侧，黄斑部神经纤维起初位于中央，以后移向视束的背外侧。视束的血供主要是脉络膜前动脉。

笔记

（四）外侧膝状体

外侧膝状体（lateral geniculate body）位于大脑脚外侧，呈卵圆形。视网膜神经节细胞发出的神经纤维，约 70% 在此与外侧膝状体的神经元形成突触，交换神经元后，再进入视放射。在外侧膝状体中，灰质和白质交替排列，白质将灰质细胞分为 6 层，来自对侧视网膜的交叉纤维止于第 1、4、6 层，来自同侧视网膜的不交叉纤维止于第 2、3、5 层（彩图 2-7）。外侧膝状体由大脑中动脉、脉络膜前动脉和大脑后动脉形成的吻合网供血，也接受脉络膜后动脉的血液供应。

（五）视放射

视放射（optic radiation）是联系外侧膝状体和枕叶皮质的神经纤维束。换元后的神经纤维，经内囊和豆状核的后下方呈扇形散开，分为背侧、外侧及腹侧三束，绕侧脑室颞侧角，形成 Meyer 襻，到达枕叶。视放射的血供主要来自大脑中动脉。

（六）视皮质

视皮质（visual cortex）位于大脑枕叶皮质的距状裂上、下唇和枕叶纹状区，即相当于 Brodmann 分区的 17、18、19 区，是大脑皮质中最薄的区域。每侧与双眼同侧一半的视网膜相关联，如左侧视皮质与左眼颞侧和右眼鼻侧视网膜相关联。视网膜上半部的神经纤维终止于距状裂上唇，下半部的纤维终止于下唇，黄斑部纤维终止于枕叶纹状区后极部。交叉纤维在深内颗粒层，不交叉纤维在浅内颗粒层。由于视觉神经纤维在视路各段上的排列不同，在神经系统发生病变时，对视觉纤维的损害各异，可表现特征性的视野缺损，故临床上检出这些视野缺损对中枢神经系统病变的定位诊断具有重要意义。视皮质主要是大脑后动脉的分支即距状裂动脉供血。

（钟 华）

第二节 视 觉 发 育

视觉发育（visual development）是指视觉神经系统从胚胎开始一直持续到出生后，结构和功能从不成熟向成熟状态变化的过程。视觉系统的发育是多种因素共同调控的结果，出生前没有视觉刺激，视觉系统的发育主要在基因遗传、分子及内在电生理活动的调控下进行。

一、正常视通路的发育

（一）视网膜的发育

在胚胎眼的发育过程中，视泡折叠凹陷产生视杯，外层从神经外胚叶分离后首先分化为色素上皮层，内层分化为视网膜神经上皮层。视网膜色素上皮层在胚胎第 4 个月时发育成熟，呈现出 6 边形的细胞形态，发育出微绒毛与感光细胞的突起相嵌合。视网膜神经上皮层的 6 种神经元，即视网膜神经节细胞、水平细胞、无长突细胞、双极细胞、感光细胞和 1 种神经胶质细胞（即 Müller 细胞），由同一个视网膜前体细胞（retinal progenitor cells，RPCs）分化而来。按照严格的时间和空间顺序进行：视网膜神经节细胞是第一个分化的神经上皮细胞，接着是水平细胞、视锥细胞、无长突细胞、视杆细胞、双极细胞和 Müller 细胞。空间分布上：从中央到周边，由鼻侧到颞侧，从视网膜下腔向玻璃体面移行，首先分化的神经节细胞位于视网膜中央近玻璃体面。视网膜前体细胞在分化、移行过程中相互之间建立突触连接。成熟的视网膜神经节细胞的轴索也不断延伸，向中枢投射。

在出生后，正常足月儿的视网膜 10 层结构就已经基本形成，并且周边视网膜在组织学及功能上已经达到成熟，而后极部特别是黄斑区并未发育成熟。虽然在直接检眼镜下，黄斑色素及中心凹的反光，分别在相当于孕龄 35 周和 42 周时已出现，但其组织和功能在出生

笔记

后的 4 年中逐渐发育成熟。

1. 黄斑无视杆细胞区的缩小　出生时为 1100μm，视锥细胞不断的向内迁移集中，使黄斑中心小凹区域不断收缩，在出生后的 15～45 个月达到成人的 700～750μm。

2. 出生时视锥细胞的内节是粗而圆的，外节是细而短的；出生后内外节都不断向细长的方向发展，15 个月时内节可达成人形态，但外节长度仍然只有成人长度的一半，并在 45 个月时达到成人长度的 70%；随着视锥细胞变细长，视锥细胞向中心集聚，黄斑区视锥细胞的密度由出生时 18 个 /100μm^2 增长至 15 个月时 22 个 /100μm^2，45 个月时 31 个 /100μm^2。出生后，视网膜视锥细胞直径的不断缩小和细胞密度的增加与视功能的发育成熟相关联。

（二）视路的发育

视神经（optic nerve）发育有三个阶段：第一阶段，视茎内的胚裂在胚胎第 5 周时开始闭合，第 7 周时闭合完成。视茎起初是中空的结构，通过视泡与前脑相连，视神经就在视茎形成的支架上发育。第二阶段，在胚胎第 8 周时，来自视网膜的神经节细胞和胶质细胞开始穿透视盘，进入视茎；随着发育，视神经内的轴突逐渐增多。第三阶段，在胚胎第 4 个月到第 8 个月之间，轴突数量开始减少，胶质细胞数目增多。从原始神经中央发出的是玻璃体动脉，在此动脉的周围包绕一层胶质鞘。当玻璃体动脉退化时，玻璃体动脉和胶质鞘膜之间的间隙扩大了。这个区域的胶质细胞移行入视神经，形成了原始的视盘。视神经周围的胶质细胞和筛板的胶质部分来自神经外胚叶来源的视茎内层。之后，筛板的中胚叶部分开始发育。胚胎 3 个月时，随着后极部的颞侧扩张，视神经逐渐向鼻侧移位。视神经的髓鞘化在胚胎 7 个月时开始于视交叉，逐步向眼部进展。通常在生后 1 个月内，髓鞘化在筛板处停止。

在灵长类动物，神经节细胞的轴突在胚胎 6 周时进入视茎。到达视交叉后，这些轴突部分交叉，部分保持不交叉。

从灵长类动物的解剖组织学观察，在胚胎 8～11 周时，外侧膝状体（lateral geniculate body，LGN）开始发育，在胚胎 22～25 周时，LGN 的 6 层分化就已经形成，靠近腹侧的 2 层是由大细胞神经元（magnocellular）组成，其余的 4 层由小细胞神经元（parvocellular）组成。出生时 LGN 的大小是成人的 60%，而出生 24 个月后达到正常成人的大小。

视皮层在出生前就有 6 层的分化，LGN 神经元发出的轴突到达视皮层的Ⅳc 区，同时眼优势柱已经基本形成。Huttenlocher 发现，在出生时，婴儿视皮质突触联系的数量接近成人，在出生后的 8 个月内迅速增加至之前的两倍，随后又缓慢下降至成人水平。Bourgeois 在恒河猴初级视皮质发现Ⅳc 层突触数量高峰持续时间要比其他几层时间短，说明在出生后视皮层神经元会在视觉刺激下对突触联系进行调节及修饰。

二、正常视功能的发育

视觉的基本特征是感受外界光刺激。与感受光刺激有关的视觉基本功能表现为：眼能分辨不同强弱的光刺激，分辨有一定时间间隔的闪光刺激，分辨不同波长的颜色光刺激和有一定空间距离的两个刺激视标，同时又通过眼球运动，使眼主动对准和扫描刺激视标，以形成清晰的视觉。视觉包括光觉、形觉、色觉等内容，单眼视觉可在中枢进一步综合为双眼视觉（binocular vision）。

新生儿视觉系统已初具雏形，一些基本的视觉特性已经存在，出生后就有色彩的分辨及对运动物体的反应能力；在眼球运动方面刚出生的新生儿可有扫视及视动性眼球震颤，表明新生儿具有一定程度的视力，但是双眼视、深度觉、融合等高级视功能的出现则要到出生后 3 个月有了固视反应（fixation）后逐渐形成。

（一）视力的发育

出生后儿童视力的发育是一个动态变化的过程。岳以英等对 1033 例 2 岁～6 岁儿童

笔记

进行视力检查发现，视力为 1.0 者的检出率在 3 岁儿童中为 61.3%，在 4 岁儿童中为 73.5%，在 5 岁儿童中为 80.4%，在 6 岁儿童中为 95.6%。值得注意的是，检测视力的结果会受到多种因素的影响，诊断弱视应谨慎。一般认为正常儿童视力的低限为：5～6 岁视力≤0.8，4～5 岁≤0.6，3～4 岁 <0.4。

（二）双眼视的发育

外界物体在两眼视网膜相应部位（对应点）所形成的像，经过大脑枕叶的视觉中枢融合为一，使人们感觉到不是两个相互分离的物体，而是一个完整的立体形象，这种功能称为双眼视觉或双眼单视。

双眼视功能分为三级：

第一级：同时视，是指两眼对物像有同时接受能力。用同视机检查，双眼能同时见到两个不同而又相关画面的图像。

第二级：融合，是指大脑能综合来自两眼的相同物像，并在知觉水平上形成一个完整印象的能力。用同视机检查，双眼能将大部分相同、小部分不相同的图像看成为一个图像。

第三级：立体视，是指双眼有三度空间知觉的能力。用同视机检查，双眼能将两个分离的相同的图像综合成为一个引起立体感觉的图像。

有 3 种技术可以用于立体视（stereopsis）发育的研究，分别是：线性立体图的行为反应、随机点立体图的行为反应、随机点立体图视觉诱发电位（visual evoked potential，VEP）。3 种方法一致显示两个月的婴儿对视差很少有反应，但在 5～7 个月所有的婴儿都产生反应。纵向研究显示立体视发育极其迅速。Regan 等用静态随机点立体图刺激记录 VEP，认为 3～6 个月才有立体视。从上述研究可看出，婴儿就有立体视，立体视随年龄增加而发育。Romano 等报道，用 Titmus 法检查，认为有双眼视儿童立体视锐度低限标准：3.5 岁达 3000″，5 岁达 140″，6 岁达 80″，7 岁达 60″，9 岁时达 40″。Simons 用 4 种不同的方法检查 3～5 岁儿童立体视，正常儿童到 5 岁时立体视尚未发育完善，至 9 岁时立体视锐度达到 40″。郭静秋等的研究表明：儿童立体视锐度成熟期在 3 岁以前，颜氏法及 Frisby 板可定为≤60″。刘红等颜氏法检测发现：3 岁以上正常儿童立体视锐度<60″，交叉视差与非交叉视差≥100″。

（三）眼球运动的发育

眼球运动（eye movement）功能在胚胎时就开始发育，直至出生后。前庭反射性眼球运动最早在胚胎 34 周时就出现了。偶联的水平运动在出生已经发育良好，但是偶联的垂直运动发育是滞后的，一般在生后 6 个月时才发育成熟。视动性眼震在生后当时就可以诱发出来。有 1/3 的婴儿在出生时眼球是正位的，而另外 2/3 则表现为轻度的外斜位。大多数婴儿在 2 个月时可以达到眼球正位，在 3 个月时出现固视反应和调节运动。融合性集合出现在生后 2 个月，6 个月时就发育成熟了。

（四）色觉的发育

颜色是由不同波长或光谱组成的光引起的一种主观感觉，对颜色的感知是大脑神经元对波长等物理参数的一种复杂的抽象感觉。灵长目动物是唯一拥有三色视（trichromacy）的哺乳动物。在光感受器水平上，色觉（color vision）是人眼红锥、绿锥、蓝锥 3 种视锥细胞的功能表现，这也是色度学把 R、G、B 值定为"三刺激值"的视觉生理学基础。色觉始于视网膜上长波长视蛋白（L 型视蛋白）、中波长视蛋白（M 型视蛋白）和短波长视蛋白（S 型视蛋白），其分别对应的最大光谱吸收峰值为 565nm、535nm 和 440nm。视锥细胞接受外界色觉信息后，转换为电化学信号，经过包括视网膜在内各级神经元所组成的复杂网络，层层编码、处理，最后传递到大脑视皮层，形成人们眼中缤纷多姿的彩色世界。研究发现，8 周大的婴儿就能分辨出红色。随着视锥细胞的发育，幼儿的色觉也逐渐发育，到 4 岁时基本发育成熟，可以分辨比较细微的颜色差别。

笔记

三、异常视觉发育和弱视

（一）视觉发育可塑性

Hubel 和 Wiesel 在研究幼猫单眼形觉剥夺时，发现在出生后的一定时间内，形觉剥夺会引起视皮质双眼驱动神经细胞数量显著减少，并会导致其终生的双眼单视功能缺陷。如果单眼形觉剥夺晚于一定时间，则不会对双眼性神经细胞产生影响。人和动物出生时视觉系统尚未发育成熟，在生后一定时期的发育过程中，视觉系统能够根据视觉环境及时调整和改变与生俱有的神经联系和突触结构，这一改变发生的最敏感时期称为视觉发育可塑性（visual development plasticity）关键期。以往研究认为，关键期（critical period）内异常视觉环境可导致弱视，在此关键期内如能及时消除异常视觉环境，已有的弱视可恢复正常；而关键期"终止"后，异常视觉环境不再引起弱视，已有弱视亦很难恢复正常。在人类，此关键期的"终止"点是出生后7～8岁。视功能的正常发育依赖于此阶段正常的视觉经验，如果在关键期内剥夺幼儿获得正常的视觉经验，则可能对其视觉系统及视功能的发育产生终身的影响。

（二）弱视的概念和病因分类

根据中华医学会眼科学分会斜视与小儿眼科学组在 2009 年全国眼科学会上达成的共识，将弱视（amblyopia）定义为：视觉发育期由于单眼斜视、未矫正的屈光参差和高度屈光不正以及形觉剥夺引起的单眼或双眼最佳矫正视力低于相应的年龄视力，或双眼视力相差 2 行及以上。我国弱视发病率为 2～4%。儿童早期视力筛查可以预防弱视，对已经产生弱视的患者，可以早发现、早干预。根据病因分类如下：

1. 斜视性弱视（strabismic amblyopia） 发生在单眼性斜视，是由于眼位偏斜后引起斜视眼的黄斑中心凹接受的不同物像（混淆视）受到抑制，导致斜视眼视力下降。交替性斜视不形成弱视。

2. 屈光参差性弱视（anisometropic amblyopia） 两眼远视球镜相差≥1.5DS，柱镜相差≥1.0DC，即可以使屈光度较高的一眼形成弱视。屈光参差性弱视是由于视觉发育过程中受累眼成像不清以及两眼竞争抑制作用引起的。

3. 屈光不正性弱视（ametropic amblyopia） 多发生于未戴过屈光矫正眼镜的高度屈光不正患者，主要见于双眼高度远视或散光，两眼最佳矫正视力相等或相近。一般认为远视≥5.0DS，散光≥1.0DC 会增加产生弱视的危险性。

4. 形觉剥夺性弱视（form deprivation amblyopia） 由于屈光间质混浊（角膜白斑或白内障），完全性上睑下垂等剥夺因素造成，弱视可为单侧或双侧，单侧较双侧更为严重。

（阴正勤）

二维码2-2
扫一扫，测一测

参 考 文 献

1. Barton JJS，Benatar M. Field of Vision：A Manual and Atlas of Perimetry. Totowa：Humana Press，2003.

2. Heijl A，Patella VM，Bengtsson B. 视野阅读分析精粹. 袁援生，钟华，马嘉，译. 上海：上海科学普及出版社，2013.

3. Howard JN. Profile in Optics：Leonard Thompson Troland. Optics and Photonics News，2008，19（6）：20-21.

4. Frangeul L，Pouchelon G，Telley L，et al. A cross-modal genetic framework for the development and plasticity of sensory pathways. Nature，2016，538（7623）：96-98.

5. Keeley PW，Luna G，Fariss RN，et al. Development and plasticity of outer retinal circuitry following genetic removal of horizontal cells. J Neurosci，2013，33（45）：17847-17862.

6. Golding B，Pouchelon G，Bellone C，et al. Retinal input directs the recruitment of inhibitory interneurons into thalamic visual circuits. Neuron，2014，81（5）：1057-1069.

笔记

7. Zueva MV. Maturation and plasticity of visual system: neurogenesis, synaptogenesis, and myelogenesis. Report I. Retina and retinogeniculate projections. Vestn Oftalmol, 2012, 128(3): 37-41.

8. Chaudhury S, Sharma V, Kumar V, et al. Activity-dependent synaptic plasticity modulates the critical phase of brain development. Brain Dev, 2016, 38(4): 355-363.

笔记

第三章

视觉科学研究方法

本章学习要点

- 掌握：生理学的主要研究方法；经典和改良的视知觉研究方法；weber 法则；临床视觉电生理的基本概念。
- 熟悉：视知觉研究方法中的信号检测理论；光遗传学技术的概念。
- 了解：Fechner 法则和 Stevens 法则；瞳孔光反射的检查方法和结果分析。

关键词 细胞外记录 细胞内记录 膜片钳技术 光遗传学技术
视知觉学研究方法 阶梯法 选择观看法 信号检测理论
weber 法则 临床视觉电生理 瞳孔对光反射

第一节 视觉神经科学的主要研究方法

一、形态学方法

采用组织学染色方法，在光学显微镜下可以观察神经元的不同形态及神经元间联系的一般情况。电子显微镜具有更高的空间分辨力，能够进一步了解神经元和突触的精细结构。Golgi 银染法有助于了解各神经元的突起如何分布，如何相互连接。

将一些染料分子通过微电极注入细胞内，能够使神经元及其突起染色，更细致地显示神经元和突触的特性。常用的染料包括荧光黄（lucifer yellow）、辣根过氧化物酶（horseradish peroxidase，HRP）、生物胞素（biocytin）等。神经元也能主动地从细胞外摄取染料（如 HRP、荧光黄等），并转运至胞体，再经轴突转运。这些技术对于追踪神经系统不同区域神经元间的联系很有价值。

免疫荧光组织化学方法在神经生物学中已成为常规的形态学技术。通过某种抗体选择性标记胞内成分或膜成分，已用于表征特异的神经元、突起和突触。也可用特异的抗体来标记不同的离子通道、受体，以及神经活性物质。

激光扫描共聚焦显微镜（confocal laser scanning microscope，CLSM）是目前最先进的分子细胞生物学分析仪器之一，利用计算机、激光和图像处理技术获得生物样品三维数据，主要用于观察活细胞结构及特定分子、离子的生物学变化，进行定量分析、实时定量测定。

双光子显微镜（two photon microscope，TPM）是结合了激光扫描共聚焦显微镜和双光子激发技术的一项新技术。具有以下优势：①光毒性小；②穿透力强，双光子显微镜的穿透深度通常是共聚焦显微镜的 2～3 倍；③成像的亮度和信噪比高。因此，适合对活体细胞和组织进行更长时间的观察和研究，尤其是适合对厚的生物样品进行深层次的研究。

笔记

二、生理学方法

对神经系统中大群神经元的综合性活动的记录（脑电图、视网膜电图等）和分析开始于一个多世纪之前，在临床上有重要的应用价值。

对神经系统活动机制的深入分析，仰仗于应用细胞外记录、细胞内记录技术对单个神经元活动的分析。膜片钳技术帮助加深了对离子通道的认识。此外，光遗传学技术以及一些无创伤记录神经细胞活动的技术也正在得到广泛的应用。以下对这些技术作概略的介绍。

（一）细胞外记录技术（extracellular recording）

通常用金属丝电极或充灌盐溶液的玻璃毛细管（尖端约 1～3μm），置于神经系统中单个神经元或轴突的近旁，在细胞外记录其产生的动作电位（图 3-1A）。这种技术对了解神经元的反应特性起了重要的作用。对于记录振幅小的持续性分级电位，这种技术并不合适。

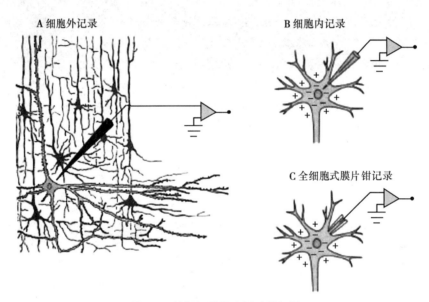

图 3-1　神经细胞的电活动的记录

A. 细胞外记录：电极置于神经细胞外，记录单个或一群细胞的电活动　B. 细胞内记录：电极尖端刺入细胞内，记录其膜电位变化和（或）动作电位　C. 全细胞式膜片钳记录：记录电极不刺入神经元，而是与细胞膜形成紧密的封接，可记录离子经细胞膜上离子通道所产生的电流（图片引自 Nicholls JG, 2001）

（二）细胞内记录技术（intracellular recording）

通常采用尖端 0.1～0.5μm 的玻璃毛细管电极，内部充灌盐溶液。当电极尖端刺入细胞时可测得其膜电位；在静息状态，神经元的膜电位内负外正，约 −70mV（图 3-1B）。在产生动作电位的神经元，当刺激引起的膜去极化达到阈值时，神经元产生大于 100mV 的"全"或"无"式的动作电位。

细胞内记录技术可记录动作电位和分级电位，并能同时监控膜电位的变化。此外，可以预先在电极尖端充灌特殊的染料或电子致密物质，在电极刺入细胞记录到生理信号后将这些物质注入胞内，然后在光镜和电镜下进行观察、分析。这样就有可能把细胞的生理反应与其形态特征相关起来。

（三）膜片钳技术（patch clamp technique）

20 世纪 70 年代，Neher 和 Sakmanm 及其同事发展了一种新的技术，可用以直接测定单个离子通道的活动，现在通称为膜片钳技术。这种技术所使用的电极与胞内记录的玻璃微电极相似，但对电极尖端作抛光处理。电极并不刺入细胞，而是其尖端在胞外紧贴细胞膜，

笔记

与膜形成电阻大于 109Ω 的封接，从而可以测量在一小片膜中横越单个离子通道的电流，或经全细胞的离子电流（图 3-1C）。膜片钳记录有多种不同方式，如全细胞式记录、内面向外膜片记录、外面向外膜片记录等，用于不同的实验目的。膜片钳技术对于离子通道特性的鉴定及其功能的了解起到了极其重要的推动作用，已成为现代神经生物学研究最常用的方法之一。

（四）光遗传学技术（cytogenetic technique）

光遗传学技术是一种新型的光控细胞技术。相对于传统的电操控神经元活动技术，光学刺激神经元活动控制技术有损伤小、可定量重复、时空分辨率高、可个性化操作、使用简单、并发症少等特点，是视觉重建技术发展的一个新方向，其既可运用于视网膜，也可运用于视皮层。

1. 光遗传学技术的基本情况 光遗传学技术最初是基于一种植物细胞膜上的离子通道蛋白。早期科学家发现绿藻会向有阳光的区域聚集，说明绿藻中有可以对光产生反应的结构，之后的研究发现这是一种对蓝光敏感的离子通道蛋白。当有光照时，离子通道就会打开，细胞外阳离子内流，刺激绿藻细胞向有光照的区域移动，光照消失后这种通道又会自动关闭。之后，神经科学家将这种光敏感蛋白的基因转入到神经元中，使神经元在细胞膜上表达这种光敏感蛋白，当有光照时，离子通道开放，阳离子内流，细胞膜去极化，从而诱发神经元爆发动作电位，达到用光子控制神经元活动的目的。光敏感通道蛋白已经发展成为了一个庞大的家族，主要包括 4 种类型，分别为：对蓝光敏感的阳离子通道蛋白、对黄光敏感的氯离子通道蛋白、对蓝光敏感的光敏感蛋白和经过光基因改造的化学性受体。

这一技术改变了过去需要利用电极来控制神经元活动的方法，可通过光子来直接操控神经元活动，避免了控制设备与神经细胞的直接接触，减轻了控制设备对神经组织的损伤。另外，利用激光技术可将光刺激的位置和范围控制的非常精确，达到了亚细胞级别的控制精度，大大提高了神经活动控制的精确性。

2. 视网膜光基因化 在视网膜色素变性等一类疾病中，视网膜光感受器细胞大量死亡，导致视网膜感光能力丧失，但这些病人的视网膜上仍有许多神经节细胞存活。如果将这些神经节细胞进行光基因改造，使其本身具有感光能力，将能部分恢复这些病人的视力。已有动物研究表明：在视网膜变性大鼠模型中，通过病毒载体将通道视紫红质蛋白及黑视素转入视网膜神经节细胞中，使其直接感光，达到了保护大鼠视功能的目的，延缓了其失明过程。

另一方面，光基因化的视网膜也可以和视网膜假体技术结合运用，将视网膜神经节细胞改造为可以直接感光的神经元后，视网膜假体将从电极阵列变化为发射光源的阵列，且不再需要直接接触视网膜组织，大大减轻了对视网膜组织的损伤效应。假体可以直接安放在眼球以外，通过正常的光路对视网膜进行光刺激，避免了病人在假体植入手术中受到创伤的可能。

3. 视皮层光基因化 视皮层神经细胞同样可以通过光基因的转染获得可以直接感光的功能，这就使视皮层假体不再需要对视皮层进行电刺激，而可改用光刺激，减轻了对脑组织的损伤。已有初步研究将电极阵列和 LED 光源阵列组合成新型的复合型视皮层假体，将这种假体植入 ChR 基因转染的大鼠视皮层中，采用 LED 光源进行刺激，电极进行记录，来验证光刺激控制视皮层活动的有效性，这一技术具备新一代视皮层假体的雏形。

（五）研究脑区活动的无创伤技术

为记录脑区集群神经元活动，除常用的脑电记录技术外，近年来发展的新技术包括正电子发射断层扫描（PET）和功能磁共振成像（fMRI）。应用这些技术，可以在清醒的人的大脑，无创伤地检测不同脑区神经元的活动状态。

（秦 伟 杨雄里）

笔记

第二节　视知觉研究方法

视觉科学中,研究被检者对光刺激的知觉反应的学科,称为视知觉学(visual perception)。它属于心理物理学范畴,主要研究视觉刺激、视觉环境和人视觉系统之间的关系,即外界的物理视觉刺激与人的视觉感知之间的联系。视知觉的研究方法广泛地应用于眼视光学基础研究、临床研究及常规的视觉检查中。只要检查涉及物理目标和感知主体,如视力、验光、视野、隐斜视及色觉检查等均是与视知觉学紧密相关的视觉检查方法。心理物理学的创始人是德国物理学家和哲学家古斯塔夫·费希纳。他发现了刺激量按几何级数增加时而感觉量则按算术级数增加的规律,也就是现用的标准对数视力表的设计原理。经典心理物理学(psychophysics)应用三种测量方法,即极限法、恒定刺激法和调整法。20世纪中期,随着通信科学和信息科学的发展,人们又在费希纳的经典心理物理法的基础上,创造新的心理物理方法——信号检测理论(signal detection theory)。

一、经典的视知觉研究方法

视知觉学的主要任务是测量各种视觉阈值。视觉阈值的测量包括绝对阈(absolute threshold)和差别阈(difference threshold)的测量。绝对阈是指在暗适应状态下,受试者刚能察觉的"亮"所需的最小光强度。检查时,一次只呈现一种亮度的刺激光,让受试者回答是否看到。差别阈则是指在某一适应状态下,区别两种刺激光所需的最小亮度差(just noticeable difference,JND;difference limen,DL)。测量时,同时给受试者两个刺激光,一个是强度恒定的标准光;另一个是强度可变的对照光,其变化范围包含标准光强度。

针对阈值Fechner提出了三种经典的测量方法,分别是恒定刺激法(method of constant stimuli)、极限法(method of limits)及调整法(method of adjustment)。恒定刺激法是检查者事先选择好一系列(一般为5~7种)强度等距的刺激光,光强范围从很弱到明显可见,所选的最大刺激光强度应为每次呈现几乎都能为受试者所感知,可见率不低于95%;所选的最小刺激光强度应为每次呈现几乎都不能为受试者所感知,可见率不高于5%。极限法是一种直接测定阈值的方法,光刺激强度按照"递升"和"递降"两个系列交替变化组成,每个系列的刺激光强度覆盖足够大的范围,能够确定从一类反应到另一类反应的瞬间转换点或阈值的位置。调整法是由受试者自己调整刺激光的强度直到刚刚能够发现刺激光的存在。即通过受试者积极参与,采用递升和递降两个系列求出刚刚能够引起和刚刚不能引起视觉的刺激值,然后多次检查取平均值作为绝对阈。

二、改良的视知觉研究方法

Fechner以后的许多学者,根据不同的研究需要对经典的方法进行了改进,提出了许多改良的方法,其中最重要的是阶梯法(the staircase method)和优先注视法(preferential looking)。

阶梯法是极限法的改良,不同之处在于当受试者对一个系列刺激光的反应发生改变时,检查者便改变所给刺激光的变化方向,而不是另起一个系列。改变点称为反转点,阶梯法的阈值为一定数量反转点所对应光强的平均值。该法增加了阈值附近的有效刺激数,因此比极限法省时,不易使受试者疲劳。

优先注视法也是极限法的改良,又称选择观看法。由于婴儿、动物等倾向于注视有图像的画面而非无图像的均匀面,因此可以利用不同宽度的黑白光栅,观察婴儿的注视反应,估计其视力。

三、信号检测理论

个体的视觉阈值不可能是唯一的截然分明的，阈值的波动受到很多因素的影响，如内部神经噪声（internal neural noise）、判断标准（decision criteria）及注意力等。

（一）信号检测理论（signal detection theory）

信号检测理论认为视觉系统存在噪音。噪音是指不存在任何外界刺激信号时，人的知觉系统内部固有的神经活动，它影响知觉系统对信号的探测。

噪音的分布是随机的，因此它的分布属于正态分布（图 3-2A）。刺激光产生的信号叠加于随机分布噪音上，引起神经活动的增强（图 3-2B）。在进行试验时，受试者必须判断是信号叠加噪音还是仅有噪音。信号越强，受试者越容易将信号叠加噪音与单纯噪音区别开来。可辨度越大，信号叠加噪音与噪音越远离，信号叠加噪音分布区与单纯噪音分布区的重叠越少，越易区别（图 3-3）。

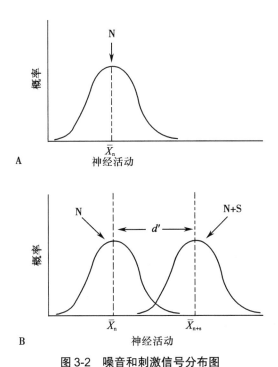

图 3-2　噪音和刺激信号分布图

A. 噪音分布呈正态随机分布　　B. 刺激信号叠加于噪音上引起神经活动的增强

N：噪音　　N＋S：噪音＋信号

（二）不同个体有不同的判断标准

在视觉检查时，存在不同判断标准的受试者。即使两个个体的视觉阈值一样，但判断标准不同，最终的结果也可能不同。持宽松标准的个体往往比持严格标准的个体测出的阈值低，敏感度高。利用信号检测理论能够检测视觉阈值且不受受试者个体判断标准的影响。

信号检测理论中的几个名词：假试验（catch trials）：没有信号，仅有内部神经噪声的试验。真试验（insert trials）：既有噪声又有信号的试验。假阳性（false alarm）反应：当只有噪声存在，但其引起的神经活动已经超过受试者的判断标准，因此受试者判断存在信号。阴性（correct reject）反应：当只有噪声存在，其引起的神经活动低于受试者的判断标准，因此受试者判断不存在信号。阳性（hit）反应：当信号存在，其引起的神经活动超过受试者的判断标准，因此受试者判断存在信号。假阴性（miss）反应：当信号存在，但其引起的神经活动低于受试者的判断标准，因此受试者判断不存在信号。

笔记

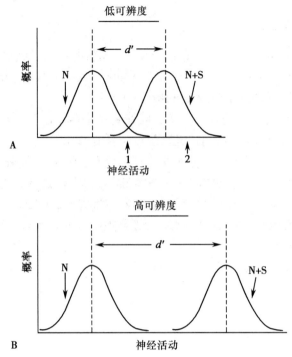

图 3-3   可辨度对信号与噪音分辨的影响

A. 可辨度小时, 信号加噪音的分布区与噪音分布区有重叠较难区别

B. 可辨度大时, 信号加噪音与噪音分布区远离, 较易区别

N: 噪音   N+S: 噪音＋信号   d′: 可辨度

受试者工作特征曲线（receiver operating characteristic curve, ROC curve）: 是描述受试者对测试任务敏感性的曲线, 以假阳性率为横坐标, 阳性率为纵坐标得到的一条曲线（图 3-4）。即便受试者采用不同的判断标准（可通过奖励、惩罚或改变期望值来达到）, 所得到测试结果的不同假阳性率及阳性率均会在这条曲线上, 曲线上 S 为严标准段、M 为适中标准段、L 为宽标准段的反应曲线。曲线的弯度越大或曲线下的面积越大, 提示受试者的敏感度越高。这样就可以准确地检测视觉阈值而不受受试者判断标准的影响。

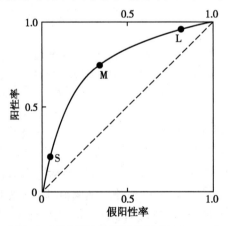

图 3-4   受试者工作特征曲线（ROC curve）

四、Weber 法则

存在背景光时, 视觉阈值测量的一个重要方面是差别阈的测量。差别阈随背景光的亮度而改变, 但是在一定的范围内差别阈与背景光亮度的比值为一常数。

Weber 法则（Weber's law）用公式表示如下:

笔记

$$K = \Delta I / I$$

其中　ΔI 为差别阈（最小亮度差）

　　　I 为背景光亮度

　　　K 为 Weber 常数

Weber 法则在一定的背景亮度范围内适用，即 Weber 常数保持恒定。当背景亮度很弱或极强时，Weber 常数才增大。Weber 法则适用于多种视觉阈值的测量及其他感受器如：机械性、热及化学感受器等阈值的测量。

五、感觉光强度的测量

感觉光强度是指从人的主观知觉角度，有多少阈上刺激光的存在，而不是指物理上的光强度。主要有以下两类测量方法：

（一）间接测量法

Fechner 认为感觉光强度不能用直接测量的方法得到，但是可以将阈上刺激光相当于多少个最小亮度差（JNDs）来间接测量得到。

Fechner 法则（Fechner's law）用公式表示如下：

$$S = c \lg I$$

其中 S 为感觉强度（即绝对阈以上多少个最小亮度差），c 为与 Weber 常数相关的常数，I 为刺激光强度。通常该法则又被称为对数法则，即感觉光强度是刺激光强度对数函数，当刺激光强度以几何级数变化时，感觉光强度则以算术级数变化。

（二）直接测量法

通过实验的直接测量，Steven 发现人的感觉光强度与刺激光强度的关系并非是 Fechner 所推测的对数关系，而是指数关系。

Steven 法则（Steven's law）用公式表示如下：

$$S = I^c$$

公式中：S 为感觉强度；I 为刺激光强度；c 为常数。

Steven 法则又被称为指数法则，即刺激光强度以几何级数变化，感觉光强度也以几何级数变化。

感觉光强度和物理光强度的关系究竟符合对数法则还是指数法则，几十年来一直有争论。一种观点认为与实验的判断要求有关，以比例判断时符合指数定律，而以等距判断符合对数定律。另一种观点认为在假定对数定律是普遍正确的前提下，指数定律是对数定律的一个特例。

不管感觉光强度和物理光强度的关系符合什么定律，可以肯定，它们之间有一定的函数关系，因此，对阈上刺激的感觉测量是可能的。

（陈世豪）

第三节　临床视觉电生理

临床视觉电生理是在心电图、脑电图应用后出现的生物电记录技术。因为视觉涉及的视网膜和视路系统极为精细和复杂，记录的技术和方法也比心电和脑电更复杂和多样。临床视觉电生理是基于视觉信息在视觉系统中是以生物电形式传递的事实，采用不同的方式记录和测量多种视觉刺激条件下，视网膜及视皮层上不同神经元组的综合性电位活动，在无创的条件下，了解视网膜和视路的工作情况。临床视觉电生理技术由视网膜电图（electroretinogram，ERG）、眼电图（electrooculogram，EOG）和视觉诱发电位（visual evoked potential，VEP）组成（详见本书第十章～第十四章）。

笔记

ERG：瑞典科学家 Holmgren（1865 年）首先记录青蛙的 ERG，Granit 1940 年对 ERG 的起源进行了研究，其三导联学说，目前仍然是解读 ERG 的主要理论，他因此获得了诺贝尔奖。

VEP：1875 年，Canton 通过动物实验观察到间歇性闪光刺激可以在动物的枕叶皮层引起反应性变化。VEP 是指给眼睛以闪光或图形刺激，在枕部记录到的初级皮层视中枢的视觉诱发的脑电活动，反映整个视觉系统（视网膜、视路、视中枢）功能及完整性。

EOG：Du Bios-Reymond 于 1849 年首先发现离体鲤鱼眼前部和视神经断端之间存在着电位差，即静息电位（resting potential）。Arden 于 1962 年提出了一套较完整的临床 EOG 检查法和分析法。EOG 是一种测定在明、暗适应条件或药物诱导下眼静息电位发生变化的技术，反映视网膜色素上皮和光感受器复合体的功能。

图形视网膜电图（pattern electroretinogram，PERG）：1984 年 Hess RF 描述了人类图形视网膜电图。PEGR 是指给予图形刺激，用角膜电极记录视网膜电图，反映了神经节细胞的功能和黄斑的功能的完整性。

mfERG/mfVEP（multifocal electroretinogram/multifocal visually evoked potential）：Sutter（1992 年）研制的一种新技术。mfERG 可用于记录后极部，主要是黄斑区的视网膜电图，反映黄斑区的功能。

国际临床视觉电生理学会（International society for clinical electrophysiology of vision，ISCEV）于 1987 年成立，有专业的网站 www.iscev.org 和专业的杂志 Documenta Ophthalmology，每年召开国际会议一次，促进和扩大临床电生理学的知识和视野，促进临床和基础视觉电生理领域的专业人员的合作与沟通。该学术委员会制定的各项检查技术的标准、记录标准和评价标准。也在不定期地更新。

（刘晓玲）

第四节　瞳孔反射

瞳孔反射包括对光反射和近反射。本节重点介绍对光反射的检查。

一、瞳孔对光反射的解剖和生理

瞳孔是指虹膜中央的直径为 2.5～4mm 的圆孔。虹膜由多单位平滑肌构成，在瞳孔缘部的基质内环形分布的肌层为瞳孔括约肌，受副交感神经支配，收缩时使瞳孔缩小；虹膜的外周部分的辐散状肌纤维为瞳孔散大肌，受交感神经支配，收缩时使瞳孔散大。

瞳孔对光反射（pupillary light reflex）是指当光线照射一侧眼时，两侧眼的瞳孔同时缩小的反射。光照的一侧瞳孔缩小称为瞳孔直接对光反射；对侧眼的瞳孔缩小称为间接对光反射。瞳孔对光反射通路，又称对光反射通路，是从视网膜起始，经视神经、视交叉和视束，再经上丘臂到达顶盖前区，此区发出的纤维止于两侧的动眼神经副核。动眼神经副核的轴突（副交感神经节前纤维）经动眼神经到睫状神经节更换神经元，节后纤维支配瞳孔括约肌，引起双侧瞳孔缩小。

瞳孔对光反射是人体的一种基本反射，当眼受到外界光刺激时瞳孔会反射性地缩小，保护视网膜不受强光损伤，是双侧效应。有时，可见到瞳孔对光反应迟钝或消失、双侧瞳孔大小不等、互感性瞳孔反射消失等异常情况，提示相关的神经通路的某一部分受损。因此，瞳孔对光反射的检查可以帮助临床诊断。

二、瞳孔对光反射的检查

临床上，瞳孔对光反射常用定性检查。使用电筒直接照射一侧瞳孔时，可观察到该侧

笔记

瞳孔受到光线刺激时立即缩小,此时移开光源可观察到瞳孔立即复原,用同样的方法再观察对侧瞳孔,此为直接对光反射。用一手竖直放于两眼之间,以挡住手电筒的光线照到对侧,此时用手电筒照射一侧瞳孔,可观察到另一侧瞳孔立即缩小,移开光线瞳孔立即复原,以同样的方法检查对侧瞳孔,表现同上即为正常,此为间接对光反射。直接对光反射和间接对光反射均为检测瞳孔的功能活动。若用手电筒照射瞳孔时,其变化很小,而移去光源后瞳孔增大不明显,此种情况称为瞳孔对光反应迟钝。当瞳孔对光毫无反应时,称为对光反应消失。

近年来,瞳孔对光反射的检查开始借助仪器进行定性和定量检查。

(一)瞳孔对光反射定性检查

方便快捷,但只能便于临床医生做粗略判断,不能提供更精确数据及结果。目前已有专门的瞳孔对光反射检查系统用于临床。该系统能提供瞳孔对光反射整个过程中瞳孔大小变化曲线、瞳孔对光反射阈值、瞳孔缩小时间、瞳孔恢复时间等所有数据。

(二)瞳孔对光反射定量检查

需在暗室环境进行,检查时需保证无光刺激眼完全遮盖,完全不会接受光刺激。检查过程中可使用不同亮度、不同颜色光照刺激瞳孔。进行每一次光照刺激前,需瞳孔恢复到正常直径。使用不同亮度光照刺激时,光亮度选择需由暗到亮。做完一种颜色光的检查后,需闭目休息2～5分钟再进行另一种颜色光的检查。

三、瞳孔对光反射的分析

每个受试对象的瞳孔对光刺激的阈值不同。刺激光强度由弱变强过程中,瞳孔出现反射时的光刺激强度,称之为瞳孔光反射阈值(彩图3-5)。

瞳孔直径变化曲线(图3-6)的结果显示了初始瞳孔直径、反应时间、收缩速度、恢复时间等信息。收缩速度越快,恢复时间越短,表示瞳孔反应越快。

二维码 3-1
动画 直接
对光反射

二维码 3-2
动画 间接
对光反射

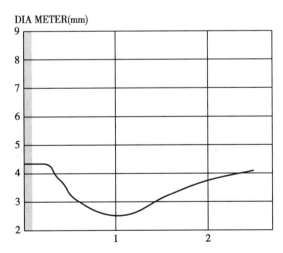

图 3-6 瞳孔直径变化曲线示例

左侧纵向坐标为瞳孔直径(mm),水平坐标表示瞳孔反应时间(秒),红色曲线为光刺激后瞳孔直径的变化曲线。右侧所示的参数分别为:有效反应次数(valid responses)=1;因病人眨眼等原因导致系统自动剔除的次数(rejected responses)=2;瞳孔初始直径(initial diameter)=4.4mm;瞳孔缩小幅度(amplitude of contraction)=1.9mm;光线刺激后到瞳孔开始收缩的时间(收缩延迟 latency of contraction)=245ms;瞳孔开始收缩到瞳孔收缩到最小瞳孔直径的时间(收缩持续时间 duration of contraction)=755ms;瞳孔最大收缩速度(velocity of contraction)=4.99mm/s;瞳孔收缩到最小状态后保持瞳孔大小直到瞳孔开始舒张的持续时间(瞳孔舒张延迟 latency of dilation)=1000ms;瞳孔开始舒张到瞳孔舒张结束的时间(舒张持续时间 duration of dilation)=1466ms;瞳孔最大舒张速度(velocity of dilation)=2.22mm/s

笔记

四、瞳孔对光反射检查仪器及应用

近年来,瞳孔对光反射检查仪器开始应用于基础和临床研究,瞳孔测量技术的研究涉及眼科学、神经科学、心理学等学科。尽管有量化、客观、无创、操作方便等优点,但是在疾病诊断上尚处于探索阶段。

(一)基础研究

采用比色法瞳孔对光反射检查仪器,在眼底病犬模型或视路疾病犬模型上进行了研究。在健康犬眼,采用很低的光强度的红和蓝光即可诱发出瞳孔反射,但是,在已经盲目的突发性获得性视网膜变性犬模型眼,只有在高强度的蓝光刺激下可以出现瞳孔反射。

(二)临床意义

瞳孔反射弧上任意部位发生病变均表现为瞳孔对光反射的变化,因此瞳孔测量技术目前已经应用于许多疾病的临床研究,如:Leber 病、视神经炎、青光眼、黄斑裂孔、视网膜色素变性疾病、儿童弱视、糖尿病自主神经病变、中-重型颅脑外伤、老年性痴呆和阿片类药物成瘾等。在视神经炎的发病期,患眼瞳孔对光反射的反应潜伏期延长、最大反应幅度减小;随着病情改善、视力恢复,患眼瞳孔对光反射的反应潜伏期、最大反应幅度等逐渐恢复。因此,瞳孔对光反射检查有助于对视神经炎做出早期诊断并监测其病情变化。

(阴正勤)

二维码 3-3
扫一扫,测一测

参 考 文 献

1. Valen R, Edvardsen RB, Søviknes AM, et al. Molecular evidence that only two opsin subfamilies, the blue light-(SWS2)and green light-sensitive(RH2), drive color vision in Atlantic cod(Gadus morhua). PLoS One, 2014, 9(12): e115436.

2. Haider B, Schulz DP, Häusser M, et al. Millisecond Coupling of Local Field Potentials to Synaptic Currents in the Awake Visual Cortex. Neuron, 2016, 90(1): 35-42.

3. E. Bruce Goldstein. Sensation and perception. 10th edition. CA: Brooks/Cole publishing company, 2016.

4. Steven Schwartz. Visual Perception: A Clinical Orientation. 4th Edition. McGraw-Hill Medical, 2009.

5. Robert Snowden. Basic Vision: An Introduction to Visual Perception 2. Revised Edition. Oxford: Oxford University Press, 2012.

6. Sharma S, Baskaran M, Rukmini AV, et al. Factors influencing the pupillary light reflex in healthy individuals. Graefes Arch Clin Exp Ophthalmol, 2016, 254(7): 1353-1359.

7. Sweeney NT, Tierney H, Feldheim DA. Tbr2 is required to generate a neural circuit mediating the pupillary light reflex. J Neurosci, 2014, 34(16): 5447-5453.

8. Moura AL1, Nagy BV, La Morgia C, et al. The pupil light reflex in Leber's hereditary optic neuropathy: evidence for preservation of melanopsin-expressing retinal ganglion cells. Invest Ophthalmol Vis Sci, 2013, 54(7): 4471-4477.

9. Grozdanic SD1, Matic M, Sakaguchi DS, et al. Evaluation of retinal status using chromatic pupil light reflex activity in healthy and diseased canine eyes. Invest Ophthalmol Vis Sci, 2007, 48(11): 5178-5183.

笔 记

第 四 章

视觉的二元学说

本章学习要点

- 掌握：视杆细胞和视锥细胞的特点及二者的比较；暗适应和暗适应曲线。
- 熟悉：Purkinje现象；光色间隔；视觉适应。
- 了解：影响视觉适应的视网膜疾病。

关键词　明视觉　暗视觉　间视觉　视觉的二元学说　暗适应

视觉功能与环境亮度有密切的关系。人眼的视网膜外层有两种光感受器：视杆细胞和视锥细胞。在明亮的环境中（亮度在 $10\sim3\times10^4\mathrm{cd/m^2}$ 之间）主要与视锥细胞活动有关，称为明视觉（photopic vision）；在较暗的环境亮度下（$<10^{-3}\mathrm{cd/m^2}$ 以下）则主要是视杆细胞的活动，称为暗视觉（scotopic vision）；环境亮度介于两者之间（如黄昏时段），视锥细胞和视杆细胞共同起作用，称为间视觉（mesopic vision），这就是视觉的二元学说或称二元理论（duplicity theory of vision）。

二维码 4-1
动画　光感
受器

第一节　二元学说

一、光感受器的分类

（一）光感受器的形态特征

脊椎动物的光感受器细胞已经分化成内段（inner segment）和外段（outer segment）两部分（图 4-1）。根据其外段的形态，光感受器直接分为两类：外段呈杆状的视杆细胞（rod）和呈锥形的视锥细胞（cone）。虽然在形状上和发育上视杆细胞和视锥细胞的外段有所不同，但是，它们都包含了许多整齐排列的小膜盘。这些膜盘由厚度约 7nm 双层脂质膜组成，包络的液态盘的腔隙宽为 1～3nm，每一个膜盘的总厚度为 14～16nm，盘间隔为 10～12nm。膜盘是由发育过程中细胞的原生质膜内褶形成的。视锥细胞的膜盘仍然与质膜相连，而视杆细胞的膜盘则大部分已经与质膜分离，成为独立的封闭结构。视杆细胞的膜盘数通常为 500～2000 个，因动物的种类有所不同。

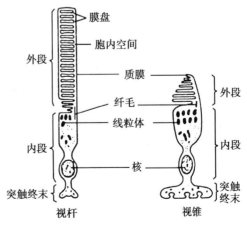

图 4-1　视杆细胞和视锥细胞的形态

笔记

光感受器外段的膜盘富含视色素,直接捕捉光量子的能量,产生光化学反应,是视觉产生的基础。光感受器膜盘上紧密而有序排列的视色素大大增加了捕捉光量子的能力。完全暗适应状态下,视杆细胞对光极为敏感,只需一个光量子就足以激发一个视杆细胞兴奋,几个视杆细胞同时兴奋,人就感知到有光。反之,如果感受器外段不能吸收光量子,就无法启动光化学反应,也就没有视觉可言。比较生物学研究发现,白天活动为主的动物,像鸡、鸭、鹅和松鼠等的视网膜以视锥细胞为主,而夜间活动为主的动物如猫头鹰和深海的鳐鱼的视网膜上却只有视杆细胞。人类的视网膜既有视杆细胞也有视锥细胞,称为混合型视网膜。两种细胞的功能和特征显著不同,见表4-1。

表4-1 视锥细胞和视杆细胞的比较

	视杆细胞	视锥细胞
分布	视网膜20°处最多,中央凹处无	视网膜后极部多
数量(个)	1.1亿~1.3亿	600万~700万
功能	暗视觉	明视觉
光敏感度	高	低
视锐度	低	高
视色素	视紫红质	视锥细胞色素(3种)
色觉	无	有
饱和	日光下可饱和	极少或极强光下
会聚现象	多	少
光反应速度	慢	快

(二)光感受器的分布及与其他神经元的联系

视杆细胞和视锥细胞在视网膜上的分布是不均匀的(见图2-4)。视杆细胞主要分布在中心凹以外,以20°视网膜处最密集。视锥细胞在黄斑部最密集,10°范围外急剧下降,此后分布趋于平缓。在黄斑中心凹处,只有视锥细胞而没有视杆细胞。与此分布一致,视觉的特点正是中心凹有最高的视锐度和色觉,而对弱光的敏感度较差;相反,视网膜周边部则能感受弱光的刺激,敏感度较高,但无色觉且视锐度较差。

两种感光细胞除了上述特点外,它们与双极细胞以及神经节细胞形成的信息联系方式也有所不同,与其敏感度和分辨力(视锐度)有关。视网膜上约有1.2亿个视杆细胞和600万个视锥细胞,而将视觉信息传递出去的神经节细胞约有120万个左右。视杆细胞普遍存在着会聚(convergence)现象,表现为多个视杆细胞汇聚到一个双极细胞,而多个双极细胞再汇聚到同一个神经节细胞,呈二级会聚式的排列方式。周边部视网膜,约250个视杆细胞经几个双极细胞会聚到一个神经节细胞。这种结构方式的系统不可能有高而精细的分辨能力,但是具有较高的敏感度。相比之下,视锥细胞与双极细胞和神经节细胞的联系方式则比较单一。中心凹的一个视锥细胞只与一个双极细胞联系,继而再与一个神经节细胞联系,形成单线的联系方式。这种低会聚或"单线联系"的联系方式,使视锥细胞具有较高的分辨能力和较低的敏感度。

明亮的视觉环境下,以相对不敏感的视锥细胞活动为主,具有很高的分辨力和辨色力,而非常敏感的视杆细胞受抑制而停止活动。在低亮度的视觉环境里,视锥细胞将不再工作,视杆细胞经过暗适应后开始工作,参与无色觉的、高敏感度的暗视觉。在中间光强范围内,两种感光细胞则共同参与视觉活动。

笔记

二、Purkinje 现象

1823 年 Purkinje 观察到：日光下明度相等的红花和蓝花，黄昏时蓝花比红花显得亮一些，这种环境亮度降低时颜色的明度发生变化的现象称为 Purkinje 现象。后来该现象通过光谱敏感曲线得到了进一步描述和验证。以波长为横坐标，以引起一定主观感觉所需光能量的倒数为纵坐标，所得的曲线称为相对光谱敏感曲线（relative spectrum sensitivity curve），或称为相对亮度效率曲线（relative luminous efficiency curve）。视锥细胞主要集中在视网膜的中央部位，司明视觉，由中心凹测得的相对光谱敏感曲线称明视敏感曲线；视杆细胞主要分布在视网膜的周边部，司暗视觉，在视杆细胞最密集区和在暗视条件下测得的曲线称暗视敏感曲线。实验证明人眼在暗视状态和明视状态时，敏感峰值在光谱中的位置是不同的。如图 4-2 所示正常色觉者的暗视和明视光谱敏感曲线。暗视时的敏感峰值在光谱的蓝绿部分（507nm），在峰值两侧，特别是在长波段，敏感度下降很快，在 780nm 处敏感度只有峰值处的千万分之一。在明视时，敏感峰值在光谱的黄绿部分（555nm）。当照明度逐渐降低，从明视状态转变为暗视状态，光谱敏感曲线移向短波段，长波段的相对敏感度降低，而短波段则增高，敏感峰移至光谱的蓝绿部分，光谱敏感性的这种变化一般称为 Purkinje 位移（Purkinje shift）。Purkinje 现象或者 Purkinje 位移从另一个侧面证实了视觉二元学说，而且是鉴别是否为混合型视网膜的重要指标。Purkinje 现象是视锥与视杆细胞共同作用的结果，因此在尚能分辨颜色的间视情况下（如日暮时分）。但眼处于完全暗视的情况时，这种现象就不能被察觉。

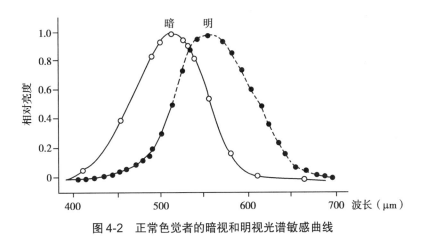

图 4-2　正常色觉者的暗视和明视光谱敏感曲线

光谱敏感曲线在光度学和色度学上也有重要的意义。因为在现实生活中（如照明），重要的并不是光的绝对物理能量，而是其所产生的亮度感觉。例如，从视觉的角度而言，极高能量的红外光是毫无意义的，因为光感受器对它不敏感，没有产生亮的感觉。在光度学计量中的照度单位"勒克斯"（lx），就把人眼的光谱敏感曲线因素考虑在内，具有相同照度的不同颜色光通常有同样的视觉明度。

三、光色间隔现象

逐渐降低环境亮度，明视觉将逐渐转为暗视觉。当环境亮度接近视锥细胞的阈值时，色觉消失，但光觉仍存在。当环境亮度继续降低，光觉也逐渐减弱，在达到视杆细胞的阈值时，光觉将完全消失。反之，环境亮度增加时，达到了视锥细胞的阈值时，色觉开始出现。由于环境亮度变化，在色觉和光觉之间存在一个光觉与色觉的间隙称为光色间隔（photochromatic interval）。机制是由于在亮度很低的条件下，视功能完全由视杆细胞产生，而视杆细胞没有识别颜色的功能，只有亮度逐渐增加至视锥细胞开始工作时才能产生色觉。图 4-3 中的阴影部分表示光色间隔。波长更长的红光例外，在环境亮度下降到很低时红光的色觉和光觉同时消失。光色间隔现象是视觉二元学说的另一个佐证。

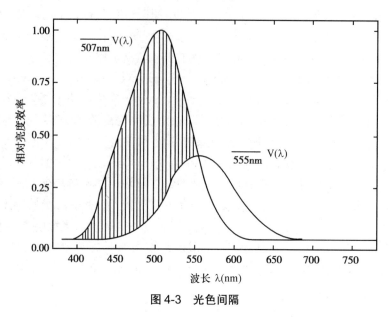

图 4-3   光色间隔

第二节   暗适应与明适应

一、暗适应与明适应

视杆细胞司暗视觉，视锥细胞司明视觉。当环境亮度发生突然变化时，就会出现视锥细胞和视杆细胞活动的转换。当从以视锥细胞活动为主的明亮处突然进入黑暗处，开始时一无所见，但是，随着在暗处停留时间的逐渐增加，人眼对光的感受性或者敏感度逐渐增加，渐渐能够觉察到暗处的物体，转变为以视杆细胞活动为主的暗视觉，这个过程称为暗适应（dark adaptation）。与此相反，从视杆细胞活动为主的黑暗处，突然来到明亮处时，最初感到眼前一片眩光，不能看清物体，但是稍待片刻后就能恢复视觉，转换为视锥细胞活动的过程称为明适应（light adaptation）。明适应过程较短，一般在一分钟即可完成。耀眼的光觉可能是由于暗处高浓度的合成态视紫红质在进入明亮处时迅速分解产生的。通常视杆细胞中视紫红质对光的敏感性较视锥细胞中的视色素高，首先漂白，只有较多的视紫红质迅速分解之后，对光较不敏感的视锥细胞的视色素才进入敏感状态，接受明亮环境中的视觉刺激。

二、暗适应曲线

暗适应的过程可以用暗适应曲线（dark adaptation curves）进行描述和分析。首先用强光照射被检眼，然后在暗适应过程中，通过心理物理学的方法测定光刺激的绝对阈。以暗适应时间为横坐标，以光刺激阈值为纵坐标，可以得到暗适应曲线（图4-4）。由图可见，暗适应初期，阈值很高，5～10分钟内阈值迅速降低形成第一个平台，此后阈值又进一步降低，到30分钟左右形成第二个平台。整个暗适应过程中，阈值变化超过了1000倍，而且暗适应曲线出现了一转折点，称 Kohlrausch 转折，是视锥、视杆细胞活动的切换点。第一部分为视锥细胞的暗适应，第二部分为视杆细胞的暗适应。换一句话说就是暗适应最初的几分钟是由视锥细胞决定的，那时视杆细胞的阈值仍比视锥细胞高，因此转折之前的变化相表示了视锥细胞在暗适应过程中敏感度的增加。暗适应曲线的 Kohlrausch 转折表示视网膜的功能从视锥

笔记

细胞活动转向视杆细胞活动的过渡,是混合型视网膜的典型特点,也是生理学上视觉二元学说的证据之一。

暗适应过程是视觉系统的光反应阈值降低或敏感度升高的过程。正常眼的暗适应过程:最初 5 分钟对光敏感度提高很快,以后渐慢;至 8～15 分钟,对光敏感度又增加,15 分钟时又增加,约 30 分钟达到完全暗适应状态,光敏感度最高,之后不再随时间而变化。

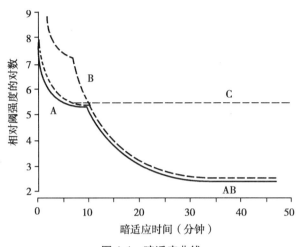

图 4-4 暗适应曲线
纵坐标为相对阈强度(对数),横坐标为暗适应时间,连续曲线 A 为正常被检者离中心凹 8°用白光测定的结果;曲线 B 为视杆细胞性全色盲者的暗适应曲线;曲线 C 为在正常色觉者中心凹区测定的结果

三、视觉适应

自然界的环境照度变化很大,从阳光下的 10^5lx 到星空下的 10^{-4}lx。视觉系统能够在如此大的亮度范围内实施其功能,提示视觉系统本身具有惊人的调控能力。视觉开始于光量子被视色素分子吸收,感光细胞又传送信号到与之相连的神经节细胞从而引起反应。这种极微小的能量构成了视觉的最低阈值,暗视觉是由视杆细胞开始,这时的亮度为 10^{-6} 毫朗伯(millilambert)(1 毫朗伯 = 3.18310cd/m²)。视锥细胞的光敏感度低于视杆细胞,因为视锥细胞内的视色素密度远低于视杆细胞,要使视锥细胞对光刺激作出反应需要更多的能量。视锥细胞的明视觉范围很大,从 10^{-4}～10^5 毫朗伯(1 毫朗伯 = 3.18310cd/m²)。但视觉系统不能同时处理整个视觉范围,因为在某一光强下,光感受细胞同时只能感受到 1～2 个数量级光强范围的变化,该范围称为有效视觉范围。人眼动态的有效视觉范围约为 2 个 log 单位的光强,随着环境亮度的改变,有效视觉范围也随之移动。如环境亮度为 2log 单位,那么有效视觉范围为 1～3log 单位;环境亮度变为 6log 单位时,有效视觉范围变为 5～7log 单位。

视杆细胞和视锥细胞的有效视觉范围并不相同。视杆细胞的光敏感度很高,但它对光刺激强度的反应有一定限度,有效视觉范围较小。视杆细胞在有持续的光照时会发生光适应使它的光敏感度减弱来扩大它的有效视觉范围。而一般情况下视锥细胞是不会饱和的,其对光强度的增加所呈现的反应,可增至很大。所以以视锥细胞虽然光敏感度低却有更大的有效视觉范围。既有视杆细胞、又有视锥细胞的动物,动态有效视觉范围的延伸主要由视锥细胞完成。

视觉适应的过程中,视觉系统可能通过三种机制进行调控:①光化学适应:光感受器细胞中视色素的浓度改变,需要数分钟的时间才能改变,但能改变眼对光强度的敏感性 1 亿倍,即 8 个 log 单位;②神经性适应:发生在数毫秒内,调节视网膜对光线强度改变的敏感性 1000 倍,即 3 个 log 单位,但与视色素浓度并不明显相关;③瞳孔大小的变化:瞳孔的改变能在 1 秒左右出现,能够改变进入眼内的光量 16 倍,比一个 log 单位多一点。因此,神经机制和瞳孔大小的改变也是暗适应的产生机制之一,但只能解释视觉系统巨大的适应光强范围中极小的一部分,光化学适应起着更大的作用。

四、影响视觉适应的视网膜疾病

凡是影响维生素 A 供应,影响视杆细胞功能及色素上皮功能,凡阻碍视紫红质光化学循环的一切因素,均可导致暗适应异常。

1. 原发性视网膜色素变性(retinitis pigmentosa,RP)　在本病早期,视锥细胞功能一般尚正常,而视杆细胞功能下降,表现出暗适应曲线的视杆细胞曲线终末阈值升高。疾病进展至晚期,视杆细胞功能丧失,视锥细胞阈值亦升高,形成高位的单相曲线,即代表单纯视锥细胞功能的曲线,此种情况极为常见。

2. 眼底白色斑点症(fundus albipunctatus)　表现为暗适应时间显著延长,而非光阈值改变。现推论此病与视紫红质的代谢迟滞有关。暗适应曲线上视锥细胞和视杆细胞的阈值均需在数小时后才能达到正常水平(图 4-5)。这种损害在视网膜电图(electroretinogram,ERG)也可明显表现出来,当用常规的暗适应时间,暗视 ERG 明显下降。但经几个小时的暗适应以后却可以测到一个接近正常的 ERG。

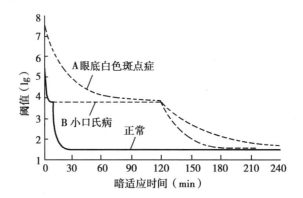

图 4-5　眼底白色斑点症和小口氏病的暗适应曲线
实线为正常被检者暗适应曲线;虚线 A 为眼底白色斑点症的暗适应曲线,其视锥支、视杆支均延长;虚线 B 为小口氏病的暗适应曲线,其视锥支正常,而视杆支明显延长

3. 先天性静止性夜盲(congenital stationary night blindness,CSNB)　是一种遗传性眼病,夜盲与生俱来,终生不变。根据暗适应曲线,可以分为完全型和不完全型。完全型只有视锥支,不完全型有视锥支和视杆支,但是阈值明显升高(图 4-6)。

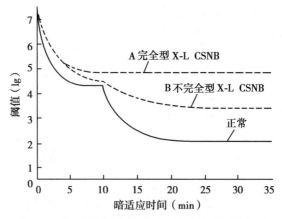

图 4-6　先天性静止性夜盲(CSNB)的暗适应曲线

笔记

二维码 4-2
扫一扫,测一测

4. 小口氏病(Oguchi's disease) 此病除日本外,各国也有个例报道。其损害机制可能是视杆细胞的功能缺陷。临床特征是眼底周边部视网膜可见灰白色或金色斑点,暗适应数小时后这种眼底的异常色泽自然消失。暗适应曲线特点(见图 4-5)有正常的视锥支和显著延长的视杆支。一般暗适应 4 小时后,可达到正常的光阈值。

5. 视杆细胞性全色盲(rod monochromat) 视杆细胞性全色盲病是视网膜仅有视杆细胞而无视锥细胞的遗传性眼病。表现为畏光、固视能力差、眼球震颤、无色觉和视力低下。暗适应曲线表现为视杆细胞阈值大致正常,而视锥细胞敏感度段消失,无 Kohlrausch 转折点(见图 4-4)。

(钟 华 李英姿)

参 考 文 献

1. Stabell B,Stabell U. Duplicity Theory of Vision:From Newton to the Present. Cambridge:Cambridge University Press,2009.

2. Frisby JP. Seeing:Illusion,Brain and Mind. Oxford:Oxford University Press,1979.

3. Passer MW,Smith RE. Psychology:The Science of Mind and Behavior. 4th ed. New York:McGraw-Hill,2008.

4. Levine MW. Fundamentals of Sensation and Perception(3rd ed.). Oxford:Oxford University Press,2000.

5. Steven H. Schwartz. Visual Perception:A Clinical Orientation(3rd ed.). New York:McGraw-Hill Professional Publishing,2004.

6. Spillmann L,Conlon JE. Photochromatic interval during dark adaptation and as a function of background luminance. J Opt Soc Am,1972,62(2):182-185.

7. Stabell B,Stabell U. Chromatic rod and cone activities as a function of the photochromaticinterval. Scand J Psychol,1969,10(3):215-219.

8. Wolfe U,Ali N. Dark adaptation and purkinje shift:a laboratory exercise in perceptual neuroscience. J Undergrad Neurosci Educ,2015,13(2):A59-63.

9. Alexander KR,Fishman GA. Prolonged rod dark adaptation in retinitis pigmentosa. Br J Ophthalmol,1984,68(8):561-569.

10. 杨雄里. 视觉的神经机制. 上海:上海科学技术出版社,1996.

第 五 章
颜 色 视 觉

本章学习要点

- 掌握：颜色的概念、色觉的三变量和色觉形成的学说。
- 熟悉：常见的色觉现象及影响因素。
- 了解：色觉缺陷的机理、色度图及色度系统。

关键词 颜色视觉 颜色混合 颜色拮抗 同色异谱 色盲 色度图

颜色视觉（color vision）是视觉系统的基本功能之一，反映了视觉系统分辨光的不同波长特性的能力。它与我们的日常生活、工作息息相关，色觉异常的人，不宜从事美术、化学、医学和交通运输等工作，否则不仅影响工作质量，还可能造成严重的损失和事故。本章简要介绍有关颜色视觉的现象、理论和色觉异常。

第一节 颜色视觉现象

一、颜色的概念

颜色（color）是不同波长（380～760nm）的可见光引起的一种主观感觉，是观察者的一种视觉经验。

客观世界存在着的可见光是电磁波的一部分，它只有波长的差别，而没有颜色的差别，因此，光本身是没有颜色的，物体也是没有颜色的。虽然颜色的产生取决于光的物理参数（波长等），但它的感知却是大脑神经元对这些物理参数的一种复杂的抽象，完全是一种认知现象，是一种主观经验。我们之所以看见不同颜色的物体是因为物体发出或反射不同波长组合的光线。而不同波长的光给同一观察者的颜色知觉不同；同一波长的光给不同观察者的颜色知觉也不尽相同。因此，颜色是一种以波长为基础的主观视觉经验。

二、颜色的分类和属性

（一）颜色的分类

颜色可分为非彩色和彩色两大类。非彩色指白色、黑色和各种深浅不同的灰色，又称黑白系列。非彩色在视觉上只有明度的变化，从黑到白，明度逐渐升高；彩色是指黑白系列以外的各种颜色。我们通常所说的颜色是指彩色。

（二）颜色的属性

颜色的感知在很大程度上受心理因素（如记忆，对比等）的影响，故又被称为心理颜色。为了定性和定量地描述颜色，国际上规定了鉴别心理颜色的三个特征量：色调、饱和度和明

笔记

度（彩图 5-1）。颜色的三个特征量又被称为颜色的心理三属性，大致与色度学上颜色的三变量——波长、纯度和亮度相对应。这是颜色的心理特性与色光的物理属性之间的对应关系。每一特定的颜色，都同时具备这三个特征。

1. 色调（hue）　是颜色彼此区分的特性。可见光谱中，不同波长的单色光在视觉上表现为不同的色调，如绿色（545nm）、黄色（580nm）等。人眼辨别色调的能力非常精细，且在不同的波长范围内有明显差别。在青绿色（495nm）及橙黄色（590nm）附近的辨别能力最强，即在黄色与青色之间，波长仅相差 1nm 人眼就能识别为不同的色调（图 5-2）。在可见光谱两端红色和紫色附近色光的辨别力最弱，即在红色从 650nm 到红末端及紫色从 430nm 到紫末端，即使波长变化较大（相差几十纳米），人眼也几乎不能辨别出差异。

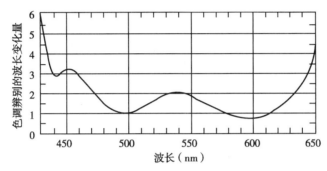

图 5-2　人眼对不同色调（波长）的分辨能力，横坐标为不同波长的光线，纵坐标为识别为不同色调所需的波长变化量

2. 饱和度（saturation）　指颜色的纯度即通常所谓的颜色的深浅。某种颜色中彩色相对于非彩色的比值越高，则饱和度越大。可见光谱中的各种单色光是最饱和的颜色。当光谱色掺入的白光成分越多，就越不饱和；白光成分达到很大比例时，在眼睛看来，它就不再是彩色光，而是白光。物体颜色的饱和度决定了该物体表面反射光谱辐射的选择性程度，饱和度越高，表面反射的选择性越高，反射的光谱越窄。

3. 明度（brightness）　指颜色的明暗之别，是人眼对色光明亮程度的主观感觉。人眼对不同波长的光线除了有不同的色觉感知，而且还有不同的光敏感。就是说，人眼对能量相同的，而波长不同的光所感觉到的明亮程度也不同。例如一个红光和一个绿光，当它们辐射通量相同时，人们会感觉到绿的比红的亮得多。相同辐射通量的色光在黄色（555nm）附近感觉最亮，红和紫两端感觉最暗。而同一色调也有明亮度的差别，如粉红较亮，紫红较暗，颜色中掺入白色则亮，掺入黑色则暗。

明度虽然和光线的物理能量有客观关系，与物体表面的光反射率及照明的强度成正相关，但往往还受物体和周围环境之间对亮度差、视觉感受性和过去经验的影响。如暗环境中高反射率的白纸和亮环境中低反射率的黑墨，虽然后者的亮度可能大于前者，但由于观察者已经知道它们是白纸和黑墨，所以，白纸仍感觉为白色，有较高的明度，而黑墨仍为黑色，明度较低。

人眼所能分辨的色调，大概是 150 种，绿色盲能分辨 27 种色调，红色盲仅能分辨 17 种色调。对饱和度分辨的等级数目介于 4 种（黄色）和 25 种（红色）之间，平均为 10 种。对于明度的分辨约为 600 种。三个数字乘积总共为 1 080 000 种，而实际上人眼所能分辨的颜色约为一万或数万种。

三、颜色混合与颜色拮抗

颜色混合通常指几乎所有的颜色都可以由三种原色以不同的比例混合得到（彩图 5-3）。

笔记

三种原色不一定是红、绿、蓝,也可以是其他三种颜色,只要三种原色中任何一种原色不能由其余两种原色相加混合得到即可。实验研究中,用红、绿、蓝三原色混合产生颜色最方便,因此,它们是最优的三原色。Grassman 将颜色光混合实验归纳为颜色混合三定律:

1. 补色律 每一种颜色都有一种对应的补色。两者以适当比例混合,将产生非彩色的色光互称为补色。例如,黄光(575.5nm)和蓝光(474.5nm)按适当比例混合得到白光,故为互补色。

2. 中间色律 任何两个非补色相混合,将产生介于两种光谱之间的中间色。其色调决定于两颜色的相对量,某一颜色的量越多,中间色的色调更靠近该颜色。如红光和黄光混合得到其中间光谱的橙色。其饱和度决定于两者色调在光谱顺序上的远近,两者在色调顺序上越近,当比例适当时,红光、绿光和蓝光混合得到白光,绿光和红光混合得到黄光,蓝光和红光混合得到洋红色光,蓝光和绿光混合得到蓝绿色光。间隔越远,其产生的中间色的饱和度越低,色调顺序间隔越近,其产生的中间色的饱和度越高。

3. 代替律 外观相似的颜色混合后仍相似。如在颜色外观上,色 A = 色 C,色 B = 色 D,则色 A + 色 B = 色 C + 色 D;如色 A + 色 B = 色 C,色 X + 色 Y = 色 B,那么色 A +(色 X + 色 Y)= 色 C。即颜色之间虽然光谱成分不同,但只要外观上是相似的,便可以互相代替,所得的视觉效果和视觉感知相似。

颜色混合实验中,将两种或两种以上的颜色混合得到和某一标准色看起来一样的实验叫颜色匹配。虽然混合色和标准色的主观感觉是一样的,但各自的光谱组成可能相差很大。如红、绿、蓝三原色混合得到的白光与连续光谱的白光在感知上可以一样,但它们的光谱组成却不一样,这样的两种光谱称同色异谱(metamers)。

亮度相加定律:混合光的总亮度等于各组成色光亮度的总和。

颜色拮抗指在四种心理基本色中(心理物理学上认为红、绿、蓝和黄为心理基本色),两种颜色不能共存的现象。人不能同时感觉到红色和绿色,即红绿色是不存在的,红色与绿色互为拮抗色,同理黄色与蓝色也互为拮抗色。

第二节 颜色系统

色调、明度和饱和度虽是颜色的三个独立的特性,但是三者之间又有相互关系。研究者建立了多种系统来形象地体现颜色的这些特性,以综合了解三个属性之间的联系。

一、Newton 色环和立体橄榄色图

Newton 从棱镜的光色散实验发现可见光色谱两端颜色看似有相似之处,均偏红色,因此他将短波末端(紫末端)与长波末端(红末端)衔接起来,并加上紫红色,得到了环形的色谱环(彩图 5-4)。在色谱环中,色调沿着圆周按顺序排列,白色位于圆心,该环被称为牛顿色环(Newton's color circle)。这样颜色便从线性的一维排列转变为环形的二维空间。

颜色混合的规律也可以用 Newton 色环来表达。通过线段连接圆周上两种不同的色调,所能混合得到的色调均分布在该线段上,根据两色调构成的比例在该线段上找到相应点,该点即为圆周上两种色调混合所得的颜色。哪种色调的比例大,相应点就靠近哪一端(图 5-5)。凡两颜色以适当比例混合后,能够产生非彩色,这两种颜色称为互补色。圆周上任何一种颜色均可通过其与圆心相连的直径在对侧圆周找到其互补色。

若将明度和饱和度考虑在内,色环则转变成一个三维立体的橄榄形色图,最有代表性的是 Munsell 颜色系统(Munsell color system)。明度位于通过圆心垂直于环平面的轴线上,从上到下,明度逐渐降低;从圆心到圆周饱和度逐渐升高(彩图 5-6)。经过两次国际上众多专

笔记

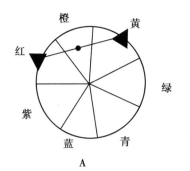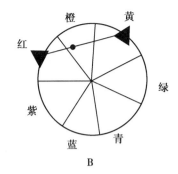

图 5-5　利用牛顿色环演示颜色混合规律

A. 红、黄色以相同比例混合,得到的颜色位于两者连线中点　B. 两种颜色
混合中,以红色比例多,故得到的颜色靠近红色

家的修订,Munsell 系统成为国际公认的一种颜色分类和命名方法。它将颜色分为色调(H)、纯度(C)和明度(V),共有 10 种色调(5 个主色调,之间有 5 个中间色调,总共划分成 100 个均分点)和 10 个明度等级和若干饱和度等级,总共有一千多种颜色。

二、CIE 色度图

1931 年国际照明委员会(CIE)根据 2°视场匹配光谱色的实验结果,用 R(红)、G(绿)、B(蓝)三原色(R 为 700nm、G 为 546.1nm,B 为 435.8nm)来标定各个光谱色和等能白光(E 光源),制订了 1931 CIE 色度图的 RGB 系统。当红、绿、蓝三原色的亮度比例为 1.0000∶4.5907∶0.0601 时,就能匹配出中性色的等能白光,尽管这时三原色的亮度值并不相等,但 CIE 把每一原色的亮度值作为一个色度学单位看待,所以颜色混合中红、绿、蓝三原色光认为是等比例混合得到白光。在匹配实验中,与光谱中每一波长匹配对应的红、绿、蓝三原色的数量,称为光谱三刺激值。由于用来标定光谱色的 R、G、B 三原色在部分光谱波段数值为负,计算不方便又不易理解,经过数学转换后,变成了虚拟的 X、Y、Z 心理三原色,由此演变出 CIE 推荐用的国际通用系统——1931 CIE 色度图的 XYZ 系统(彩图 5-7)。该系统的色度坐标分别以 x、y、z 表示,横坐标为 x,$x = X/(X+Y+Z)$;纵坐标为 y,$y = Y/(X+Y+Z)$;图中不能表示 z 的色度坐标,$z = Z/(X+Y+Z)$;因为 $x+y+z=1$,所以 $z=1-x-y$。因此,只要知道两种颜色的比例,便可得到 z 的值。根据 X、Y、Z 心理三原色在颜色匹配中的比例,每种颜色在 XYZ 系统中有对应的 x、y 的坐标位置。

CIE 色度图(CIE chromaticity diagram)是根据颜色匹配原理,而不仅仅根据颜色的表面现象来说明颜色混合现象。它用匹配某一颜色的三原色的比例来规定一种颜色。

(一)CIE-XYZ 色度图的基本结构

各种色调(380nm 到 760nm)根据其波长沿着马蹄形的色度图周边排列,形成光谱轨迹曲线,见彩图 5-7。连接 380nm 和 760nm 的直线上为紫到红的颜色,不是单一光谱,由多种波长的混合光而成。色度图的中央区 W 是等能白光,由三原色各 1/3 产生,坐标为 $x,y,z=$(0.3333,0.3333,0.3333),其相当于中午阳光的色温 5500K。马蹄形的色度图内包括了所有物理上能实现的颜色,心理三原色点(红原色点:$x=1$,$y=z=0$;绿原色点:$y=1$,$x=z=0$;蓝原色点:$z=1$,$x=y=0$)均位于这一区域之外。因此,原色点的色度是假想的,在物理上是不可能实现的(通过 RGB 系统的数学转换得到)。同理,马蹄形色度图以外的颜色,也是不可能由真实光混合产生的。

(二)CIE 色度图的视觉特点

在 CIE 色度图上,任何颜色都占有一确定的位置。颜色越靠近 W 区,饱和度越低,越靠近光谱轨迹上的饱和度最高。设 A(510nm)和 B(560nm)两种颜色混合(见彩图 5-7),那

笔记

么混合得到的所有中间色均会落在 A、B 连线上,如果 A 色比例大,中间色便会靠近 A 端,反之亦然。如果两者是等量混合,那么 AB 的中点 D 便是两种颜色混合色,如果由中央 W 过 D 作一直线与光谱轨迹相交,相交点 E 所对应的波长即为 D 颜色的主波长,图中相当于绿色调。假设 A、B 连线上有一点 D,由 W 通过 D 抵达光谱轨迹上对应光谱色的波长,则为 A、B 色混合成 D 的主波长。而混合色的饱和度,也即纯度(excitation purity)为 WD/(WD+DE) 的比例,图中约等于 0.75。靠近长波末端 700～760nm 的光谱波段,具有一个恒定的色度值(0.7347,0.2653,0)。因此该波段内任何两种颜色调整到相同明度时,人眼看来是一样的颜色。光谱轨迹 545～700nm 这一段是一条直线,其色度坐标是 $x+y=1$,而 $z=0$,即该波段内任何光谱色(单色光)都可通过 545nm 和 700nm 两种波长的光以一定比例混合产生。

在色度图上可以确定任何一对光谱色的补色波长。从光谱轨迹的一点 F 通过 W 点连一直线抵达对侧光谱轨迹的一点 G,直线与两侧光谱轨迹的相交点 F(490nm)和 G(605nm)就是一对补色的波长。在 380～494nm 之间的光谱色的补色在 570～700nm 之间,反之亦然。但是,在 494～570nm 之间的光谱色的补色只能由两种以上波长的光混合产生(一个取自光谱轨迹长波段,一个取自短波段)。CIE 色度图可以界定一种颜色对应三原色的比例,可以表达颜色视觉的基本特性,还可以表达颜色混合规律等。

第三节　颜色视觉理论

颜色视觉的理论有很多种,其中较重要的是 Young-Helmholtz 学说(Young-Helmholtz theory)、Hering 学说(Hering theory)和阶段学说(stage theory)。

一、Young-Helmholtz 学说

1802 年,T. Young 根据红、绿、蓝三原色可以产生各种色调及灰色的颜色混合规律,假设视网膜上有三种感觉神经纤维,每一种神经纤维的兴奋都引起一种原色的感觉。1862 年,Helmholtz 补充了 Young 的学说,认为视网膜上的三种神经纤维,对光谱中的某一波长都有其特有的兴奋水平,三种纤维不同程度的同时活动就产生相应的色觉,三种纤维受同等刺激则产生白色,无刺激为黑色。580nm 波长的光引起"红"和"绿"纤维的兴奋产生橙黄色感觉;490nm 波长的光引起"绿"和"蓝"纤维的兴奋产生蓝紫色感觉。该学说涉及三种原色和对应的神经纤维,故又被称为三色学说(trichromatic theory)。近代,通过眼底反射分光光度法、显微分光光度法和超微电极法等研究证实:视网膜确实存在三种分别对长波(红光)、中波(绿光)、短波(蓝光)敏感的视锥细胞,分别称为 L- 视锥细胞(long-wavelength-sensitive-cone,L-cone)、M- 视锥细胞(middle-wavelength-sensitive-cone,M-cone)和 S- 视锥细胞(short-wavelength-sensitive-cone,S-cone)。

该学说能较充分地解释颜色的混合现象,用三原色能产生几乎所有光谱色;只要混合光的各组分以一定的比例兴奋不同的视锥细胞,就能得到与标准色一样的匹配色。或者说,任意两种色光只要对人眼三种视锥细胞产生的刺激总体效果相同,人眼就会感到两种色光的亮度和颜色相同,而不管这两种色光的光谱组成是否相同。

该学说最大的缺陷是不能满意地解释色盲现象和互补色的存在。Helmholtz 认为色盲是由于缺乏一种纤维(单色盲)或三种纤维都缺乏(全色盲)造成的。据此理论,至少应该有三种独立存在的色盲。此外,按三色学说,黄色是由红、绿混合得到,红 - 绿色盲应该是看不见黄色的。但是,几乎所有红色盲的人同时也是绿色盲,所以称为红 - 绿色盲。再则,红 - 绿色盲者既有白色感觉又有黄色觉。这些现象不能从该学说得到满意的解释。

笔记

二、Hering 学说

Hering 学说被称为对立色学说或四色学说。1878 年 Hering 观察到颜色现象总是以红 - 绿，黄 - 蓝，黑 - 白成对地出现，因而提出视网膜存在三对视素：白 - 黑视素、红 - 绿视素和黄 - 蓝视素。各对视素内互为合成和分解。对白 - 黑视素，光刺激时起分解作用产生白色感觉，无光刺激起合成作用产生黑色感觉；对红 - 绿视素，红光起分解作用产生红光感觉，绿光起合成作用产生绿光感觉；对黄 - 蓝视素，黄光起分解作用产生黄光感觉，蓝光起合成作用产生蓝光感觉。此学说能解释部分混合色的现象，如橙色是黄 - 蓝和红 - 绿视素都被分解的结果，蓝绿是黄 - 蓝和红 - 绿视素都被合成的结果。

有不少实验结果支持该学说。如在鱼视网膜的水平细胞和短尾猿外侧膝状体背侧均找到具有颜色拮抗特征的细胞。该学说认为色盲是缺乏红 - 绿视素和（或）黄 - 蓝视素的结果。它解释了色盲总是成对出现的事实（即红 - 绿色盲或蓝 - 黄色盲）；如果两对视素均缺乏，仅存在白 - 黑视素，则为全色盲。该学说也能很好地解释颜色后像现象。即当持续存在的颜色刺激停止时，与此颜色对立的视素开始活动，因而产生原来颜色的补色感觉。Hering 学说最大的缺陷在于不能满意解释三原色能够产生几乎所有颜色的现象，且在视网膜光感受器水平一级始终未能找到解剖学的实验依据。

三、阶段学说

阶段学说（stage theory）是现代颜色视觉的新概念，它使得看似相反的三色学说和四色学说能够融合起来。Walraven 等提出色觉的形成是分阶段的，如图 5-8 所示。第一阶段为视网膜阶段，视网膜上含有三种不同感光色素的视锥细胞，选择性地吸收不同波长的辐射，同时感光色素又可单独产生白和黑反应，即在强光下产生白色觉，无光刺激时产生黑色觉，所以在视网膜阶段符合三色学说。第二阶段，发生的神经冲动由锥体感受器向视觉中枢传导的信息加工过程中，红或绿、黄或蓝、白或黑反应又重新组合，形成了三对拮抗的神经反应。简而言之，颜色视觉的机制很可能在视网膜感受器水平是三色的，符合 Young-Helmholtz 学说；而在感受器以后的视觉传导通路上却采用四色机制，符合 Hering 的对立色学说。最后阶段，发生在大脑视觉皮层，皮层中枢把视神经纤维传递的冲动根据已有的颜色经验进行处理，引起对颜色的心理感受，形成各种色觉。这样，两个似乎完全对立的色觉学说，就由阶段学说统一起来。

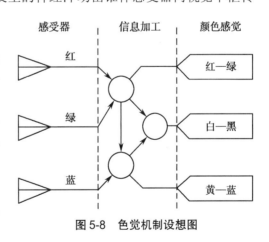

图 5-8 色觉机制设想图

第四节 影响颜色视觉的因素

颜色视觉的感知涉及心理、生理和物理等方面，因此影响颜色视觉的因素多种多样，原理极其复杂。以下列举常见的一些视觉现象来初步理解相关的影响因素。

一、环境亮度

不同的环境照明条件下，人眼的适应状态不同，其光谱敏感曲线会发生变化。在明视状态下，光谱吸收峰在 555nm，而在暗视状态下，光谱吸收峰在 507nm。人们在暗视觉状态下对短波长光线的刺激效率有所提高，因此，明视状态下等亮度的蓝花和红花，在暗视状态下，蓝花看起来较亮。同理，在明视觉状态下对长波长光线的刺激效率有所提高，因此，暗视状态下等亮度的蓝花和红花，在明视状态下，红花看起来较亮。

二、Bezold-Brucke 效应

当光强度增加时，绝大多数波长的光，其色调会发生细微改变，尤其是长波段的光，这种现象称为 Bezold-Brucke 效应（图 5-9）。例如逐渐增加红光的强度，最终会有变黄的感觉。一般而言，光强度增加时，波长短于 478nm 的光，将倾向变蓝；波长长于 478nm 的光，倾向变黄。波长为 478nm、503nm 和 578nm 的光，不随亮度增加而发生色觉变化，称为不变点（invariant points）。其可能的机制是：较亮时，蓝 - 黄拮抗通道活性较强，色觉受其影响较大，故较易将颜色分辨为蓝或黄色。而不变点的波长使拮抗通道保持平衡，色觉感知不变。

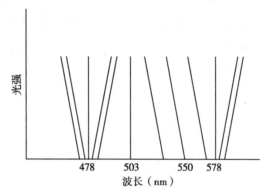

图 5-9　Bezold-Brucke 效应

三、颜色视野

视锥细胞在视网膜上的分布是不均匀的，所以视网膜的感色特性也不一致。黄斑中央区对色最敏感，中心凹 30°～40° 以外的区域为红 - 绿色盲区，中心凹 60°～70° 以外的区域，对黄 - 蓝色的辨色力也消失，成为全色盲区，后者只有光觉而无色觉。而且，不同颜色的视野范围大小也有不同，白色视野最大，其次为黄蓝色，再次为红色，而绿色视野最小。

即使在中心凹内，对不同色调的感知也不相同。16′ 视角以内，对红色的感受性最高，对蓝 - 黄色的感受性最低。即对于 <16′ 视角的目标，人眼是蓝 - 黄色盲，可能与缺乏 S- 视锥细胞有关。如果目标再缩小，则对红 - 绿色的辨认也会发生困难，但对各颜色的明度感觉依然保留。

四、注视时间

注视时间与色觉也有关系。若对一种颜色保持注视的时间很短（1/1000 秒），对颜色的饱和度的感知就会大为降低，觉得颜色很浅，以 570nm 的黄光最为明显。可能的解释是刺激时程过短，不足以引起色觉感知。若注视一种颜色过久后，色觉系统会产生疲劳，对该颜色的分辨力渐渐下降，不能分辨原来的颜色。

五、颜色的连续对比

人眼对某一色调适应后（持续注视一段时间）再观察另一色调时，后者会发生变化，带有适应色调的补色成分，这种现象称为颜色的连续对比。如当眼注视大面积的高强度红光一段时间后，转看黄光，这时黄光会显现出绿色。这种现象可以用 Hering 学说来解释，当外

笔记

在颜色刺激停止时,与此颜色有关视素的对立方变得相对较强,因而产生原来颜色的补色。

六、颜色的同时对比

在视场中,相邻区域的不同颜色相互影响称颜色的同时对比。在红色背景上放一小块白纸,用眼睛注视白纸中心几分钟,白纸会表现出绿色。如果背景为黄色,则白纸会出现蓝色。每一颜色都在其周围诱导出其补色,若相邻区域互为补色时,则彼此加强其饱和度,在两颜色的边界,对比现象更加明显。这种现象和神经细胞感受野的拮抗机制有关,符合Hering学说,当视网膜的一部分正在发生某一视素的分解作用时,其相邻部分发生合成作用的结果。

七、色光的相加混合和染料的相减混合

颜色混合实验可以用色光混合也可以用染料混合实现。色光混合是相加混合,相混合的色光的能量值相加,其明度也有所增加,红色光和绿色光混合,可以得到明度增强的橙黄色光。这种色光混合中,虽然原色调不复存在了,但各色光的明度是相加的。最典型的如最佳三原色红、绿、蓝光以一定比例混合后,可得到白光的感觉。彩色电视机和电脑显示器主要是利用来相加混合的基本原理。

如果在一个转盘上等比例均匀地涂上红、绿两种颜色。快速转动转盘,可以看到转盘上已不再呈现红、绿两种颜色,而只有黄色。这主要可能和人眼的视觉暂留现象有关。当物体从眼前移开,对人眼的刺激作用消失时,该物体的形状和颜色不会随着物体移开而立即消失,大约会持续 1/10 秒。当转盘快速转动,如果红色反射光进入眼内,就刺激长波长敏感锥细胞(L-cone)。当红色反射光转过后,绿色反射光进入眼内,就刺激中波长敏感锥细胞(M-cone)。此时,因为人眼有短暂的视觉暂留现象,L-cone 所受刺激并没有立即消失,继续停留 1/10 秒。在这个时间内,L-cone 与 M-cone 同时兴奋,就产生了综合的黄色感觉。转盘转动越快,这种色光混合就越明显和稳定。

染料混合属于相减混合,比色光的混合略复杂。其最后的颜色决定于染料各自吸收一部分光后,余下光的混合。如黄染料与蓝染料混合,黄染料主要吸收蓝光等短波长的光,反射黄色一带的光谱,同时兼带反射附近少量绿色;而蓝染料吸收了黄色和长波段的光,反射蓝色一带的光谱,同时兼带反射少量绿色,因此,余下的只有中波长的绿光能够反射出来。染料混合的最佳三原色黄、青、紫染料混合在一起,明度降低得到是黑色。因为三种染料把所有波长的光都吸收了。滤镜片的重叠、彩印、油漆、摄影等用到的都属于相减混合。

第五节 色 觉 异 常

色觉正常者能够准确地分辨各种颜色,先天遗传或后天眼病引起辨色力较差或丧失的现象,称为色觉异常,通常称为"色盲"(achromatopsia)。生活中,色觉异常很常见,男性人群中大约 8% 有色觉异常。按照来源不同,色觉异常分为先天性色觉异常和获得性(后天性)色觉异常两大类。

一、先天性色觉异常

绝大多数的色觉异常是先天性的,属于 X 性连锁隐性遗传,男性的患病率(5%~8%)比女性(<1%)要多。色盲多数是隔代遗传,为先天性。通常,父亲色盲通过女儿遗传给外孙,女儿作为基因携带者本身并不表现色盲,只有父亲和外祖父都是色盲,才会出现第三代女色盲,但这种患病率不高。

根据色感光细胞的种类,可以分为三种色觉异常:即三色视者(trichromats)、二色视者(dichromats)和一色视者(monochromats)。

(一)三色视者

正常人是三色视者,能够准确地分辨各种颜色。异常三色视者也有三种色感光细胞,只是敏感光谱发生了偏移,即颜色匹配时所用的原色与正常人所用原色的波长有差异,匹配的结果与正常人不同。他们只对某些色调的辨别能力下降,因此又称为色弱,色弱又分为三种:

1. 红色弱(protanomaly)　L-视锥细胞的敏感波段向短波段偏移,在颜色匹配时需要比正常人更多的红原色,才能得到与正常人接近的色觉。

2. 绿色弱(deuteranomaly)　M-视锥细胞的敏感波段向长波段偏移,在颜色匹配时,需要比正常人更多的绿原色,才能得到与正常人接近的色觉。在色觉异常中,绿色弱所占比例最大。

3. 蓝色弱(tritanomaly)　S-视锥细胞的敏感波段向长波段偏移,在颜色匹配时,需要比正常人更多的蓝原色,才能得到与正常人接近的色觉。蓝色弱很少见,目前临床上常用的检查方法,很难将其与绿色弱鉴别。

(二)二色视者

此类病人视网膜上只有两种色感光细胞,只能用两种原色来匹配所有颜色,匹配结果和正常人的相差很大,也分为三种:

1. 红色盲(protanopia)　又称第一色盲,病人缺少对红光敏感的L-视锥细胞,只有S-视锥细胞和M-视锥细胞。病人主要是不能分辨红色,对红色与深绿色、蓝色与紫红色以及紫色不能分辨。常把绿色视为黄色,紫色看成蓝色。

2. 绿色盲(deuteranopia)　又称第二色盲,病人缺少对绿光敏感的M-视锥细胞,只有S-视锥细胞和L-视锥细胞。病人不能分辨淡绿色与深红色、紫色与青蓝色、紫红色与灰色,把绿色视为灰色或暗黑色。

3. 蓝色盲(tritanopia)　又称第三色盲,病人缺少对蓝光敏感的S-视锥细胞,只有L-视锥细胞和M-视锥细胞。病人蓝黄色混淆不清,对红、绿色可辨。

二色视病人丧失了颜色的对立机制。前面两种丧失了红-绿拮抗机制,统称为红-绿色盲。蓝色盲者很少,丧失的是蓝-黄拮抗机制。

因为红绿色觉异常占了色觉异常病人的绝大部分,由此临床上普通的色觉检查方法大多是针对红-绿色觉异常,不能发现蓝色视觉异常。也不能将色弱者和二色视者鉴别,只能得出红色觉异常(红色弱或红色盲)或绿色异常(绿色弱或绿色盲)的诊断。

(三)一色视者

一色视者是完全的色盲又称为全色盲(monochromat),患病率约为0.002%~0.003%。在全色盲者看来,光谱上没有色调,只有一条不同明暗的灰带,只能根据明度辨认物体。分为两种:

1. 视杆细胞性全色盲者(rod monochromats)　视网膜缺少视锥细胞或者视锥细胞功能完全丧失,主要靠视杆细胞起作用,又称锥体盲。由于锥体盲缺乏视网膜中央区的锥体视觉,所以视力很低,约为6/60~6/36(0.1~0.15)。锥体盲的明视觉光谱吸收曲线与正常人的暗视觉光谱吸收曲线一样,峰值在507nm,缺少光谱长波末端的感受性,相当于正常人的夜视觉。病人畏光,在光亮下容易出现眼球震颤。

2. 视锥细胞性全色盲者(cone monochromats)　极其少见,有大量的视锥细胞以及正常视力,但只对高明度和高饱和度的颜色,有一点色觉感知。此类病人可能是锥体与颜色对立机制之间有缺陷,色觉信息不能很好地传递到大脑。

值得注意的是,先天性色觉异常者往往不能发觉自己的色觉和常人不同。因为色觉异常者多属于异常三色视者和二色视者,他们从正常人传授的视觉经验来学会用正常人同样

笔记

的颜色命名来称呼自己所看见的颜色，而实际上这些颜色和正常人所见不完全相同。例如，一幢由红砖建造的房屋，在红色盲眼里应该是土黄色的，但是所有其他人都用"红色"来命名这种颜色，以致他以为自己所见到的土黄色，就是"红色"。由此可见，通过颜色命名去鉴别色觉异常不是一种可靠的方法。

二、获得性色觉异常

由于视觉系统的疾病，而使颜色辨别能力减退，称为获得性色觉异常。视觉系统不同水平的疾病均可导致色觉异常，白内障、黄斑病变、青光眼、视神经炎及视皮层病变均会引起色觉异常。疾病愈重，色觉异常往往越明显，色觉异常的预后随疾病转归而不同。

根据临床经验，一般来讲，视网膜外层的病变常引起蓝 - 黄色觉异常，而视网膜内层及视神经的病变会引起红 - 绿色觉异常，这一现象称为 Kollner 法则（Kollner's law）。该法则有助于视觉疾病的定位，若病人为获得性的红 - 绿色觉异常，则病变部位可能位于视神经或神经节细胞。但该方法可作为诊断疾病定位的参考，不是绝对的。

第六节　色觉检查方法

色觉异常的检查有多种方式，但常用检查往往采用心理物理学的主观检查方式，需要在标准照明 C 光源或较明亮的北面天空自然光线下进行，单眼依次检查，检查的照片条件发生改变，检查结果会出现偏差。常用检查方法如下：

一、假同色图

假同色图（pseudo-isochromatic diagram）通常称为色盲本，采用亮度匹配的 CIE 色度图中的混淆线（confusion lines）（图 5-10）上不同颜色的点，组成数字或图形，以混淆色觉异常病人的形觉辨别能力，由此发现异常。

不同种类的色觉异常有不同类型的混淆线，同一混淆线上的不同色调对于对应的色觉异常病人来说是不能分辨的，经过色度图中央白光 W 的混淆线为主混淆线。图 5-10 中 A 为红色异常病人（红色盲和红色弱）的混淆线组，集合于长波段边缘；B 为绿色异常病人（绿色盲和绿色弱）的混淆线组，集合于横坐标下方；C 为蓝色异常病人（蓝色盲和蓝色弱）的混淆线组，集合在横坐标靠近 $x = 0.2$ 处。

检查时在特定的照明条件下，色盲本距离 0.5m 处辨读，每一图检查时间不超过 5 秒。色觉异常辨认困难，读错或不能读出，可按照色盲表本身的规定，确认色觉异常的种类。一般假同色图不包含蓝色异常检查的图案。该法快速、简便、有效，适合于大范围的筛选检查。

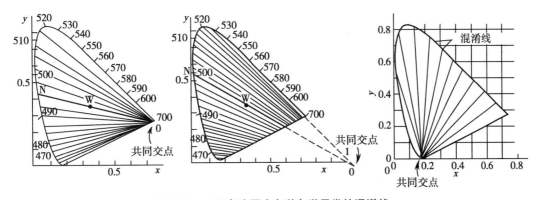

图 5-10　CIE 色度图中各种色觉异常的混淆线
A. 红色异常的混淆线　B. 绿色异常的混淆线　C. 蓝色异常的混淆线

笔记

二、色相排列法

Farnsworth 100（FM-100）色调检查法属于色调配列方法，采用亮度匹配的 CIE 色度图中的类似色环（hue circle）上不同色调的点，组成色盘混在一起，有 8 个固定色相子和 85 个可移动色相子，分为 4 盒。要求被检者按色调变化的规律顺序排列好色相子，每盒 2 分钟，之后把色相子背面标明的序号记录在记分纸上，画出其轴向图和计算总错误分，以此判断色觉异常的类型和严重程度。该方法能对色觉异常进行鉴别和定量，但检查过程颇费时间，不适合于广泛的筛选检查。为了满足临床上的便捷应用，其简化版为 D-15 色盘检查法，有一个固定色相子和 15 个可移动色相子。令被检者按照颜色邻近的原则依次排列，根据排列的顺序描绘出轨迹，对照记录表上的三条轴（CIE 色度图中三种色觉异常的主混淆线）向来判断色觉异常的类别。测试结果如彩图 5-11，可见 A 为色调从 1～15 依次排列为类圆形轨迹的为正常三色视者。B 的轨迹示平行于红色轴线（为红色异常的混淆线），故可判断为红色异常。C 的轨迹示平行于绿色轴线（为绿色异常的混淆线），故可判断为绿色异常。D 的轨迹示偏平行于蓝色轴线（为蓝色异常的混淆线），故可判断为蓝色异常。线段此类方法可以鉴别红、绿、蓝色觉异常，但不能区别色盲和色弱。

三、颜色混合测定器

二维码 5-1
扫一扫，测一测

又称为色盲镜，是 Nagel 根据红（670nm）+绿（546nm）= 黄（590nm）以及 670nm 到 546nm 波段均在红绿色觉异常混淆线上的原理而设计的一种光谱仪器，可以定量地记录匹配出黄光所需的红、绿光量，通过测量和确定其配比范围和配比中点，可以判定红绿色觉异常。它是目前临床上唯一能够将红绿色盲者和红绿色弱者分辨开来的检查方法。此法既能定性又能定量，是目前临床色觉检查的金标准，但费时且价格昂贵。

（陈世豪）

参 考 文 献

1. E. Bruce Goldstein. Sensation and perception. 10th edition. Baltimore：Brooks/Cole publishing company，2016.

2. Steven Schwartz. Visual Perception：A Clinical Orientation，4th Edition. McGraw-Hill Medical，2009.

3. Robert Snowden. Basic Vision：An Introduction to Visual Perception 2. Revised Edition. Oxford：Oxford University Press，2012.

笔记

第六章

视觉的空间和时间分辨

本章学习要点

- 掌握：视力、空间和时间对比敏感度函数的概念及影响因素。
- 熟悉：空间和时间总和及相关法则。
- 了解：时间和空间分辨的神经生理机制。

关键词 视力 对比敏感度 闪烁融合频率 时间总和 空间总合

在日常生活中，人的视觉系统需要处理各种复杂的空间上和时间上的任务。视觉的空间分辨指视觉系统在发现和分析空间上光强度分布的能力，如辨认视标方向、形状和图像等，在眼科临床检查中是最基础且最重要的功能性评价。视觉的时间分辨是指视觉系统在发现和分析时间上光强度变化的能力，如发现光的闪烁等，和动态视觉感知关系密切。

第一节 视觉的空间分辨

一、视角和视力

视角（visual angle）表示从物体的两端点各引直线到眼节点的夹角。视角大小直接关系视网膜像的大小。最小视角是指人眼能分辨物体两点间的最小距离对应的视角。最小视角的倒数是视力，被检者能分辨的视角越小，其视力越好。

正常眼的视力是 5.0（1.0），分辨力是 1′ 视角，相当于视网膜上 4.96μm 的直线距离。以往测得的视锥细胞直径约 4.4～4.6μm，要分辨两个点，必须有两个以上视锥细胞的兴奋，而且其间至少被一个未兴奋的视锥细胞隔开。之后，有研究测得中心凹处视锥细胞的直径仅 1～1.5μm，故人眼潜在分辨能力可能达 2.0 或以上。

通常视力以 Snellen 分数表示，即 $V = d/D$，公式中 d 是视标与被检者的距离，通常检查距离为 5m、6m；D 为设计距离，即不同大小的视标其最小分辨细节的视角为 1′ 时所对应的距离。若检查距离为 5m 时，正常人能分辨设计距离为 5m 的视标，如被检者只能分辨设计距离为 10m 的视标，其视力为 0.5。

（一）广义视力分类

1. 最小可见视力（minimum visibility） 指发现最小单个目标存在的能力。通过改变目标的大小，可以测量最小可见视力。如在夜空中发现星星的存在，正常人可以发现小至 10″ 视角的星星。又如在一均匀明亮的背景上，观察一黑色线条，如果开始看不见，逐渐增宽线条到刚刚可见；此时线条的宽度即为最小可见视力的阈值，正常值为 1″ 视角。然而，最小可见视力实质上是光强度差异的判断，并没有空间分辨，还不能算通常意义上的视力。

2. 最小分辨力或视力（minimum resolvability or ordinary visual acuity）　又称视锐度，指分辨出两点或两条线的能力。点或线在视网膜上像的光能分布呈点扩散或线扩散函数，当两点或两线很靠近时，两个分布函数重叠形成一个大点和一条粗线，而不能被分辨开。当它们逐渐分开，重叠减少，便形成波峰和波谷，当波谷强度占波峰强度的比例小于一定值时（小于74%），才能被辨别为两个点或两条线（图6-1）。在刚刚能辨别时，两点或两线所对应于眼节点的夹角即为最小视角，其倒数为视力。检查视力常用的视标有"E"、Snellen 字母和 Landolt C 环等（图6-2）。正常人的最小分辨视角为30″～1′，小数制视力为1.0～2.0。以字母为视标所测的视力，不仅取决于比划粗细以及比划间距的视角，而且取决于形觉和对字母的识别能力。

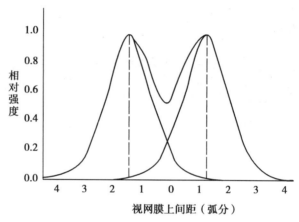

图6-1　两点扩散函数或两线扩散函数重叠示意图

3. 最小空间可辨力或超视力（spatial minimum discriminability or hyperacuity）　有些空间差异，其视角低于常规视力阈值也能分辨，称为最小空间可辨力或超视力，例如游标视力和立体视觉。游标视力（vernier acuity）有类似常规视力的空间分辨性，如辨认具有清晰轮廓的目标，但其主要任务是分辨线段的不连续性（图6-2）。正常人能分辨的上下线段的水平移开量可小到2″～10″视角，其高分辨力与线段移开处的上下亮度差异产生不同的神经冲动频率有关，这种空间范围的上下亮度差异的平衡有助于我们辨别方向，类似信息的处理主要发生在感受器后面的视网膜和皮层上。在生活上会经常使用到游标视力的高分辨力，如用刻度尺去量一个物体、物体水平的判断。眼科临床检查也常用到游标视力，如手动角膜曲率计测量和 Goldmann 压平眼压计的终点判断等。立体视觉（stereopsis）是辨别周围空间内物体的距离、深度的能力，是双眼单视的最高级别，正常值为≤40″。缺乏有三维空间距离、深度和立体的视觉，被称为立体盲；病人难以从事驾驶、操作精密仪器等精细工作。

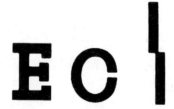

图6-2　各种不同的空间分辨视标
从左到右分别为 Snellen 字母（E字）、Landolt C 环和游标视力视标

（二）常用视力表（参见《眼视光学理论和方法》相关章节）

（三）影响视力的主要因素

1. 屈光状态　屈光不正眼的视网膜像是离焦的朦像。两个离焦的朦像过度重叠形成一

笔记

个大的朦像不能被识别,因此检查时就只能分辨较大的视标,则检查得到的视力,就低于正常。根据实验测量结果和临床验证(图6-3),屈光不正和视力有很强的相关性,可以作为临床上初步估计屈光不正程度对视力影响的依据。特别是轻度屈光不正,在1.50D以内,屈光不正每增加0.25D,裸眼视力大约下降一行,屈光不正再增大,裸眼视力也下降但相关程度下降。

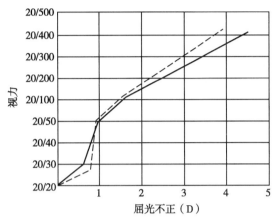

图6-3 屈光不正和视力的关系

2. 瞳孔大小 瞳孔大,进入眼内的光线增多,减少衍射效应,但是像差会增大影响分辨力。反之,瞳孔小,光学像差降低,衍射效应会限制分辨力。因此,中等大的瞳孔(3～5mm)有最理想的光学成像效果。

3. 屈光间质 屈光间质混浊阻挡了进入眼内的光线并增加了光的散射,引起视力下降,当混浊位于视轴上时更明显,如年龄相关性白内障。

4. 环境亮度 图6-4可见,当环境的亮度很低(<10^{-2}毫朗伯,1毫朗伯=3.18310cd/m^2)时,分辨能力较低,且亮度增加变化不大。但亮度在10^{-2}～10^2毫朗伯(1毫朗伯=3.18310cd/m^2)之间,视力迅速上升达到最高值,之后在相当宽的范围内无明显变化,更高的亮度又使视力下降。这和不同环境亮度下,视网膜视杆、视锥细胞的敏感度不同有直接关系。

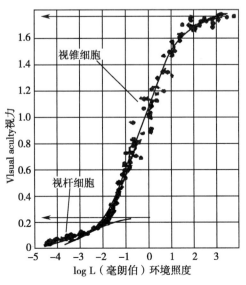

图6-4 环境照度和视力的关系

5. 受检的视网膜部位 由于视锥细胞在视网膜上分布的密度有明显的向心性,因此,在视网膜中心凹检测时视力最好,离开中心凹的旁中心视力就明显降低(偏离中心凹 10′,视力下降 25%),越向周边部视力越差,基本上在 0.1～0.2 之间。

6. 目标运动和眼的运动 当目标只是中等速度运动,每秒几十弧度,视力分辨可接近正常。但眼球快速扫视或像在视网膜上快速运动时,或人眼没有能力追随运动时,视力可能会下降。

7. 年龄 视力与年龄有一定的关系,通常出生 2 周的婴儿就有固视能力,1 个月有追光动作,6 个月提高到 0.2,以后逐渐升高,成年时达到正常水平(1.0～2.0),55 岁后约 50% 的人视力有所下降,到 80 岁时只有约 0.5 的视力。

二、对比敏感度

(一)对比敏感度相关概念

在日常生活中,人眼不但需要分辨边界清晰、高对比度的物体,也需要分辨边界模糊的多种对比度的物体。前一种分辨能力对应于临床上通用的视力检查,常用高对比度的方波视标(如常规的 Snellen 视标)来检测;后一种分辨能力称为对比敏感度(contrast sensitivity,CS),常用不同对比度正弦条栅(sinusoidal grating)视标来检测。图 6-5A、图 6-5C 为方波视标在空间上的光强分布,一对黑白条栅为一个周期,在空间的强度分布上,黑白之间强度截然不同。图 6-5B、图 6-5D 为正弦条栅在空间上的光强分布,黑白条栅之间的强度逐渐变化,成正弦函数。以下为对比敏感度检查的几个基本定义:

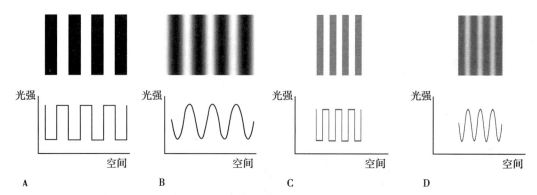

图 6-5 不同条栅在空间上的光强分布
A. 为高对比度低频的方波视标光强分布　B. 为高对比度低频的正弦波视标光强分布　C. 为低对比度高频的方波视标光强分布　D. 为低对比度高频的正弦波视标光强分布

1. 对比度(contrast) 指视标与背景之间的光强度对比,本节讨论的对比度是指一定空间上的对比度,严格地讲是空间调制对比度(spatially modulated contrast),用公式表示:

$$C = (L_{max} - L_{min})/(L_{max} + L_{min})$$

公式中 C = 空间调制对比度,L_{max} = 空间上最高光强度,L_{min} = 空间上最低光强度。空间调制对比度等于条栅的最高光强度与最低光强度的差值与最高光强度与最低光强度之和的比值。视标的空间对比度越大,越容易被视觉系统识别。图 6-5 中 A、B 的对比度明显高于图 6-5 中 C、D 的对比度。

2. 空间频率(spatial frequency) 指单位空间上黑白条栅的周期数。通常用 1° 视角内黑白条栅的周期数来表示,周期数越多,条栅越密集,空间频率越高。图 6-5C、D 中的条栅空间频率明显高于 A、B 中条栅的空间频率。

3. 对比度阈值(contrast threshold) 是指一定空间频率上,分辨条栅存在所需的最低对

笔记

比度。如在识别一个固定频率的条栅时，当条栅对比度很低时，对被检者而言像是一个均匀的灰面，逐渐提高条栅的对比度，当被检者刚刚能发现条栅存在时，所对应的条栅对比度即对应为被检者在该空间频率下能分辨的对比度阈值。对于每种空间频率的条栅，被检者均有与之对应的对比度阈值。

4. 对比敏感度（contrast sensitivity）　对比敏感度是对比度阈值的倒数，被检者的空间视觉阈值越低，敏感度越高，越容易分辨低对比度的条栅，反之亦然。

5. 对比敏感度函数（contrast sensitivity function，CSF）　对比敏感度函数是对比敏感度和空间频率之间的函数，以空间频率为横坐标，对比敏感度为纵坐标就可以表示为一条对比敏感度曲线（图6-6）。严格来讲是空间对比敏感度函数（spatial contrast sensitivity function）。

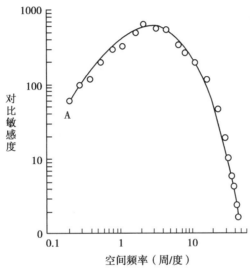

图6-6　空间对比敏感度曲线

（二）对比敏感度曲线

对于一个被检者，每种空间频率的条栅，即有与之对应的对比敏感度；因此，多种空间频率的条栅就会存在与之对应的多个对比敏感度。以不同的空间频率为横坐标，各空间频率上的对比敏感度为纵坐标，可以得到对比敏感度曲线，如图6-6的曲线。该曲线呈钟形，在3～5周/度的频率时，对比敏感度最高，为曲线的峰值，表明人眼对该空间频率的亮度对比最敏感，最能识别低对比度的条栅。在高频段，曲线急剧下降，提示对高空间频率的辨认需要较高的对比度。原因可能是眼的光学系统同所有光学系统一样，具有高频截止（high-frequency cutoff）现象，对高频段的通过率下降。高频段与横坐标的交点与常用视力表所测得的视力有一定的相关性，截止频率越大，意味着细节分辨能力越强。若交点的空间频率为30周/度，其最小分辨力（半周）为1′视角，对应的视力约为1.0（20/20），若交点对应的空间频率为20周/度，其最小分辨力为1.5′视角，对应的视力约为0.67（20/30）。在低频段，曲线也明显下降。原因可能与随着条栅的增宽，视觉神经系统的侧向抑制作用（轮廓增强效应）逐渐减弱有密切关系，也是视觉图像信息处理的主要特征之一。一般来说，高频段的下降倾向于提示屈光系统或感受器的问题，中低频段下降倾向于提示神经系统或中枢的问题，但不是绝对的。

（三）影响对比敏感度曲线的生理因素

1. 年龄　儿童的CSF值比成人低，青年人的CSF值较高，20～30岁最高，在视觉系统发育完全后，CSF曲线随着年龄的增长而有下降的趋势。主要表现为高频段下降，低频区改变不明显。这与年龄增长、眼屈光间质的透明度逐渐降低和感光细胞功能的衰退，使眼光学系统的高频截止作用逐渐明显有关。严重的年龄相关性黄斑变性的患眼,低、中、高频整体下移。

2. 屈光因素   屈光不正病人在高频段的 CSF 有明显下降。白内障等屈光间质混浊,使高频段 CSF 下降明显大于低频段。

3. 瞳孔   瞳孔扩大使高频段的 CSF 下降,可能与高阶像差的增加和杂散光的干扰有关。

4. 视网膜受刺激部位   在视网膜的黄斑中心凹区,CSF 的高频响应最好,而在视网膜的周边区,低频响应更好,这和感光细胞的发布及感受野的特性有关。

5. 双眼或单眼   双眼状态下测得的 CSF 是单眼的 1.414 倍。

6. 眼部疾病   特别是神经源性眼病,如球后视神经炎、开角型青光眼、多发性硬化等主要累及神经节细胞的疾病,早期就可表现出 CSF 下降,所以 CSF 检查可以比较早就发现视神经的异常。

(四)对比敏感度检查的优缺点

对比敏感度检查的优点:视标具有多种对比度,而日常生活中的物体也是有各种对比度的,并非全是高对比,且明暗之间的变化也是多种多样,不是截然变化的,因此对比敏感度检查比常规视力表(仅含高对比度方波视标)更能反映日常生活的实用视力。在临床检查中应用广泛,可以作为白内障病人手术适应证的依据,对低视力病人和屈光手术病人视觉质量评价中特别有意义。而且,低对比度的视标对发现一些疾病的早期视功能改变如青光眼等,比常规视力表要敏感。另外,在疾病恢复的监控中有特殊意义,如乙胺丁醇引起的视神经病变的视功能恢复的先后次序如下:视力、VEP、色觉、闪烁融合频率(critical fusion frequency,CFF)(或称临界融合频率)、视野、CSF。可见,视力恢复仅仅是视功能恢复的第一阶段,只有在 CSF 恢复正常后,视功能才能说较为完全恢复。

对比敏感度检查的缺点:检测过程相对复杂和耗时,不适于视力普查。用于验光时,对比度低的视标与屈光不正的对应关系不如常规视力表;且常用视标多为条栅,与病人所关心的阅读能力不一致,因此不宜作为常规验光用。和视力检查一样,对比敏感度检查也是非特异性的,所以虽然可以发现视觉异常,但是无法明确鉴别诊断。

(五)几种常用的对比敏感度检查方法

1. Vistech 对比敏感度检查表和在其基础上改进后的功能性视力对比度表(functional acuity contrast test,FACT™)   为最常用的对比敏感度检查表,由不同对比度、不同朝向和不同空间频率的圆形条栅组成(图 6-7A)。检查时,逐行从左到右依次让被检者指出条栅的朝向,直至不能分辨,以空间频率为横坐标,以各频率能分辨的对比敏感度为纵坐标,画出对比敏感度函数曲线,和记录表格上对应人群的正常值范围做比较,判断是否有异常。如果曲线在正常人范围以下,说明有视觉质量的下降。

2. Adams AJ 对比敏感度检查表   视标为 Landolt C 环,从左到右共八列视标,空间频率逐渐升高;从上到下共四行视标,对比度逐渐增高。

3. Bailey-Lovie 表   排列和标准的高对比度 Bailey-Lovie 表一样,但是视标的对比度变低为 10%,适合于低视力病人的检查。最初版本只有低对比度的视标,测低对比度状态下的视力,又称对比度视力(图 6-7B),后来增加了其他对比度的视标。

4. Pelli-Robson 表   视标仅有对比度的变化而无空间频率的变化,共有 16 种对比度,每种对比度有三个视标,只能测一种空间频率下的对比敏感度(图 6-7C)。

5. Regan 表   原先只有高、低两种对比度视标,只能测两种对比度视力;后来增加设计出 50%、25%、11%、4% 各种对比度的表格。

随着计算机技术的普及,软件开发的拓展,以视屏为载体的对比敏感度检查已经并将提供更为全面和方便的检查方式。

笔记

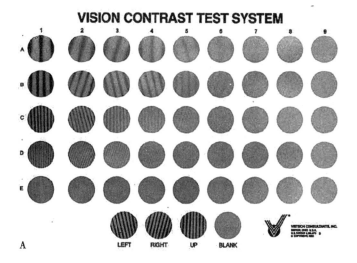

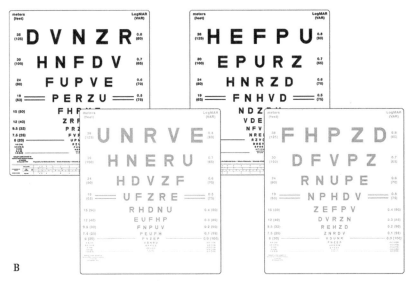

图6-7　几种常见的对比敏感度视力表

A．Vistech 对比敏感度检查表（图中所示为不同对比度、不同朝向和不同空间频率的圆形条栅，从上到下条栅频率逐渐增高，从左到右对比度逐渐变低）　B．Bailey-Lovie 高、低对比度视力表　C．Pelli-Robson 对比敏感度视力表

三、空间总合

讲到空间总合就必须了解感受野（receptive field）的概念。对于视觉系统而言，一个神经元的感受野可定义为视网膜某一特定区域，在该区域上的信号可以各种不同的方式影响该神经元的活动。在一定的时间内，同一个神经节细胞感受野上的光感受器将各自的视觉信号都传递给该神经节细胞，参与同一个视觉阈值形成。即该神经节细胞能将其感受野上不同空间上各点的信号进行总合后传递，这种能力即称为空间总合（spatial summation）。通过一系列实验，研究者发现空间总合有以下几个规律。

（一）Ricco 法则

当刺激时间不变，光斑的刺激范围以黄斑中心凹为中心，其强度与刺激面积有下列关系：

$$A \times I = C$$

其中 A 为刺激范围，I 为刺激强度，C 为视觉阈值。在一定的临界范围内，引起一个视觉阈值的刺激光总量是恒定的，刺激强度的变化可由刺激范围的大小得到补偿，两者成反比关系，这一规律称为 Ricco 法则（Ricco's law）。换句话说，如果刺激强度下降，我们可以通过刺激范围的增大而得到同样的视觉阈值，反之亦然。但刺激范围的增大是有限定的，在暗视状态下临界范围约为 10′ 视角；在明视状态下，刺激范围小于 6′ 视角，表明视杆细胞的空间总合效应要比视锥细胞强。超过临界范围，Ricco 法则不再适用，视觉阈值将随刺激面积的增大而不断提高。上述临界范围仅适用于黄斑中心凹，在以黄斑为中心，向外延伸到 4°～7° 视角范围内，临界范围扩大到 30′。

（二）Piper 法则（Piper's law）

当刺激时间不变，在黄斑以外，以黄斑为中心的 6′～20° 视角范围内时，刺激强度与刺激范围有下列关系：

$$A^{1/2} \times I = C$$

其中 A 为刺激范围，I 为刺激强度，C 为视觉阈值。在 6′～20° 视角范围内如果刺激强度下降，我们要进一步增大刺激范围而得到同样的视觉阈值，反之亦然。

第二节　视觉的时间分辨

视觉系统有时需要辨别在时间上变化的刺激，很多光源会产生闪烁刺激光，如阴极射电管、电视机等。当闪烁光的光强度在时间上发生逐渐变化，呈正弦分布时即为时间正弦波刺激光（图 6-8）；明暗光强在时间上呈瞬时变化的为方波刺激光，如灯的开和关。在空间

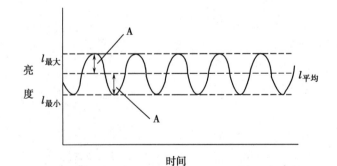

图6-8　正弦条栅在时间上的光强分布
图中上方虚线代表最高光强，中间虚线代表闪烁光的时间平均亮度，
下方虚线代表最低光强，A 为振幅

笔记

上光强度呈正弦变化为空间正弦波，如空间对比敏感度检查时所用的正弦条栅；明暗光强在空间上呈瞬时变化的是常规视力表的方波视标。

一、时间调制对比度相关概念

1. 时间调制对比度（temporally modulated contrast）　与空间调制对比度相仿，是指闪烁光和背景的光强对比，是在时间上变化的光强对比度，可用公式表示：

$$C = (L_{max} - L_{min})/(L_{max} + L_{min})$$

公式中 C 代表时间调制对比度，L_{max} 代表时间上分布的最高光强度，L_{min} 代表时间上分布的最低光强度。时间调制对比度等于时间正弦波最高光强度与最低光强度的差值与最高光强度与最低光强度之和的比值，C 值越大，对比度越大，越容易被发现在闪烁。低空间调制对比度的条栅看起来像均匀的灰面，没有明暗的区别，只有增高对比度后才能分辨存在黑白条栅；而低时间调制对比度的闪烁刺激看起来是稳定光，只有增高对比度才能分辨出其在闪烁。

2. 时间频率（temporal frequency）　指在单位时间内光闪烁的次数。一般以 1 秒内闪烁的周次来表示，单位为 Hz。50Hz 表示在 1 秒内完成了 50 次从最亮到最暗的过程，频率越高，闪烁变化越快。

3. 闪烁融合频率　当闪烁刺激光的频率增快或减慢至某一值时，闪烁光可产生稳定光的感觉，不能被分辨出在闪烁。闪烁光从较低频率加快到高频而产生稳定光感觉的最低频率，或从较快频率减慢到低频而产生稳定光感觉的最高频率均可被称为闪烁融合频率或临界融合频率（critical fusion frequency，CFF）（图 6-9）。按照约定俗成，通常指的闪烁融合频率为闪烁光频率从低频增快到高频而产生稳定光感觉的最低频率。

4. Talbot-Plateau 法则（Talbot-Plateau's law）　当闪烁光的闪烁频率超过正常眼的闪烁融合频率时，该闪烁光给人的亮度感和与其时间平均亮度等亮的稳定光一样亮。

5. 时间对比度阈值（temporal contrast threshold）　是指在一定时间频率时，分辨闪烁光在闪烁的所需最低时间调制对比度。时间对比度阈值的倒数是时间对比敏感度，通常用相对敏感度（relative sensitivity）来表示，而空间对比敏感度通常简称为对比敏感度。

二、时间对比敏感度曲线

对一个被检者，在不同的时间频率，其视觉系统有对应的相对敏感度。以闪烁光的时间频率为横坐标，其各时间频率对应的相对敏感度为纵坐标，可以得到如图 6-9 中的曲线，即为时间对比敏感度曲线（temporal contrast sensitivity function）。

曲线呈钟形，相对敏感度在中频段最高，即人眼最敏感的闪烁频率为 8Hz 附近，对于这个频率，对比度小于 3% 就能被察觉出闪烁；低频段和高频段相对敏感度均有所下降。曲线与横坐标相交点为高频截止，是由于视觉神经系统对高时间频率信息的分辨极限所致，如神经反应速度的限制。神经反应速度越快、反应时间越短暂，则时间分辨能力越强。曲线低频段相对敏感度下降的机制不明。

曲线上方的区域表示闪烁光的时间调制对比度低于时间对比度阈值，或者闪烁光的频率在被检者的闪烁融合频率之上，因此被检者看起来是无闪烁的稳定光。曲线下方的区域表示

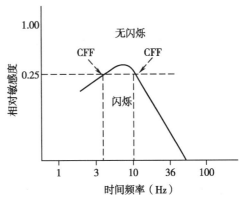

图 6-9　时间对比敏感度曲线

闪烁光的时间调制对比度高于被检者的时间对比度阈值，或者闪烁光的频率在被检者的闪烁融合频率之下，看起来为闪烁光。

三、闪烁融合频率

通常用的闪烁融合频率指在一定的时间调制对比度下，随着闪烁频率的增加，一个闪烁光给人的主观感觉从闪烁变为稳定的临界频率。和相对敏感度一样，闪烁融合频率也是测量视觉系统时间分辨能力的一个量度，而且它比相对敏感度要常用。

正常人眼的闪烁融合频率为 60Hz 或更高。荧光灯的闪烁频率为 120Hz 左右，超过了人眼的闪烁融合频率，所以人没有觉得灯在闪烁。而蜜蜂却还能看见荧光灯的闪烁，因为蜜蜂的闪烁融合频率在 300Hz 左右，高于荧光灯的闪烁频率。

（一）影响闪烁融合频率的主要因素

1. 环境照度 如图 6-10 所示，视网膜照度分别为 10td（Troland）、100td 和 1000td 时，时间对比敏感度函数发生改变，照度越高曲线下面积越大，对闪烁光的敏感度越高。随着环境照度的增加，在低频段，相对敏感度略有升高但并不明显；而在高频段，相对敏感度的升高非常显著。在高频段当时间调制对比度不变，随着照度增加，闪烁融合频率也明显升高。这很可能是由于随着明适应水平升高，视网膜神经反应速度普遍加快有关。

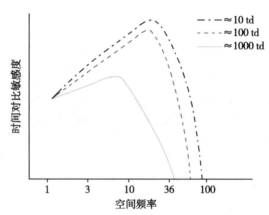

图 6-10 **不同视网膜照度**（从下往上分别为 10td、100td 和 1000td 照度）**下的时间对比敏感度函数**

有些病人的闪烁融合频率较高，对闪烁光比较敏感，正常人看起来是"稳定"的闪烁光，他们可以发现在闪烁，因此在特定的环境下会出现视觉疲劳和不适。这类病人可以通过佩戴太阳镜或墨镜来降低视网膜上的照明或者降低生活和工作环境的照明而改善症状。

2. 受检的视网膜部位 如果刺激光局限于黄斑，仅刺激视锥细胞，那么被检者的闪烁融合频率随亮度而逐渐增高。在很大的照度范围内（0.5～10 000td），闪烁融合频率与亮度的关系遵循费瑞-帕特法则（Ferry-Porter's law）：

$$CFF = algI + b$$

a 和 b 为常数，I 为亮度，即闪烁融合频率和亮度的对数成正比，当亮度很高时，该法则不再适用。

当同一刺激光覆盖到中心凹外，低亮度时主要刺激视杆细胞，高亮度时主要刺激视锥细胞，这样可得到双向性的闪烁融合频率与亮度的关系曲线，下段为暗视状态时，上段为明视状态时闪烁融合频率和亮度的关系（图 6-11）。随着锥体所占感光细胞比例的下降，费瑞-帕特法则的应用范围也减少。

笔记

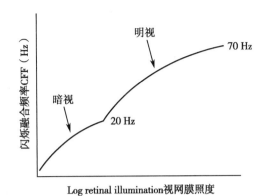

图 6-11　明、暗适应状态下,闪烁融合频率与亮度的双向性关系

3. 刺激光斑的大小　刺激光斑的大小与闪烁融合频率的关系遵循 Granit-Harper 法则（Granit-Harper's law）：闪烁融合频率与刺激面积的对数成正比。在适当的光强度范围内,中心在中心凹的刺激光斑,当其直径在 50° 以内时,该法则均适用。

4. 光的波长　根据光谱敏感曲线,能量相同而波长不同的光,对视杆细胞、视锥细胞的刺激效应不同,产生的亮度感也不一致。因此,按照费瑞 - 帕特法则,不同的亮度会有不同的闪烁融合频率,所以能量相同而波长不同的光,也会产生不同的闪烁融合频率。如彩图 6-12 在明视状态下,不同波长光经过亮度匹配,可产生相同的闪烁融合频率。而在暗视状态下,原明视下的亮度匹配关系不再有效,需经过重新亮度匹配,才能得到相同的闪烁融合频率。

其他生理因素如瞳孔大小、年龄、药物、疲劳等也会影响闪烁融合频率。

（二）闪烁融合频率的临床意义

闪烁融合频率随年龄的增长而下降,可能与光感受器等神经元的老化导致对闪烁光的反应能力下降有关。闪烁融合频率检查不仅为视网膜色素变性和老年性黄斑变性提供有用的临床信息,而且对某些眼病的早期诊断也有一定的帮助,如原发性开角型青光眼。原发性开角型青光眼病人眼内压升高时会引起视神经节细胞的损害而最终表现为视野缺损,视野检查是青光眼检查的重要方法之一。事实上,在出现视野缺损前,较多的神经节细胞已经受到损害,在闪烁融合频率曲线上可表现为高频段下降。提示在测定神经节细胞受损方面,闪烁融合频率可能比视野检查的敏感度要高（图 6-13）。

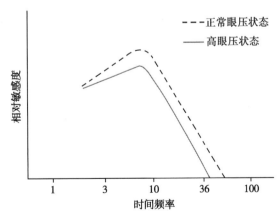

图 6-13　高眼压状态和正常眼压状态的时间对比敏感度函数
（下面曲线为高眼压状态,上面曲线为正常眼压状态）

（三）对闪烁光反应的神经生理机制

首先,对于闪烁光的反应取决于感光细胞对于按照时间发布的光能量的反应能力。不同的感光细胞的反应能力是不同的,视杆细胞比视锥细胞要迟缓得多,因此明适应状态下

视觉系统对闪烁光反应要快速很多。另外，对闪烁光对反应与感光细胞后面的神经元对感光细胞产生的兴奋与传导、增强和加工能力有关。研究发现，在感光细胞水平产生对闪烁光对一些反应在皮层水平被滤过了。比如对某些荧光灯对闪烁，感光细胞有反应而在皮层神经元却没有记录到反应，在视网膜上，无长突细胞可能对该过程起重要作用。

四、时间总和

时间总和（temporal summation）是指当刺激面积不变，视觉系统可以将在一定的刺激时间范围内到达光感受器的光能量进行累积，共同参与视觉阈值效应。

视觉系统可以将在一定的视网膜面积（感受野）上吸收的光子总和而参与同一兴奋的形成称空间和；将在一定的时间内吸收的光子总和而参与同一兴奋的形成称时间总和。合成同一个兴奋所能持续的最长时间称为临界累积时间（critical duration of vision），在此时间范围内所吸收的光子都参与同一个兴奋的形成。

（一）Bloch 法则（ Bloch's law ）

研究者发现，在一定的时间范围内，一定量的光能量能产生同样的阈值效应，而与其在时间上的光能量分布无关。该规律被称为 Bloch 法则，可以用下式来表示：

$$T \times I = C$$

$T =$ 刺激时间，$I =$ 刺激强度，$C =$ 视觉阈值。表明阈限刺激的总量恒定时，刺激强度和刺激时间成反比。即刺激强度发生变化，可以由刺激的时间总和作用来补偿。为了达到阈值，对于强度弱的刺激，必须增加刺激时间，反之亦然。但时间不是可以无限延长的，必须在临界累积时间范围内才有效，视杆细胞的临界累积时间大约为 0.1 秒，而视锥细胞约为 20～30 毫秒，可见视杆细胞的时间总和效应要长于视锥细胞，对于较弱刺激可以有更长的时间来补偿而达到视觉阈值。

（二）Brucke-Bartley 效应（ Brucke-Bartley's law ）

一定频率（10Hz 左右）的闪烁光看起来比与其时间平均亮度相同亮度的稳定光要亮，该效应被认为是一种亮度增强效应和感光细胞的临界累积时间有关。

（陈世豪）

二维码 6-1
扫一扫，测一测

参 考 文 献

1. E. Bruce Goldstein. Sensation and perception. 10th edition. CA: Brooks/Cole publishing company，2016.

2. Steven Schwartz. Visual Perception：A Clinical Orientation，4th Edition. McGraw-Hill Medical，2009.

3. Robert Snowden. Basic Vision: An Introduction to Visual Perception 2. Revised Edition. Oxford: Oxford University Press，2012.

笔记

第七章

视 野 学

本章学习要点

- 掌握：正常视野的概念；青光眼视野改变的特点；视路系统各节段受损所致视野缺损特点。
- 熟悉：视野检查的解剖学基础；影响视野的生理、心理因素；自动视野检查的可靠性分析和视野指数。
- 了解：视野检查的心理物理学基础；视野检查的光学基础。

关键词 视野 视岛 鼻侧阶梯 弓形暗点 生理盲点 暗点 偏盲

视野是视觉功能中代表周边视力的部分，视野检查是一项基础的视觉神经生理检查，对于包括青光眼、视路系统疾病在内的许多疾病具有定性、定位甚至定量的诊断价值。本章节通过对视野检查的光学、解剖生理学、心理物理学基础，视野的检查原理，以及正常视野与异常视野的介绍，让读者能够理解并熟悉常规的视野检查方法，以及其检查结果的简单判读。

当一眼注视空间某物体时，它不仅能看清该物体，同时也能看见注视点周围一定的物空间，其所能全部看见的空间范围称为该眼的视野（visual field）。视野的范围是由眼与注视目标的距离和空间内物体大小所决定的。

公元前四百多年，Hippocrates 通过一例偏盲病人提出了视野和视野缺损的概念。直到19世纪中期，von Graefe 才将视野检查引入眼科临床，首次报道了青光眼旁中心视野缺损和周边视野收缩，提出青光眼视野缺损可发生在视力下降以前，而中枢神经系统疾病亦有选择性视野缺损，可利用偏盲的形态进行病变的定位诊断。自此，视野学的研究开始突飞猛进，相继问世了多种视野计。在眼科领域中，目前研究最多、最深入的是青光眼的视野改变，青光眼诊治的进展有赖于视野学的深入研究，而视野学也由此得到了更大的发展。临床视野学专家多年来从青光眼视神经损害的病理机制、视觉生理方面，从视野检查的敏感性、特异性及可靠性等方面对现有视野计进行了不断的改良和完善。自20世纪70年代以来，自动视野计的开发与应用，显著提高了视野检查的敏感性，使临床视野检查进入了新的时代。

第一节 视野的基本知识

一、视野检查的光学基础

（一）光及其计量单位
光在本质上是一种电磁波，人眼所能觉察的电磁波称为可见光，波长在 380～760nm 之

笔记

间,波长不同,人眼所感受的颜色亦不同。正常眼明适应状态下对波长为 555nm 的黄光最敏感,而当波长增至 760nm 以上,或减至 380nm 以下时,人眼对其敏感性变为零。物理学上通常采用电磁波的辐射能量作为光亮度单位。眼对光的感受是光能的物理量和视觉生理量相互作用的结果。而视野检查亦属于一种心理物理学检测。

(二)对数单位和分贝

Goldmann 视野计光标强度常用对数单位(log unit,lg)表达,而自动视野计打印结果则多以分贝(decibel,dB)为单位表示。物理学上,dB 通常表示两个声音信号或电信号在功率或强度方面的相对差别,在视野学中是用来表示一种测量光相对亮度的单位,它代表的是从视野计最大光亮度到实际光亮度的衰减率。

(三)生理单位

视野检查要测定背景光和光标亮度的对比度,而生理学上更注重视网膜上影像的亮度。早在 1922 年,Troland 就通过瞳孔大小来推断光标的"视网膜照度单位",1 Troland 单位相当于在 $1mm^2$ 瞳孔面积时亮度为 1 新烛光。然而,光束通过瞳孔中心或偏心产生的不同效应(Stiles-Crawford 效应),以及屈光间质混浊等效应会对视野检查产生影响,故在视野检查的判读和结果比较时,必须记录和考虑到瞳孔面积或瞳孔直径的因素。

(四)光的颜色

颜色光具有三个主要参数,即色调(波长)、饱和度(纯度)和明度(辐射强度)(详见第五章第一节)。在研制和应用彩色视野计时,采用干涉滤光片或激光产生单色光源,可望使彩色视野检查标准化。

二、视野检查的心理物理学基础

(一)感受野(receptive field)

人类视网膜大约有 1.26 亿个感光细胞,视网膜神经节细胞仅约 120 万个。一个神经节细胞要综合多个感光细胞传来的信息,即一个神经节细胞可接受视网膜一定区域的刺激,该区域称为此神经节细胞的感受野。黄斑中央凹处只有视锥细胞,视锥细胞、双极细胞与神经节细胞呈 1∶1∶1 对应,每个视锥细胞只与一个双极细胞相联系,而这个双极细胞又只与一个神经节细胞相联系,感受野较小,因此其分辨力较高;而视网膜周边部多个视杆细胞的信息传递给一个双极细胞,而多个双极细胞的信息又传递给一个神经节细胞,其感受野较大,光敏感度较高,但分辨力较低。相邻的感受野之间有一定的相互重叠,视网膜全部感受野的总和即构成了该眼的视野(详见第八章)。

(二)差别光阈值(differential light threshold)

视网膜的光敏感度可通过差别光阈值(差别阈)来测量,其心理物理学定义为:在恒定背景亮度下,刺激光标(光斑)的可见率为 50% 时,该刺激光强度与背景光强度的差值即差别光阈值(光敏感度)。如果用不同刺激强度的光标在某检查点反复多次呈现,弱刺激光标总是不可见(可见率<5%),而强刺激光标总是可见(可见率>95%),如某一光标被察觉的机会为 50%,该光标的差别阈即为该检查位点的阈值。视野检查中,光标的可见性取决于光标的亮度、面积、颜色、呈现时间、呈现方式(动态或静态)以及背景照度。光标越亮、面积越大、呈现时间越长、与背景光亮度之间对比度越大,其刺激强度越大,可见性越高。差别光阈值越小,其视网膜光敏感度越高。

(三)光阈值的波动性

在一次视野检查中,对相同点做多次差别光阈值测定,多次结果的离散称为短期波动(short-term fluctuation,SF)。短期波动是评价和定义局部视野缺损的基础,即任何局部光敏感度下降值需大于短期波动才有意义。一般正常人 SF 为 1~2dB。青光眼在确切暗点出现

笔记

以前,该部位可首先表现为差别光阈值的离散,即 SF 的增加。影响 SF 的主要因素有测定光阈值的方法、视网膜光敏感度、被检者的合作情况,以及假阳性与假阴性反应率等。

由于不同时间视觉系统生理反应状态有一定差异,以及学习效应、被检者精神状态和眼压波动等影响,不同时间所测得的差别光阈值也有差别,两次结果的不一致称为长期波动(long-term fluctuation,LF)。

三、视野检查的解剖学基础

要掌握视野检查结果对各种疾病的诊断,首先需要了解形成视野,并与之一一对应的视路神经纤维解剖学特点,各类疾病的视野改变与这些特点密切相关,特征性的视野改变对于定位诊断尤为重要。

视网膜感光细胞接受外界光线刺激,形成的视觉信息,通过双极细胞、神经节细胞、视神经、视交叉、视束、视放射传到视皮质,形成视觉。视网膜上每一个点在视野上都有一相对应位置,例如黄斑中心凹相对应于中心固视点,而周边部视网膜则与周边视野相对应。通过眼的屈光系统物像投射至对侧视网膜并形成倒像,因此鼻侧视网膜“看见”的物体位于颞侧视野,而上方视网膜“看见”的物体则位于下方视野。同理位于视盘颞下部的损害(如视盘局部“切迹”)表现为鼻上方视野缺损,而位于颞上方视网膜的病变(如出血、视网膜脱离)则表现为鼻下方视野缺损。

视网膜神经纤维大致可分为三个部分:①乳斑束(papillomacular fibers),起源于黄斑部,呈直线状进入视盘颞侧;②上下方弓形神经纤维,来自黄斑颞侧及上下方,分别从颞侧水平合缝上下方呈弧形绕过黄斑,进入视盘上下极,其弧形纤维在视野上投射于上下 Bjerrum 区和鼻侧周边部,这些区域是青光眼视野缺损的好发部位;③鼻侧放射状神经纤维,起源于视网膜鼻上、鼻下象限,呈放射状进入视盘鼻侧。视网膜神经纤维特定的分布特点要追溯到胚眼的发育过程。在胚胎早期,黄斑中心凹位于眼底颞侧周边部,所有神经纤维均呈放射状分布,随着胚眼的发育,黄斑中心凹逐渐向眼底后极部迁移,致使黄斑颞侧形成一条无血管、无神经跨越的解剖学空隙,这就是水平合缝,同时使黄斑颞侧及上下方神经纤维由放射状走行移行为乳斑束上下的弓形走向(图 7-1～图 7-3)。

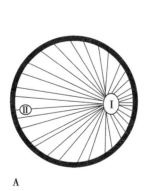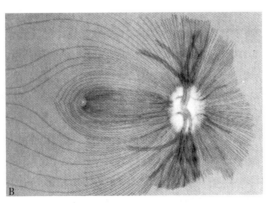

图 7-1　视网膜神经纤维分布示意图
A. 胚眼(Ⅰ:视盘,Ⅱ:黄斑区)　B. 成人眼

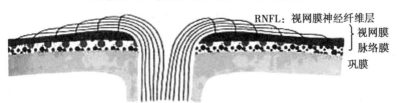

图 7-2　视网膜神经纤维层分布示意图

所有的视网膜神经纤维均汇聚于视盘,并从此出眼。起源远离视盘的较长轴突位于视网膜较深处,而在视盘区也处于周边位置。

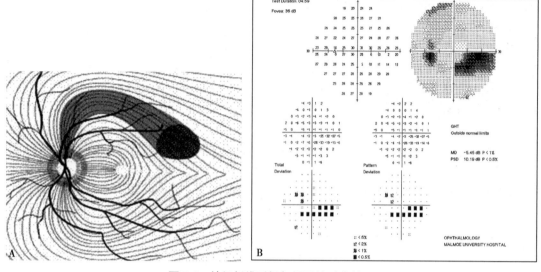

图 7-3　神经纤维受损与视野的对应关系
A. 颞上方视网膜受损　B. 其对应的上方弓形纤维束损害,形成相应的下方鼻侧弓形暗点

距黄斑鼻侧 3～4mm 处,视网膜上的所有神经纤维在视神经乳头处集中,呈束状通过巩膜筛板,向后穿出眼球形成视神经。视神经距眼球后约 1.5cm,离开视网膜中央血管,黄斑纤维逐渐移至其轴心部位,保持了视网膜中颞 - 鼻、上 - 下的对应关系(图 7-4A、B)。视神经全长约 50mm,可分为球内段、眶内段、管内段和颅内段。视网膜大量的神经元传递了黄斑信息,乳斑束占视神经横断面 1/4,以维持敏锐的中心视功能,同时这部分神经纤维也较易受损。视神经出眼球后即被覆三层与颅内三层脑膜相连续的鞘膜,经过视神经管进入颅内,三层膜间隙分别与颅内硬膜下腔和蛛网膜下腔相通,颅内脑脊液可以直达视神经筛板的盲端处,颅内压增高时由此可产生视盘水肿。

两侧的视神经在蝶鞍上方半交叉,形成视交叉,即视网膜颞侧纤维保持原路径不交叉进入同侧视束,而鼻侧纤维交叉至对侧视束,乳斑束也呈现半交叉状态。视交叉的下方为脑垂体,上方为第三脑室前端,两侧为颈内动脉和后交通动脉,上前方为大脑前动脉和前交通动脉,外下方为海绵窦和窦内的神经血管,后方有灰结节和由灰结节发出的漏斗及乳头体。因此,此处病损产生的视野因部位不同而各异,可出现单侧偏盲、象限盲或双颞侧偏盲等。

视束起源于视交叉后部,来自双眼左半视网膜的神经纤维形成左侧视束,来自双眼右半视网膜的神经纤维形成右侧视束。其向后绕过大脑脚止于外侧膝状体,行程中分别毗邻灰结节、大脑脚、大脑后动脉、侧脑室下角、内囊、豆状核、锥体束以及颞叶的海马回等重要脑部结构。在到达丘脑后外侧时,瞳孔对光反射传入纤维改道四叠体上丘臂终止于中脑顶盖前核。在视束较长的行程中,相邻结构的病损诸如内囊出血等,均可能累及视束而出现偏盲视野改变(图 7-4C)。

视束向后终止于基底节的外侧膝状体,灵长类的外侧膝状体向内旋转 90°,使视网膜上半部纤维转向内侧,下半部纤维位于外侧,黄斑纤维居其背侧和中央,视网膜周围纤维位于腹侧,而鼻侧最边缘部分纤维(即投射为单眼视野中颞侧新月的纤维),止于外侧膝状体腹侧最下边的狭窄小区中(图 7-4D)。

笔记

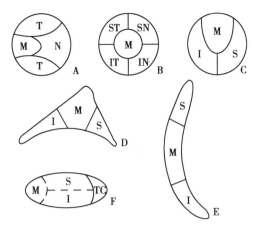

图 7-4 视路各部分结构横断面神经纤维的走行分布图

M 黄斑纤维　T 颞侧纤维　N 鼻侧纤维　S 上方纤维　I 下方纤维　ST 颞上纤维　SN 鼻上纤维 IT 颞下纤维　IN 鼻下纤维　TC 单眼颞侧新月

A. 视神经前段，鼻上下方纤维及颞上下方纤维分别位于视神经的内上下方和外上下方，黄斑纤维被挤在颞侧　B. 视神经出球后约 1.5cm，黄斑纤维渐移至轴心部位，颞侧纤维也转移到颞侧上、下方，保持了视网膜中颞 - 鼻、上 - 下的对应关系　C. 视束中，视网膜下方纤维位于腹内侧，上方纤维位于腹外侧，其中交叉纤维靠腹侧，不交叉纤维靠背侧。来自对侧视网膜鼻侧外周部位的不成对纤维居腹面狭窄区。黄斑纤维由中央渐移至背部　D. 外侧膝状体中，黄斑纤维居其背侧和中央，视网膜周围纤维位于外侧膝状体的腹侧，上方纤维位于内侧，而下方纤维位于外侧　E. 视放射中，视网膜上方纤维位于上方，视网膜下方纤维位于下方，中间是黄斑纤维　F. 枕叶视皮质中，视放射上分纤维止于距状裂的上唇楔叶，下分纤维止于距状裂的下唇舌回，黄斑纤维投射到枕尖相当大一部分视皮质，视网膜鼻侧分最边缘部分神经纤维位于视皮质的最前方内侧缘，即颞侧新月

　　外侧膝状体内换元后的节后神经纤维离开后，其纤维排列旋转复位，即视网膜上部纤维走行于视路上方，下部纤维走行于下方。此时交叉纤维与不交叉纤维混在一起，呈扇状散开形成视放射，通过内囊和豆状核的后下方，于内囊后肢与内囊的其他感觉纤维并行，其上、中、下三组神经纤维，分别对应于下方、黄斑部和上方的视野（图 7-4E）。视放射的下方纤维还弯曲绕过侧脑室下角形成著名的 Meyer 襻，在行程中与内囊的感觉、运动纤维毗邻，内囊病变常常引起双眼同侧上象限性偏盲以及对侧偏瘫、偏身感觉障碍的典型"三偏"症状，具有重要的临床意义。

　　枕叶视皮质中，视放射投射到枕叶后部内侧面的纹状区，即 Brodmann 第 17 区，有严格的视网膜对应区。视放射上分纤维止于距状裂的上唇楔叶（代表两眼同侧视网膜的上象限，即视野的下象限），下分纤维止于下唇舌回（代表双眼同侧视网膜的下象限，即视野的上象限），黄斑纤维投射到枕尖相当大面积的皮质，视网膜鼻侧最边缘部分纤维投射到视皮质最前方的内侧缘。后视路和视皮质的损害常常累及双眼视野，但双眼视野并没有完全重叠，其颞侧约有 30° 范围是单眼视觉，即前述视网膜鼻侧最边缘部分纤维，对应双眼重叠视野以外的颞侧新月视野区（图 7-4F）。另外，视皮质的血供主要来自大脑后动脉的距状裂动脉，但在枕极外侧面还有大脑中动脉与大脑后动脉的吻合支供应，形成了特殊的双重血供，这可能是枕叶病变的同侧偏盲病人视野内的中央注视区保留 3° 左右的视觉功能区的原因，称为黄斑回避。

　　而对于青光眼这一类堪称累及"全视路"的疾病，主要的损害还是源自于视盘筛板处的神经纤维，产生特征性的纤维束性视野损害。这是因为：①由于乳斑束神经纤维占据了视盘颞侧大部，位于视盘上下极的弧形神经纤维较鼻侧放射状神经纤维密度更高且更为拥挤，血供也相对较差，这可能是青光眼较易损害弧形神经纤维，导致 Bjerrum 区和鼻侧周边部视

野缺损的原因之一；②起源于周边部的视网膜神经纤维走行于神经纤维层深层（靠近脉络膜），进入视盘周边部，而起源于后极部的视网膜神经纤维走行于神经纤维层表层（靠近玻璃体），进入视盘中心部，后者在视盘表面行程较长，视盘缺血性损害更易累及这些纤维，这亦可能是青光眼中心视野较易受损的原因；③视盘上下极筛板孔较大，局部结缔组织相对较水平极稀疏，在病理性高眼压作用下，较易受压变形，从而可能选择性损害通过视盘上下极的弓形神经纤维；④由于乳斑束神经纤维较多，在视盘上分布较广不易完全受损所致；而视盘鼻侧神经纤维相对稀疏，且有较大血管出入，一定程度上营养和支撑了该部神经纤维，使其对高眼压损害有了一定耐受性；视盘在水平两极筛板孔较小，结缔组织相对致密，使得黄斑部和鼻侧纤维对高眼压机械性损伤耐受性相对较高，所以在青光眼晚期可能还残留中心注视区和颞侧视功能，而形成管状视野及颞侧视岛。

四、视野检查的基本原理

临床上通常检查单眼视野，即在固视状态下，于均匀照明的背景上动态或静态呈现一定刺激强度的光标以测定差别光阈值，从而判断是否有视野缺损。

（一）动态视野检查

用同一刺激强度光标从某一不可见区，如视野周边部不可见区向中心可见区移动以探查不可见区与可见区分界点的方法称为动态视野检查（kinetic perimetry）。描绘所有同一阈值的相邻位点的连线即该光标的等视线（isopter）。等视线外不能看见（阈下刺激），等视线上刚好可见（阈值），而等视线内属于阈上刺激，此范围内每个位点上该光标均应被看见。所以，等视线即一光标可见区与不可见区的分界线（图7-5）。

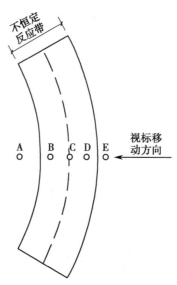

图7-5　动态等视线测定
A. 处视标可见率100%　B. 处视标可见率50%～100%
C. 处视标可见率50%（阈值等视线）　D. 处视标可见率
0%～50%　E. 处视标不可见

（二）静态阈值检查

在视野范围内某点上，静态地呈现一光标，若该光标刺激强度很弱，受检眼不可见（可见率为0），该光标为阈下刺激；如所呈现光标刺激强度足够大，受检眼总是可见（可见率100%），该光标属超阈刺激；在两刺激之间，有一可见率为50%的光标即阈值刺激。静态阈值检查法就是通过在视野某一点从阈下刺激逐渐增加不动光标的刺激强度以探测刚可被受检眼看

笔记

见的光标来代表该视野点的光敏感度或光阈值（50%可见性）。检查中，首先呈现一个估计受检眼可见的阈上刺激，在被检者反应证实看见光标后，光标刺激强度以4dB递减至受检眼看不见，然后又以2dB递增至受检眼第一次看见，即可检出该位点光阈值。视野中某点的光阈值增高可能预示该位点视野出现缺损。而dB值越高，被检者敏感度越高，所需刺激光强度低（图7-6）。

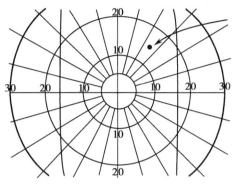

图7-6 静态阈值检查法

（三）阈上值静点检查

在某一光标的等视线范围内，该光标属超阈刺激，超阈值的光标更易被看见，若在一等视线范围内某处看不见理应可见的超阈值光标，则可能存在异常（压陷或暗点）。

第二节 正 常 视 野

一、正常视野的概念

（一）定义

当正常眼（单眼或双眼）固视所能看见的空间范围称为正常视野。其包括两个含义：①视野的绝对边界达到一定范围：正常单眼视野外界一般为上方60°，下方75°，鼻侧60°，颞侧为100°；由于眼眶和鼻梁的影响，视野的外界略呈不规则的椭圆形；②全视野范围内各部位光敏感度正常，即除生理盲点外，正常视野内不应出现光敏感度下降区或暗点。正常视野敏感度以中心固视点最高，向外周随偏心度增加而光敏感度逐渐下降。

（二）视岛（island of vision）

Traquair曾将视野描绘为一个三维空间的视岛，视岛的面积代表视野的范围，海拔高度代表光敏感度。视网膜上每一点在视岛上都有相对应的位置，与黄斑中心凹相对应的固视点光敏感度最高，构成视岛的顶峰；而与周边部视网膜相对应的周边视野光敏感度较低，构成海拔较低的视岛周边部，生理盲点则在视岛颞侧形成一个垂直深洞。从视岛的任意经线作一垂直剖切，即可得到一张二维剖面图，剖面图垂直轴代表视敏度，水平轴上各点代表该经线上的不同偏心度（图7-7，图7-8）。

（三）等视线（isopter）

视岛上任一点的垂直高度即该点视敏度，同一视敏度各点，即同一垂直高度各点的连线称为视岛的等高线，即视野学上的等视线。在视岛上因不同偏心度敏感度不同，可测绘出多条大小不同的等视线圈。正常视岛旁中央部坡度较平缓，等视线间距较大；而视岛周边部尤其是鼻侧周边部坡度较陡峭，等视线间距较为拥挤（图7-7，图7-8）。静态视野检查

二维码7-1
动画 正常
视野和病理
性视野

笔记

中的数字打印图数字化显示了视岛的轮廓,而灰度图则以不同等级灰度水平直观显示视野的概况。

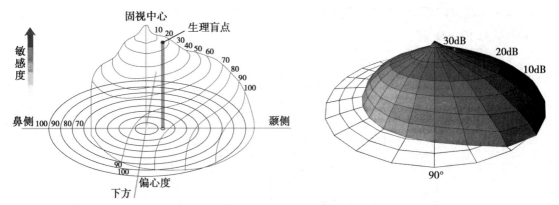

图 7-7 右眼正常视岛示意图

视野范围在颞侧超过 90°,而其他方向则要小些。视岛高度代表敏感度,它在固视点最高但向周边逐渐降低。绝大多数临床诊断性视野检测仅在中心 30° 范围进行

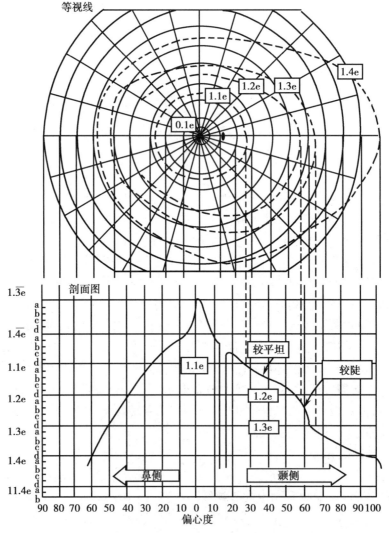

图 7-8 视岛的二维剖面图

（四）生理盲点（physiological blind spot）

视盘在视野颞侧旁中心区形成一个恒定的绝对暗点，即生理盲点。其中心距固视点颞侧 15.5°，水平径线下 1.5°。围绕绝对暗点与视盘周围视网膜相对应的是相对暗点，该部位视网膜敏感性较低。在一定条件下，所用光标刺激强度越小，测出的生理盲点就越大。

（五）正常视野的对称性

正常人双眼等视线大小大致相等，形态基本一致，中心视野平均光敏感度也基本对称。以固视点为中心，水平径线和垂直径线将视野分为四个象限，鼻侧、颞侧视网膜分别与颞侧和鼻侧视野对应，而上、下视网膜则分别与下、上方视野相对应。

二、影响视野的生理、心理因素

视野检查是一种心理物理学检查，它必将受到多种因素的影响，其中包括：受检眼明适应或暗适应的状态、瞳孔大小、屈光状态、固视能力、上睑位置，被检者年龄、文化程度、注意力集中程度、合作程度、平均反应时间和全身一般健康状况，以及检查的持续时间等等。除了被检者主观因素外，我们在检查时要注意：①多数视野计背景照明标准为 31.5asb（10.0cd/m²），接近普通办公室照明，每次检查时受检眼应充分适应视野计这一背景照明亮度，让视锥细胞和视杆细胞分别在某种敏感状态下接受光刺激；②瞳孔过小，进入眼内的光量减少，实际视网膜照明亦减少，但瞳孔过大又会增加晶状体的像差效应，减少景深，影响视网膜成像的质量，所以视野检查时要求瞳孔直径 > 2.5mm，但不能过大；③与中心视野比较，周边视网膜有更好的空间积累效应，在检查 30° 以外视野时，未矫正的屈光不正对检查结果影响较小；而中心 30° 范围视野检查，特别是运用小光标检查时，应常规矫正被检者的各种屈光不正；④良好的固视是完成视野检查的必要条件，固视不良者，对视野检查结果精确性影响甚大。

第三节　视野检查的方法

一、常用视野计

目前视野计种类繁多，仅自动视野计就有数 10 种，这里仅就目前最常用的几种视野计作一简介。

（一）Goldmann 视野计

是一种半球形投射视野计，半球内面为均匀白色背景，刺激为投射在均匀照明背景上的光标。其背景照明、光标（刺激物）大小、亮度、检查距离均标准化，并可通过望远镜监视受检眼的固视情况。Goldmann 视野计对于中心视野和周边视野检查都适用，目前主要用于动态等视线的检查和阈上值静点检查。

二维码 7-2
视频　常规
视野检查过
程

（二）Amsler 方格

主要用于中心大约 10° 范围视野检查，标准的 Amsler 方格为黑色背景上均匀描绘的白色正方格线条，每个方格边长 5mm，在检查距离为 28～30cm 时，每个方格相当于 1° 视野。Amsler 方格对检查黄斑区功能极有价值。

（三）自动视野计

以 Humphrey 和 Octopus 两型为常用，其仍是基于类似 Goldmann 视野计的检查原理，不论动态还是静态，不论周边还是中心视野都可检测，其最大的特点在于利用计算机不同特色的统计分析软件自动分析检测结果，为视野师和临床医师的视野结果判读及分析，提供了更为精确而标准的依据。

笔记

二、视野检查法

（一）面对面视野检查法（confrontation method）

卧床、儿童或智力低下的被检者，面对面视野检查法可很快测试和了解其视野的大概情况。令被检者用手掌遮盖非受检眼，被检眼注视检查者对侧眼，或受检眼注视检查者的鼻尖，相距 1m 左右，检查者直接观察受检眼的固视情况，并在二人之间从周边向中央移动视标（棉签、手指、点光源等），通过比较被检者和检查者自己的视野，初步判断病人的视野情况。

（二）动态及静态视野检查法

是临床上常用的两种方法，具体如下：

1. 动态视野检查法（kinetic perimetry） 用同一刺激强度光标从视野周边部的不可见区向中心可见区移动，以探查不可见区与可见区分界点（等视线）的方法，称为动态视野检查法。该检查主要用于测绘等视线和暗点范围（暗点等视线）。暗点等视线与一般等视线不同之处在于，前者包围的是某光标不被看见的区域，而后者包围的是某光标可看见的区域。

2. 静态视野检查法（static perimetry） 在视野某位点上，静态呈现一光标，若该光标刺激强度很弱，受检眼不可见（可见率＜5%），该光标强度为阈下刺激；如所呈现光标刺激强度足够大，受检眼总是可见（可见率＞95%），该光标强度属阈上刺激。两个刺激之间，有一可见率为 50% 的光标强度即阈值刺激。静态阈值检查法就是通过在视野某一位点，从阈下刺激逐渐增加不动光标的刺激强度，以探测刚可被受检眼看见的光标，来代表该视野位点的光敏感度或差别光阈值。目前自动视野计测定差别光阈值的方法有：①极限法；②阶梯法（详见第三章第二节）。

3. 阈上值静点检查法（superthreshold static perimetry） 正常人阈上值光标在其等视线内任何一点均应看见（生理盲点除外），若某点看不见，则可能存在暗点。因此在某一视野范围内，用阈上值光标静态呈现来探查暗点的方法就是阈上值静点检查法。该检测光标刺激强度是根据年龄相关法则和视岛偏心补偿法则，定出期望阈值，并在此基础上增加 6dB 进行检测的，同时还根据阈值相关法考虑了个体受检眼视网膜的敏感水平等。

三、自动视野计程序选择及结果分析

（一）自动视野计的检测程序及策略

Humphrey 视野计检测程序有筛选、阈值和自动筛检三种。筛选程序有九种，其中 Armaly 中心 84 个点、Armaly 全视野 98 个点、RKPW 15～20 个点三种模式可供青光眼检测用。阈值检测有中心 30-1、30-2、24-1、24-2、10-2、黄斑阈值、周边 30/60-1、30/60-2 共八套标准程序，另外还有颞侧新月以及供神经系统疾病检测用的其他程序。Humphrey 视野计部分型号还配有动态检测程序，可作周边视野的等视线图。Octopus 视野计是半球形投射式自动视野计，其检查分析软件与 Humphrey 视野计基本相同。

（二）结果分析

以 Humphrey 视野计为例，其视野结果图上有被检者的一般资料，例如姓名、年龄、检测时间、使用的光标大小、颜色、背景光亮度、生理盲点、监测光标大小、检测所耗时间、检测时被检者所用矫正镜片度数等（图 7-9）。

1. 单点定性筛选分析 在筛选程序中用于阈上值的检测，用一种符号代表"看见"，另一种符号代表"没有看见"。该图形可给临床医师对被检者的视野情况有一个初步印象，但无法判断视野损害的深度，仅是一个初步参考。如果用半定量方法检测，所采用的符号就可用来表示哪一个位点是正常，哪一个位点是相对缺损，而哪一个是绝对缺损。

2. 数字定量打印 阈值检测程序中，将每个检测点所得实际敏感度，以 dB 值在相应位

笔记

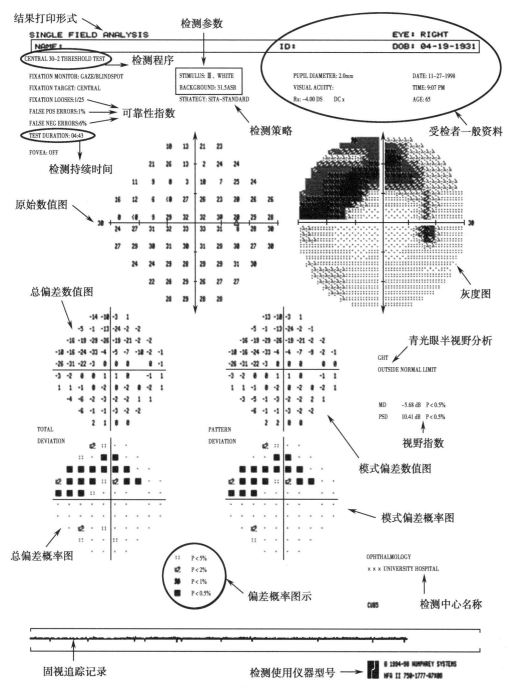

图 7-9 Humphrey 视野计的 STATPAC 单视野分析图示例

置上打印出来,同时将所得的敏感度与该年龄组相同位点的正常敏感度值下限比较后,得出缺损深度打印出来。

3. 灰度图 按照视野检测的每一位点敏感度结果(以 dB 表示),将 dB 值以不同的灰阶来表示,灰度与 dB 的折算标记在视野图的下方。dB 值越大,则灰度越浅,表明该区域敏感度越高;dB 值越小,则灰度越深,表明该区域敏感度越低(图 7-10)。

4. 概率统计分析图 这是自动视野计所独有的,通过系统自带的统计软件,视野计所给出的概率图,可直观帮助分析视野检查结果。缺损的可能性越大,用越深的符号表示。目前的视野图包括总偏差概率图(total deviation probability maps)和模式偏差概率图(pattern deviation probability maps)组成。

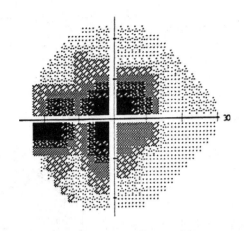

SYM									
ASB	.8 ‾ .1	2.5 ‾ 1	8 ‾ 3.2	25 ‾ 10	79 ‾ 32	251 ‾ 100	794 ‾ 316	2512 ‾ 1000	7943 ‾ 3162	≥ 10000
DB	41 ‾ 50	36 ‾ 40	31 ‾ 35	26 ‾ 30	21 ‾ 25	16 ‾ 20	11 ‾ 15	6 ‾ 10	1 ‾ 5	≤0

图 7-10　灰度图示例
上图是灰度图结果,下图是视野计打印输出的灰度及与其对应的亮度(asb)
值和分贝(dB)值

5. 可靠性分析　自动视野计的测量过程完全依赖病人的反应,在检测过程中应监测视野的质量,即假阳性率、假阴性率和固视丢失率,将此心理物理学特点在一定程度上量化,用来判断检查结果的真实性。

(1)阳性捕捉实验(假阳性率,false positive):为了避免由于变换投射位置产生的机械声响,以及病人习惯于刺激点出现的节律而造成的一种预感,自动视野计有比例的出现无光点刺激的机械声,若被检者有应答即假阳性反应。这种情况一般发生在紧张、焦虑或不理解检查过程以及不合作的被检者,其视野特征为灰度图中出现异常明亮甚或完全白色的斑块。若重新指导被检者,而假阳性反应仍很高(Humphrey 视野计规定正常假阳性率 <33%),解释结果时需谨慎。

(2)阴性捕捉实验(假阴性率,false negative):此实验用于检测被检者的自控能力和注意力水平,在已建立了阈值的区域呈现一个最亮的光刺激,如病人不能回答,反映其注意力分散,假阴性率高(≥33%)则结果中的视网膜光敏感度往往偏低,视野可重复性也大大降低,其结果的诊断价值有限。

(3)固视丢失率(fixation loss,FL):盲点监测是将光点成比例随机地投射到生理盲点区,如果被检者回答次数超过一定的限度(Humphrey 视野计规定正常固视丢失率 <20%),可能提示被检者注意力分散或是根本没有中心注视功能,结果分析时也要慎重。

6. 视野指数　通过视野指数等定量的指标加以分析,判断视野正常与否,缺损属弥漫性还是局限性等。主要有以下四个指数:

(1)平均光敏感度(mean sensitivity,MS):为受检区各检查点光敏感度的算术平均值,反映视网膜的平均光敏感性。

(2)平均缺损(mean defect,MD):为受检眼光敏感度与同年龄正常人光敏感度之差,反映全视网膜光敏感度有无下降及下降的程度,其受局限性视野缺损的影响较小。

(3)短期波动(short-term fluctuation,SF):是一次性视野检查光阈值出现的离散度,由此估计结果是否可靠,初估实际阈值范围,有些眼病如青光眼在早期可表现为短期波动的增高。正常 SF 为 1~2dB。

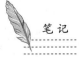

笔记

（4）矫正丢失方差（corrected loss variance，CLV）：为判断有无局限性缺损的指标，正常或有弥漫性视野压陷者，矫正丢失方差在 0 上下波动，而局限性视野缺损 CLV 会增加。

7. 视野基线与随访 有些被检者需要定期随访，进行一系列视野监测，这就需要制订一定的视野基线。首次视野检查并不一定是最佳基线，由于学习效应，初次与再次检查的结果之间可能差异较大，如果两次结果相当，即可作为基线，否则应作第三次检查，后两次结果一致或多次结果的合并均值成为日后复查的基线。

在随访中，为使结果有更好的可比性，检查方法最好相同，同一视野计、同一程序，以及相同的瞳孔大小和矫正镜等。如复查结果与基线比较有所变化，应短期内再次复查视野以证实，可重复的结果才能得出正确的结论。

随访时，可将各检查结果逐个直观地进行粗略的比较和评价，或运用自动视野计中的比较分析软件，自动将结果与过去的基线进行"点对点"比较。一般打印结果为负值表示恶化，正值表示好转。当然还要结合基线 dB 值考虑：基线敏感度正常的点，其下降 5dB 即有意义，表示该位点的敏感度可能存在异常；而基线敏感度已有异常的点，再下降 8～10dB 都可能仅是生理波动。

第四节 异 常 视 野

一、视野缺损的常见形式

视野缺损有多种形式，与整个视路的神经纤维走行，以及病变的位置等密切相关，损害部位不同，表现形式也不一样，因此视野缺损的类型有重要的定位诊断意义。各种疾病视野改变特征不同，一定要结合临床具体分析，才能做出正确诊断（图 7-11）。

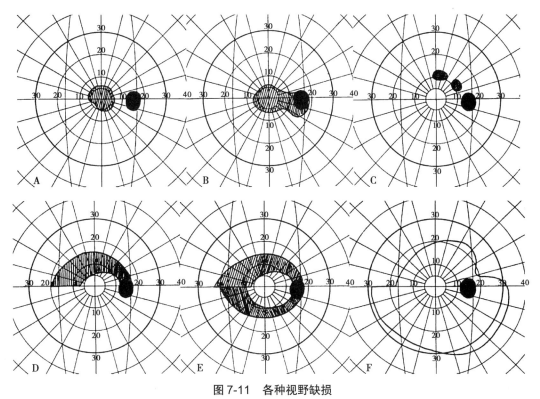

图 7-11 各种视野缺损
A. 中心暗点 B. 盲中心暗点 C. 旁中心暗点 D. 弓形暗点 E. 环形暗点 F. 局限性等视线压陷

笔记

（一）暗点（scotoma）

1. 中心暗点（central scotoma）　位于中央固视区的暗点，同时伴有中心视力的减退，多是由黄斑区受损或乳斑束神经纤维受损所致。

2. 哑铃状暗点（dumbbell scotoma）　即盲中心暗点（cecocentral scotoma），位于中央固视区的暗点，与生理盲点相连接呈哑铃状，可能是乳斑束受损所致，可见于青光眼的视野损害，有时亦见于烟酒中毒的病人。

3. 鼻侧阶梯（nasal step）　此为颞侧水平合缝处视网膜神经纤维束受损的特殊表现，鼻侧水平径线处上下方的视野损害不一致，发生错位或缺损深度不一致，这是青光眼早期视野改变的典型表现，在其早期诊断和普查中具有重要意义。

4. 旁中央暗点（pericentral scotoma）　位于中心视野5°～25°的Bjerrum区内，向生理盲点上方或下方延伸的暗点，其直径大于5°，在自动视野计上表现为相邻几个位点的缺损，其深度大于5dB。一般最早出现在颞侧近生理盲点的上方，不与生理盲点相连，而后发展逐渐相连，近窄远宽，这是由神经纤维弓形走行所决定。多见于青光眼早期。

5. 弓形暗点（arcuate scotoma）　位于固视点上方或下方，即Bjerrum区，与生理盲点相连，并向周边呈弧形扩展，鼻侧宽于颞侧，此为青光眼视野的典型神经纤维束性损害的特征，有时视交叉或视盘病变以及血压下降也可引起。

6. 环形暗点（ring scotoma）　上下弓形暗点环绕中央固视区在鼻侧周边水平合缝相连接形成，即环绕上下Bjerrum区，常见于青光眼视野缺损。由于水平合缝上、下方对该病的损害敏感性可能不同，在视野鼻侧水平径线处下部常略宽于上部，表现为阶梯状，进一步发展将导致残留中心管状视野，有时仅留颞侧新月形视岛，成为青光眼晚期典型视野改变。

（二）局限性缺损（local defect）

1. 颞侧扇形缺损　其表现为在颞侧视野中出现尖端指向生理盲点的扇形或楔形视野缺损，可能是青光眼的早期视野改变。

2. 象限性缺损（quadrant defect）　又称象限性偏盲，即视野缺损占据一个象限，多见于视交叉以上的视路损害。

3. 偏盲性视野改变　视野缺损一半称为偏盲，多为直切的左右偏盲，也可为横切的上下偏盲。偏盲可分为同向（右侧或左侧）或异向（双颞侧或双鼻侧）偏盲、双眼一致性或不一致性偏盲。盲区的边缘可直线垂直通过注视点，把视野分为两半，常见于视交叉及其以上的占位性病变或颅脑损害。双眼偏盲越一致，说明病变越靠近后视路。

另外，偏盲的视野中，视路疾病还会出现以下几个特殊的视野缺损：①黄斑回避：如前所述，若病变位于枕叶视中枢中前段，偏盲也可避开中央固视区，即在中央保留3°左右的视野，称为黄斑回避；②黄斑分裂：视放射以下的病变，偏盲也将累及黄斑中心注视区，称为黄斑分裂，常见于视束病变；③颞侧新月缺损：视网膜鼻侧最周边部的神经纤维最终投射于视皮质最前缘的内侧面，该区局部的损害可引起对侧眼单眼的视野缺损，即颞侧新月缺损；④新月回避：由于上述部位的视皮质太边缘，常常在一侧枕叶病变中免于受损，因此视野会出现双眼同向偏盲伴有对侧眼颞侧的新月回避。

（三）视野向心性收缩和管状视野（tubular visual field）

整个视野的周边出现相对或绝对的缺损，并有向心性发展的趋势。向心性视野收缩分为功能性和器质性，前者见于癔症，后者见于视网膜色素变性、球后视神经炎、视神经萎缩、晚期青光眼及双眼同向偏盲之后等。视野向心性收缩的结果到晚期可仅剩一个管状视野改变，俗称"管窥"视野。

（四）普遍敏感度下降（generalsensitivityreduction）

整个视野呈现较低的敏感性，通常是与正常视野阈值进行比较而得，常常采用MD来

笔记

分析。Humphrey 视野计的 GHT 分析可自动提示是否有普遍敏感度下降；而双眼间相对应位点阈值若相差 2～3dB 应该引起注意；还可与上一次视野进行比较。此最常见于青光眼或者屈光间质混浊。

（五）生理盲点扩大（enlargement of physiologicalblindness spot）

生理盲点纵径大于 9.5°，横径大于 7.5°，应考虑生理盲点扩大，一般是各方向均扩大，有时仅向上下方作翼状突出。此常见于视盘水肿、视盘视网膜炎、青光眼、视盘边缘有髓神经纤维、高度近视眼视盘周围脉络膜视网膜萎缩等。

二、青光眼视野缺损

（一）青光眼视野改变的特点

1. 青光眼视野改变的解剖学基础 青光眼视野缺损的基本形式是神经纤维束性视野缺损，这类缺损的形态和发展均遵循视网膜神经纤维的分布特点，这在本章第一节中已有详述，在此不再展开。

2. 视网膜神经纤维层损害与视野缺损

（1）局限性损害：选择性损害视盘上下极，表现为青光眼杯垂直径扩大，盘沿有切迹，楔形视网膜神经纤维层缺损，典型视野改变表现为鼻侧阶梯或 Bjerrum 区弓形暗点。

（2）弥漫性损害：表现为青光眼杯一致性扩大，弥漫性视网膜神经纤维层变薄，视野损害表现为弥漫性压陷，等视线向心性缩小等。

（3）混合性损害：即上述两种损害形式同时存在，多以某一种损害为主，此较为常见。

青光眼视野损害形式多样，局限性的视野缺损特异性较高，光敏感度弥漫性压陷的敏感性较好而特异性较差。

（二）青光眼的典型视野改变

1. 青光眼视野局限性缺损

（1）旁中央暗点：为最多见的青光眼早期视野缺损，大约占青光眼视野缺损类型的 75%～88%。

（2）鼻侧阶梯：也是较常见的青光眼早期视野缺损，大约占 20%～75%。可出现在一条或多条等视线上的错位或光敏感度不对称。一般错位 >5° 才有病理意义。由于水平合缝上下方视网膜在功能上相互独立，其光敏感度的下降常不等量，且不会跨过水平径线而表现为边界平直；另外，上下方的弓形暗点在鼻侧水平径线汇合时，也常有错位，因此形成了较为独特的鼻侧阶梯。

（3）弓形暗点和环形暗点：完全形成的弓形暗点为颞侧较窄而鼻侧较宽的镰刀状暗点；相对性弓形暗点则有一个或多个致密的核心区；上下方弓形暗点在鼻侧水平径线上互融就形成环形暗点。多数弓形暗点并非起源于生理盲点扩大，而是由 Bjerrum 区的旁中心暗点扩大融合而来。

2. 青光眼晚期视野——管状视野和颞侧视岛 如前所述，由于乳斑束及视网膜鼻侧神经纤维相对较晚受累，晚期青光眼多仅存留中心管状视野，有时合并或仅留颞侧视岛。

3. 青光眼弥漫性视野压陷或普遍敏感度下降 弥漫性压陷是一种常见的青光眼视野改变，也是其视功能损害的一个重要指标。然而许多非青光眼因素，如老年、小瞳孔、屈光间质混浊等也可能引起该现象，因此在青光眼的诊断中需要注意排除上述因素。

4. 青光眼视野缺损的分期与发展 根据动态视野的定性检查，青光眼视野缺损大致可分为早、中、晚三期：早期为旁中心暗点、鼻侧阶梯及颞侧楔形压陷；中期为弓形暗点、环形暗点及鼻侧象限性缺损；晚期残留中心管状视野和（或）颞侧视岛（图 7-12）。

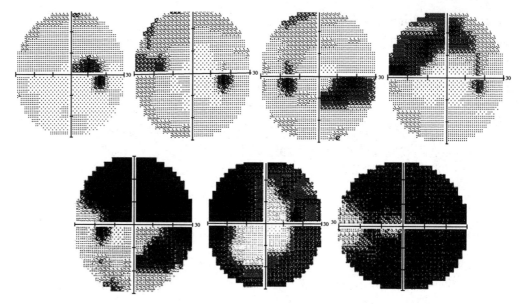

图 7-12　青光眼各期视野缺损

（钟　华　袁援生）

三、视路疾病的病理性视野

视路系统从视神经、视交叉、视反射到视皮质，行经并占据了相当一部分大脑，与中枢神经系统多个结构毗邻，一个正常的视野必须依靠一个完整无损的视路。神经系统的疾病常常可以累及视觉系统尤其是视路，产生典型的眼部症状和体征，而其特异性的视野缺损，常可帮助临床医师做出正确的定位甚至定性的诊断，视野检测也是此类疾病的重要随访工具。而对于一些临床症状不显著，体征不多的所谓"静区"的病变，视野检测显得更为重要。除了处于昏迷、意识模糊或者淡漠状态，每一个能够合作的神经系统疾病病人，都应该进行认真细致的视野检查；对于那些病情不允许进行精确视野检查的病人，应争取用手试对比法粗略地了解其视野情况。临床实践在评价神经系统视野缺损时，十分强调中心 30°内视野的检测；另外，虽然视觉空间正常情况下是由双眼来感受的，但双眼的感受空间在中央大约 180°～200°范围内是有重叠的，只有各眼的最颞侧约 15°～30°的空间没有重叠，因此我们常常将每一眼的视野单独检测，这样可将两眼进行比较，有助于我们发现单眼病变的异常状态。

（一）视路疾病常见视野缺损类型

对于神经系统病变病人的视野检测，其重点在于检测其有无偏盲，而偏盲的形式也是多种多样的，双眼同向性或异向性偏盲，半侧的或象限的，有时甚至只是某一象限同向的垂直性阶梯样缺损（Chamlin 阶梯）；其次，视网膜血管性疾病视野缺损常起源于对应生理盲点的视盘，而视神经疾病缺损多累及对应乳斑束的中心固视点，所以该两点也是检查重点。视路不同部位不同性质的病变，视野缺损也不同。常见的缺损有：①暗点：包括中心暗点、偏盲型中心暗点、象限型暗点、生理盲点扩大等；②视野缩小：包括向心性收缩、管状视野和局限性视野缩小。局限性视野缩小在神经系统疾病的视野改变中十分常见，包括扇形缺损、象限性缺损、偏盲等（彩图 7-13，图 7-14）。

（二）视路各部分常见疾病视野改变

1. 视神经疾病　单侧视神经疾病只产生受累眼的视野缺损。由于视神经所汇聚的视网膜神经纤维（视网膜神经节细胞轴突）最密集的就是来自乳斑束的纤维，故其视野丢失最典

二维码 7-3
动画　不同
视路病变引
起的视野缺
损

笔记

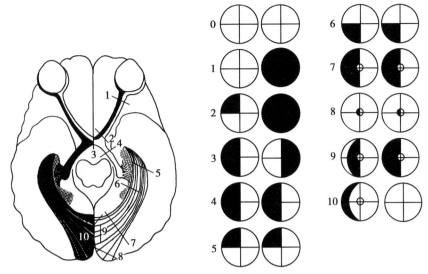

图 7-14 视路系统各节段受损所致视野缺损示意图

0：无损伤，双视野正常

1：右眼视神经横断性伤致右眼视野全盲

2：右眼视神经末端交叉处外侧伤，累及右眼鼻颞侧纤维和左眼鼻下方交叉纤维，致右眼视野全盲和左眼视野颞上象限偏盲

3：视交叉中央伤，累及双眼鼻侧交叉纤维，致双眼异向偏盲（双颞侧异向偏盲）

4：右侧视束伤，累及左眼鼻侧交叉纤维和右眼颞侧未交叉纤维，致双眼同向偏盲（左眼颞侧和右眼鼻侧同向偏盲），伴黄斑分裂

5：右侧视放射下分纤维伤致双眼同向象限性偏盲（左眼颞上和右眼鼻上象限同向偏盲）

6：右侧视放射上分纤维伤致双眼同向象限性偏盲（左眼颞下和右眼鼻下象限同向偏盲）

7：右侧视放射后分贯穿性伤致双眼同向偏盲伴黄斑回避

8：右侧视皮质后极部伤，累及左眼交叉黄斑纤维和右眼未交叉黄斑纤维，致双眼同向黄斑缺损（右眼鼻侧左眼颞侧中心同向偏盲暗点，黄斑分裂）

9：右侧视皮质中部伤，累及除黄斑纤维和左眼鼻侧视网膜周边部纤维的视皮质投射区，致双眼同向偏盲伴黄斑回避和颞侧新月回避

10：右侧视皮质最前端伤，累及左眼鼻侧最周边部不成对纤维，致左眼颞侧新月缺损

型的模式就是乳斑束受损所致的中心暗点，比如视神经炎、烟酒中毒性弱视、抗结核药物所致视神经毒性病变、遗传性视神经病变，以及视神经的机械性压迫等。中央缺损的范围大小是可变的，巨大的中心暗点可导致视力的严重下降；而在标准 30-2 或 24-2 检测程序中，暗点可以很小，以至于光敏感度只是在中心点边缘几处有下降，视力可正常或仅有轻微下降。视神经病变，除了中心暗点等，还可出现旁中心暗点、盲中心暗点（也称哑铃状暗点）、鼻侧阶梯、弓形暗点、颞侧楔形缺损等类似青光眼纤维束性损伤的视野改变，常见于视盘小凹和视盘玻璃膜疣；也有偏盲、周边视野的向心性缩小或象限性的不规则缺损等，晚期视神经萎缩则呈现如青光眼晚期的管状视野。

前部缺血性视神经病变可导致视功能的突然丧失，但不是中心视力的完全丧失，往往这类病人的中心视力中等度下降，但其的视野丢失范围常相当大，其类型多样，最典型的是与生理盲点相连的累及一个象限或一半视野范围的扇形或弧形绝对缺损，多见于下方视野缺损，但不以水平或垂直正中线为界。由于损伤常不累及乳斑束，视野缺损常绕过注视区，故无中心暗点或偶见，视力得以保存。

由于颅内压增高导致的视盘水肿，也会产生相应的视野损害。早期视盘水肿仅产生生理盲点的扩大，长时间的视盘水肿可继发视神经萎缩，应该定期监测视野。另外，生理盲点扩大还常常是视神经乳头结构的一些先天性变异或是其他一些正常变异的表现，如有髓神

笔记

经纤维、视盘发育不全等。

对于外伤、肿瘤或周围炎症对视神经的压迫，视野损害取决于其压迫的部位及程度，如严重的甲状腺相关性眼病可因为眼肌的水肿肥大压迫视神经产生相应视野缺损，此类视野缺损多在病因解除后消失。

2. 视交叉损害　视交叉位于鞍区后上方，可以被附近的脑垂体瘤、颅咽管瘤、蝶鞍上的脑膜瘤，或者来自 Willis 动脉环的动脉瘤等所压迫或侵犯，最常见的是脑垂体瘤，由于常累及中央鼻侧交叉纤维，视野改变多表现为双眼颞侧偏盲，但由于其所在解剖位置的差异，对视交叉压迫的缓急、轻重和部位也各不一，故视野也不尽相同，根据其受累的部位，最常见视野缺损象限的发展顺序一般为颞上→颞下→鼻下→鼻上，临床上观察视力和视野的改变对于此处病变的诊断和疗效的观察随访有重要参考价值（图7-15）。

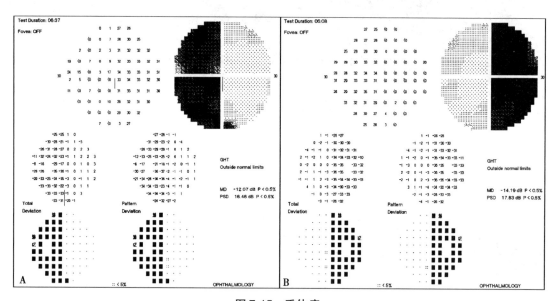

图 7-15　垂体瘤
38 岁女性病人，囊性垂体腺瘤，继发典型的双颞侧偏盲，A 左眼，B 右眼

3. 视交叉后的病变　在视交叉的不全交叉之后，右侧视路包含右眼颞侧纤维和左眼鼻侧纤维，对应了右眼的鼻侧半视野和左眼的颞侧半视野，故携带了来自左半侧的视野信息，而左侧视路纤维则携带右半侧视野信息。视交叉后的中枢神经系统病变可产生较为完整而均匀的双眼同向性偏盲缺损。这种同侧偏盲是不通过垂直中线的，甚至仅影响半侧视野一部分，如偏盲性楔形缺损、四分之一象限缺损或均匀的偏盲性暗点。随着纤维向后行径，其代表的视野空间彼此将靠近，因此对于不完全的同侧偏盲，双眼视野缺损形态越一致，病变位置就越靠近枕叶视中枢的后部。视交叉以上视路病变引起的不同视野改变，具有良好的定位功能。

内囊受损时，可出现病灶对侧的双眼完全一致性同向性偏盲，与对侧偏身感觉障碍和运动障碍合称"三偏征"。颞叶病变累及视放射下部纤维，产生病灶对侧的双眼上象限同侧偏盲，与之相对的是顶叶病变的下象限偏盲。病变如累及枕叶视中枢纹状区中部，病灶对侧视野的一致性同向偏盲可伴有黄斑回避（中心 3° 内视野保留），因为枕叶后极部的黄斑投射纤维有来自大脑中动脉和后动脉的双重血供，不易发生损伤，但病变广泛而严重时，则累及黄斑纤维而不发生黄斑回避。当病变仅累及纹状区最前端，则产生病灶对侧眼的颞侧新月缺损，因为此处对应了对侧眼鼻侧最周边部纤维，并无同侧眼成对的颞侧纤维。病变累及枕尖时，产生病灶对侧的双眼同向偏盲性 3° 内中心暗点，即黄斑分裂；如病变损害一侧楔

笔记

叶或舌回，则表现为病灶对侧双眼同向性下或上象限性视野缺损；双楔叶的病变产生双眼下半视野的水平性偏盲，而双舌回病变则产生双眼上半视野的水平性偏盲（见图7-14）。

4. 中枢性特殊疾病的视野损害 如 Parkinson 病，是黑质纹状体多巴胺通路的功能异常导致一系列的锥体外系统症状，基础研究证实，其与青光眼的神经细胞凋亡机制十分相似，也有基因水平的同源性，该类轻症病人可以完成视野检测者，显示出与青光眼十分相似的视野改变。

四、其他疾病引起的病理性视野改变

（一）视网膜脉络膜病变

视网膜和脉络膜病变引起的视野缺损与病灶位置相对应。

年龄相关性黄斑变性、中心性浆液性脉络膜视网膜病变可产生中心暗点。由糖尿病性视网膜病变引起的视野损害经常是相对而多灶的，其整个视野呈现斑驳样外观。视网膜脱离和视网膜劈裂会导致典型的局部视野缺损，但由于这些缺损通常位于周边视野，在只涉及中心30°视野的常规检测中常常不能被发现。视网膜脱离较典型的损害是引起相对性缺损，而视网膜劈裂自然会产生边界清晰的绝对性缺损。视网膜的退变性疾病，如原发性视网膜色素变性，典型的视野损害是中周部的环形暗点，可进展为管状视野。视网膜血管阻塞性疾病也能导致视野缺损，动脉阻塞的视野是绝对性缺损，而静脉阻塞的视野改变则变异性较大，仅有较小分支静脉阻塞的患眼可能视野完全正常，而中央静脉阻塞则有时可能伴有深而广泛的视野损害。

（二）中毒性病变

烟、乙醇、甲醇、铅、洋地黄、异烟肼、奎宁甚至营养不良等，都可产生中毒性弱视，它们的暗点形态有所不同，常表现为中心暗点和周边视野缩小。例如近年在中枢性癫痫的治疗中常用的药物 Vigabatrin（氨己烯酸，喜宝宁），也可导致明显的视野损害，表现为双眼在固视点外25°～30°范围视野的向心性收缩，以鼻侧为甚，可保留不同程度的颞侧视岛。此类视野缺损可在用药后逐渐出现，并随用药逐步加重，停药后缺损常保留不消失，视野检测应作为此类用药的常规监测项目之一。

五、视野的功能性改变

视野明显异常，而目前的诊断技术尚不能发现相应器质性病变时，称为功能性视野改变，在考虑此诊断以前，必须仔细而全面的检查以排除其他器质性疾病。

1. 癔症（hysteria） 癔症病人表现为视野改变不具解剖学基础，多变换不定，常为双眼性。其常见形式有"螺旋状"视野、"星形"视野、颠倒性视野、圆筒状或管状视野。

2. 伪盲（simulated blindness） 伪盲或伪弱视病人常因某种目的而伪装视力丧失或视野缺损，而临床上检查除有视力减退外，外眼及眼底均不能查及视力减退的客观依据。最常见的伪盲性视野"缺损"为视野向心性缩小或边界陡峭的管状视野，可借助其他电生理技术进行鉴别。

3. 自主神经官能症 严重或迁延性自主神经官能症可引起继发性血管舒缩异常，导致组织水肿转变为器质性病变，产生视野功能紊乱，如周期性偏头痛和血管性神经官能症等。

（马 嘉 袁援生）

7-4

二维码 7-4
扫一扫，测一测

参 考 文 献

1. Johnson CA，Wall M，Thompson HS. A history of perimetry and visual field testing. Optom Vis Sci, 2011, 88（1）: E8-15.

笔记

2. Anderson DR，Patella VM. Automated static perimetry. 2nd Edition. St Louis：Mosby，1999.

3. Barton JJS，Benatar M. Field of Vision: A Manual and Atlas of Perimetry. Totowa：Humana Press，2003.

4. 袁援生，钟华. 现代临床视野检测. 第2版. 北京：人民卫生出版社，2015.

5. Bruce BB，Newman NJ. Functional visual loss. Neurol Clin，2010，28（3）：789-802.

笔记

第 八 章

视觉的视网膜机制

本章学习要点

- 掌握：视网膜神经元的分类及各类的形态和生理学特点和感受野特征；视网膜的主要突触类型。
- 熟悉：视网膜突触结构的基本特点；光感受器的光电转换。
- 了解：视网膜信号的环路调控。

关键词 视网膜 神经信号 感受野 光感受器 光电转换 色觉

视网膜属于感觉神经系统中视觉外周感受器的一部分，在视觉信号的产生和信息加工、编码中起重要的作用。本章将介绍视网膜的细胞和突触结构，光感受器中的视觉换能，视网膜神经元的电活动以及信号传递机制。

第一节 神经细胞及其信号

神经系统（中枢和外周神经系统）的主要组成单元是神经细胞（神经元）。一个典型的神经元具有三种主要组分：细胞体（cell body）、树突（dendrite）和轴突（axon）（图8-1）。细胞体包含细胞核和其他细胞器。树突是由细胞体伸出的一些树枝状的细小分支，通常接收来自其他神经元的信号。树突表面长出的一些小的突起称为树突棘（dendritic spine），数目不等，它们的大小、形态数量与神经元发育和功能有关。当神经元活动较为频繁时，树突棘的数量和形状会发生相应的变化，是神经元可塑性研究的重要方面。轴突是自细胞体伸出的细长突起，神经元信号经此传递给其他神经元。许多神经元的轴突包有髓磷脂组成的鞘膜即髓鞘（myelin sheath），但视网膜中的神经元轴突通常并无髓鞘。并非所有神经元均具有树突和轴突，例如，在视网膜中，光感受器就没有明显的树突，无长突细胞则没有轴突。

神经元轴突的终末部位在另一个神经元的树突和胞体上形成突触。突触有化学突触（chemical synapse）和电突触（electrical synapse）之分。化学突触由化学物质（递质）介导神经元间的信号传递，是神经系统中最常见的突触类型（见图8-1）。上游神经元的轴突终末形成突触前成分，它释放递质（transmitter），这些递质以扩散的方式通过突触间隙，与另一神经元（下游神经元）的树突或胞体上的突触后膜上的受体（特异的蛋白质分子）相互作用，引起突触后膜神经元内部发生一系列变化，从而实现信号在神经元之间的传递。受体可分成两大类：离子型受体（ionotropic receptor）和代谢型受体（metabotropic receptor）。递质和离子型受体结合后可直接改变突触后神经元膜的通透性，与代谢型受体结合则通过一系列生化反应调制突触后神经元活动。递质可分为兴奋性和抑制性的。典型的兴奋性递质，如乙酰胆碱、谷氨酸等，使突触后神经元中正电荷增加，细胞的膜电位变得比静息时更正（去

笔记

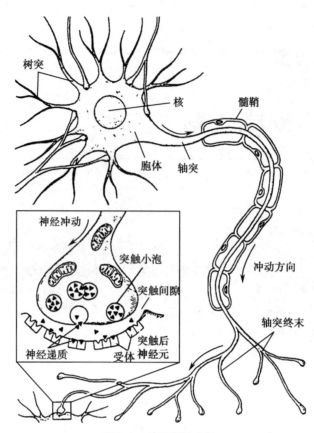

图 8-1　神经元及突触

神经元的主要组分分为胞体、轴突和树突。神经元轴突终末与其他神经元的
树突或胞体形成突触。插入图为突触部位的放大,显示突触的基本结构

极化),更接近动作电位的阈值;典型的抑制性递质,如 γ- 氨基丁酸(GABA)和甘氨酸等,使突触后神经元中负电荷增加,膜电位变得更负,更偏离动作电位的阈值(超极化)。

此外,在神经系统中还存在直接由电介导的突触(电突触,缝隙连接)。在这些突触部位,神经元的电信号直接在细胞间扩布,而无需化学递质的参与。

神经信号在神经系统中的传播主要以电的形式。神经元产生电信号的基础是各种离子受细胞膜两侧浓度梯度和电位梯度的驱动所作的跨膜运动。按其性质,神经元的电信号可分为两类:分级电位(graded potential)和动作电位(action potential)。分级电位的特点是时程较慢,其幅度随刺激强度的增强而增大,即以调幅的方式编码信息。分级电位产生于感受器(如光感受器)和神经元的树突。分级电位随传播距离的增加而逐渐衰减,因此其主要功能是在短距离内传输信号。在视网膜中,分级电位是传输信号的主要形式。动作电位即通常所谓的神经冲动,或称锋电位。若因刺激或其他因素使得神经细胞膜去极化达到一个临界的水平(阈值),则产生瞬变的动作电位并沿其轴突传导,如视神经。动作电位的一个重要特征是,它以"全"或"无"(all or none)的方式产生,即膜电位的去极化幅度未达到阈值时没有动作电位产生;一旦达到阈值,动作电位产生;随着刺激强度的增加,动作电位幅度不变,只是频率增加,即以调频的方式传递信息。由于是呈脉冲的方式,动作电位在传导的过程中并不衰减,这种方式适合长距离传播信号,在神经系统中,传递距离超过 1mm 以上的所有信号均以这种方式来传播。离子进出细胞作跨膜运动主要经由离子通道实现。离子通道是一种跨膜蛋白,其开放和关闭有特殊的门控机制。按门控机制的不同可分为两大类:电压门控通道和配体门控通道。前者启闭程度依赖于膜电位,主要与动作电位的发生、传递有关;后者由某种特殊的化学物质(配体)控制其启闭,主要参与神经信号经突触的传递。

笔记

　　在神经系统中还有为数众多的神经胶质细胞，这些细胞无轴突和树突，也不直接与神经细胞相连接成突触关系。视网膜神经胶质细胞主要起对神经元起支持和营养的作用，并使不同的神经轴突彼此隔离。近年的研究表明，神经胶质细胞膜上有表达多种神经递质的受体和转运体，通过感受神经递质的作用和摄取递质，参与神经信息的加工和处理。

　　在神经生理中的一个重要概念——"感受野"，在视觉研究中有着特殊的意义。感受野（receptive field）这一术语，最初由 Sherrington 用来描述中枢神经系统的反射作用，之后 Hartline 将此引入视觉系统。对视觉系统而言，一个神经元的感受野可定义为视网膜某一特定区域，在该区域上的光照可以不同的方式影响该神经元的活动。光感受器的感受野特点是在光照射视网膜某一点时才有反应，其后面的神经元则接受一个区域的信号，它们感受的视网膜的范围明显增大。如有的水平细胞甚至对光照视网膜的任何部位都有反应，这表明不同空间部位光感受器信号的汇聚。特别重要的是，双极细胞的感受野呈现一定的空间构型。有些细胞在光照感受野中心时发生去极化，而在光照外周区时反应的极性发生了运转——超极化；另一些细胞的反应形式正好相反；水平细胞在这种中心 - 外周拮抗型的感受野的形式中起了重要的作用。神经节细胞和外侧膝状体都是同心圆式的感受野，初级视皮层是由简单、复杂、超复杂神经细胞对视觉刺激的特殊反应，反映了视信息处理的不同水平，在每一水平，细胞所"看"到的要比更低的水平更多一些，越是高层次的细胞具有越高的信息抽提能力。

第二节　视网膜神经元及其突触的结构与功能

一、视网膜的基本结构

　　脊椎动物视网膜神经细胞结构的基本模式是相似的。人视网膜垂直切片的显微照片显示各类细胞分层清楚，排列有序（见图 2-3），这是视网膜细胞结构的显著特点。首先需要指出的是，视网膜中唯一对光敏感的细胞（光感受器）处于其靠近脉络膜的一侧，而其信号输出神经元——神经节细胞则在其靠近玻璃体一侧。这就是说，光在经过眼球的光学介质（角膜、晶状体、玻璃体）后要通过其他各层神经细胞，才最后到达光感受器。这种倒转的视网膜是所有脊椎动物的共同特点，这是因为视网膜是从神经外胚层发育而来：在发育过程中，外胚层内陷，其内侧面分化为神经节细胞等，而外侧面分化为光感受器等。由于神经细胞的透明度很高，对外界物体在光感受器上成像的清晰度并没有明显的影响。与其位置相应，视网膜的光感受器一侧由脉络膜血管提供营养，而其神经节细胞一侧由视网膜中央动脉供血。

　　在人和绝大多数脊椎动物，光感受器按其细胞外段呈杆形或锥形，可分为视杆细胞和视锥细胞（见图 4-1），统称视细胞。视杆和视锥细胞在形成上的区别，也主要在外段的外形不同，所含感光色素也不同。视杆细胞外段呈长杆状，视锥细胞外段呈圆锥状。两种感光细胞都通过终末和双极细胞层内的双极细胞发生突触联系。视杆细胞和视锥细胞在视网膜的不同区域分布不同。在不少种属的动物，视网膜的中心区富有视锥细胞，空间分辨力最高，通常呈圆形（如人、猴、猫、鸟），在有些动物（如兔、地松鼠等），则呈水平的带状。在人的视网膜，视锥细胞富集的区域直径约 1mm，因有叶黄素的沉着，呈黄色，故称黄斑（macula）区。黄斑色素的深浅因人而异。在黄斑部位视网膜呈凹陷，谓之中心凹（fovea），只含有视锥细胞。在这一区域，视锥细胞细长，密度最高，且其余各层神经细胞移向旁侧，这种结构特点显然有助于改善视网膜成像的清晰度和提高空间分辨能力。

笔记

二、视网膜的主要神经元类型

图 8-2 显示视网膜主要的神经元的形态及细胞间连接的基本模式。视杆细胞和视锥细胞均分化为外段和内段，外段包含视色素，内段包含各种细胞器，并延续至其突触终末。水平细胞（horizontal cell）胞体位于内核层远端，其众多的突起沿水平方向在外丛状层伸展，与光感受器终末形成突触联系。双极细胞（bipolar cells）是连接视细胞和神经节细胞的纵向联络神经元，胞体位于内核层中部，外侧的树突伸入外网层，与光感受器的终末形成突触；内侧的轴突伸入内丛状层，与无长突细胞、神经节细胞形成突触联系。无长突细胞（amacrine cell）的胞体靠近内核层内端，其特点是没有轴突，有众多的树突在内丛状层横向广泛分布，与双极细胞和神经节细胞均有突触联系。神经节细胞经突触接收双极细胞和无长突细胞的输入，其轴突即为视神经纤维，在低等脊椎动物终止在视顶盖，在哺乳动物则终止在丘脑的外侧膝状体。

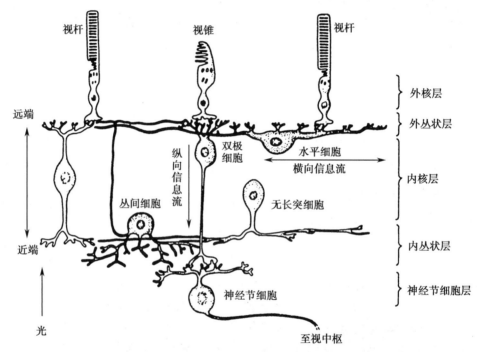

图 8-2 视网膜的主要神经元类型及其相互连接的模式图
纵向信息流系从光感受器→双极细胞→神经节细胞。横向信息流存在于两个层次，在外、内层
视网膜分别经水平细胞和无长突细胞实现

在有关教科书中，视网膜的神经元通常被描述为以上五种主要类型。实际上，从 20 世纪 70 年代起，人们逐渐确定了一种新的神经元类型，定名为丛间细胞（interplexiform cell）。这种细胞的胞体位于内核层的内缘，与无长突细胞的胞体相交混，其特点是在内、外丛状层均有突起广泛伸展，它的细胞体位于双极细胞层和节细胞层之间，但突起却伸到感光细胞层和双极细胞层。

三、视网膜的基本突触结构

在视网膜中，神经元间的通讯主要经由化学突触实现。在外丛状层，光感受器与双极细胞、水平细胞形成特有的带型突触（ribbon synapse），其特征是光感受器突触终末内陷，在其突触前膜有一条电子致密的小杆，其周围排列着突触小泡（vesicle）。在终末内陷区，与突触前相对的并置着三个突起(三联体,triad),居中的常是双极细胞的树突,而两个水平细胞的突起则在突触带的两侧。这种排列显然有利于这三种细胞间的相互作用。此外,水平细胞和双极细胞可形成与神经系统其他部分的化学突触相似的突触(彩图8-3)。

内丛状层比外丛状层更厚,单位面积的突触数更多,种类更加繁多。在双极细胞与无长突细胞、神经节细胞间也为带型突触,与外丛状层有所不同的是,其突触后通常是两个突起(二联体)。这两个突触后成分有几种可能的组合形式:一个神经节细胞树突和一个无长突细胞突起;两个无长突细胞突起;在少数情况下也可以是两个神经节细胞突起。无长突细胞所形成的突触则有两种形式,即串行性突触和交互性突触。在无长突细胞之间的突触是串行性的,即几个细胞(A、B、C)之间连续地(A→B→C)形成常型突触。在无长突细胞与双极细胞之间则形成交互性突触,即两者之间互为突触前和突触后,即无长突细胞(A)作为突触后神经元接收来自双极细胞(B)的信号,而A的同一突起又作为突触前成分与B形成突触,这种突触形式可以实施信号的反馈(即从无长突细胞至双极细胞),有助于完成局部信号的整合(详见本章第五节)。

丛间细胞的突触结构颇具特点:在外丛状层,其突起在水平细胞、双极细胞上形成突触,均是突触前成分;在内丛状层,丛间细胞主要是作为突触后成分接收无长突细胞的信号,偶尔可见在无长突细胞或双极细胞上形成突触。简言之,所有对丛间细胞的输入均在内丛状层,其输出则主要在外丛状层,因此,它为视网膜的信息传递提供了一条逆向的离心性调制通路。

综上所述,从视网膜的突触结构来看,信号传递的直接通路是光感受器→双极细胞→神经节细胞,而水平细胞、无长突细胞和丛间细胞这三种细胞均为中间神经元,参与局部环路的组成:水平细胞和无长突细胞分别在视网膜的外层和内层,横向对信号的直接通路进行调制。网间细胞把传至视网膜内层的信号又反馈至外层。这些特点使视网膜成为一个具有普遍意义的神经网络。

第三节　光感受器和光电转换

一、光感受器及其光化学物质

人和大多数脊椎动物视网膜上的光感受器主要是视杆细胞和视锥细胞,视杆细胞和视锥细胞是视网膜上的第一级神经元,它们分化为外段和内段,光感受器的光化学物质(视色素)就位于外段膜盘中。视杆细胞、视锥细胞外段膜盘精细结构的示意图如图8-4。膜盘由双层脂质组成,它们在发育过程中由光感受器的原生质膜内褶而成。这些膜盘会不断更新,在视网膜色素变性和某些视网膜病变时,外段膜盘的更新可能出现障碍。

人眼视杆细胞的光化学物质为视紫红质(rhodopsin),其光谱吸收峰在 500nm 左右,视锥细胞的光化学物质有三种,光谱吸收峰分别在 564nm(红敏)、534nm(绿敏)和 420nm(蓝敏)。其中对视杆细胞的视色素视紫红质的研究最为深入,图 8-5A、图 8-5B 显示视紫红质在视杆细胞外段膜盘上的位置。视紫红质由两部分组成:视蛋白和生色基团 - 维生素 A 醛(视黄醛)。在暗视下,视黄醛和视蛋白紧密地镶嵌在一起。由于其分子侧链上存在交替的单键和双键,视黄醛会有各种顺、反构型,在视觉过程中有特别意义的异构体有两种,一种是 11- 顺型,另一种是全反型。视蛋白为具有 7 个跨膜 α- 螺旋结构的跨膜蛋白,其 N 端在膜盘内,C 端在膜盘胞浆一侧(图 8-5B)。视黄醛分子连接在第 7 个螺旋区第 296 号残基的赖氨酸分子上,位于膜的近中心处,其长轴与膜平面平行。在暗视下,视黄醛以 11- 顺型的形式存在,自发地与视蛋白合成为视紫红质。光照射时,11- 顺视黄醛异构化为全反型,视

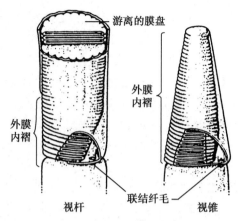

图8-4   视杆和视锥的模式图
显示外段部分的精细结构。其中堆积的膜盘上排列着视色素分子。
膜盘由原生质膜内褶而成。注意视杆细胞的膜盘已与质膜相分离，
而视锥细胞的膜盘仍与质膜相连接

紫红质发生一系列构型变化，历经多种中间产物（中间产物之一是间视紫红质Ⅱ，在光感受器的光电转换过程中起关键作用），最终导致视黄醛与视蛋白分离，视紫红质失去颜色（漂白）。这一过程需要视黄醛在光感受器和色素上皮之间的传递。具体来说，对视紫红质的再循环重要的第一步是视黄醛从全反型转换为11-顺型，而色素上皮可供应这一转换所必需的酶。当视网膜与色素上皮分离后，视色素通常不能再循环。

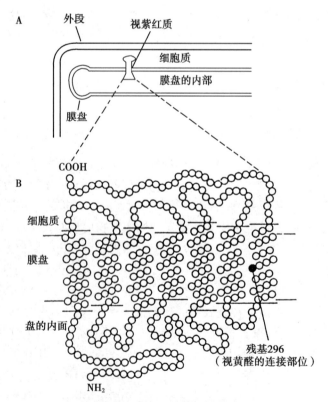

图8-5   视紫红质在视杆外段膜盘上的位置
A. 视紫红质在外段膜盘中的位置   B. 视紫红质结构示意图，它跨膜7次，N端在膜盘内，C端在胞浆的一面，在残基296的赖氨酸分子上连接视黄醛分子

笔记

二、光感受器的光电转换机制

一般感受器对刺激的反应是膜的去极化,一旦去极化达到阈电位时,则产生动作电位。无脊椎动物的光感受器也以此方式对光反应(图 8-6A)。但绝大多数脊椎动物的光感受器对光的反应是膜的超极化,随着刺激光强度的增加,光感受器的反应幅度呈分级型增加,最后渐趋饱和,并不产生动作电位(图 8-6B)。这种分级型超极化电位是脊椎动物光感受器电反应的重要特点。

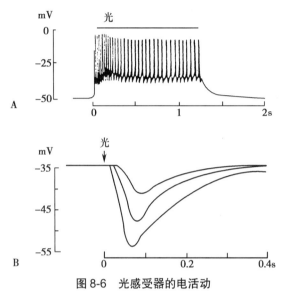

图 8-6 光感受器的电活动

A. 无脊椎动物的对光反应:光照引起膜的去极化,并产生一串动作电位

B. 脊椎动物的对光反应:闪光引起膜的超级化,其幅度随光强而增大,但不产生动作电位

视色素分子受光照射后的异构化如何引起光感受器膜电位的变化(即视觉换能)是一个长期以来人们感兴趣的问题。应用膜片钳技术和分子生物学技术,证明环化鸟苷酸(cGMP)在其中起重要作用。转导蛋白(transducin, Gt)是感光细胞传递信息的 G 蛋白(一大类在细胞跨膜信息传递中发挥重要作用的膜蛋白),由 α、β、γ 三条亚基组成,其主要功能是与间视紫红质Ⅱ偶联,激活磷酸二酯酶(phosphodiesterase, PDE),使 cGMP 水解,从而降低细胞内 cGMP 的浓度。目前,对视觉换能过程已形成了一幅相当清晰的概图,简述如下(图 8-7):在黑暗条件下,几乎所有转导蛋白都与 GDP(二磷酸鸟苷)结合,对 cGMP 磷酸二酯酶活性无影响,外段内 cGMP 保持高浓度,从而使外段膜上由 cGMP 门控的阳离子通道开放,钠离子(以及部分钙离子)经该通道内流(称为暗电流),引起光感受器去极化,钾也同时从内段膜外流,完成电流环路(见图 2-7A)。而光照时,视紫红质构型变化产生间视紫红质Ⅱ,并与转导蛋白结合,转导蛋白上的 α 亚基与 GDP 解离,而与 GTP 结合。与 GTP 结合的 α 亚基与β、γ 亚基分离,转而激活膜上的 PDE,PDE 使 cGMP 水解,从而使外段内 cGMP 浓度下降,钠通道开放数减少,视杆细胞超极化(图 8-7B)。光照后发生的 cGMP 级联反应中的有两次大的增益。首先,激活的单个间视紫红质Ⅱ催化许多转导蛋白分子的 GDP 与 GTP 的交换,从而释放数百个 G 蛋白的 α 亚基。其次,每个 α 亚基激活膜盘的一个 PDE 分子,后者能使胞浆内大量的 cGMP 分子水解,最终导致大量钠通道关闭,总的增益达到 $10^5 \sim 10^6$。这就是视杆细胞具有极高光敏感度的原因(一个光量子就能使一个视杆细胞产生反应),经 G 蛋白偶联导致钠通道关闭的级联反应过程。

笔记

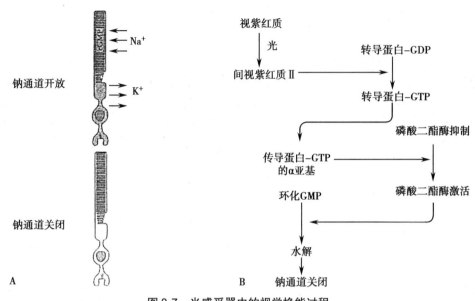

图 8-7   光感受器中的视觉换能过程
A. 在暗视下，外段 cGMP 门控的钠通道开放，光照时钠通道关闭   B. 光照后视紫红质激活
经 G 蛋白偶联导致钠通道关闭的级联反应过程

光感受器通常除了对照射其上的光有反应，对照射其相邻的光感受器时也有微弱的反应，这是因为光感受器之间存在电耦合。一个光感受器的感受野通常比其本身所占据的视网膜区域大。

第四节　视网膜神经元的电反应

一、双极细胞的电反应

在视网膜信号的传递中，双极细胞显示出两个重要功能：一是把视觉信号分流为给光（ON）和撤光（OFF）信号；二是通过其与无长突细胞和神经节细胞的特殊的突触传递方式，把持续型的神经活动转化为瞬变型。

双极细胞的感受野呈中心-周围相拮抗的同心圆式构型，即当用光点照射感受野中心时，细胞呈现一种极性的分级电位，而当用环状光照射感受野周围时，呈现极性相反的分级电位。按其感受野中心对光反应的极性，双极细胞可分为去极化双极细胞和超极化双极细胞。由于去极化双极细胞相应于给光时兴奋，而超极化双极细胞相应于撤光时兴奋，这两类细胞又常称作给光-中心双极细胞（ON-center bipolar cell）和撤光-中心双极细胞（OFF-center bipolar cell）。这两类细胞的典型反应如图 8-8 所示。对于双极细胞来说，覆盖整个感受野中心区和周围区的弥散性光照所引起的电反应幅度通常远低于仅光照感受野中心区的电反应幅度小得多。这种由中心区和周围区组成的拮抗性同心圆式构型，显然有利于对亮度对比（contrast）的察觉。在视通路中，双极细胞是具有这种形式感受野的第一级神经元。

双极细胞的感受野中心的反应，来自光感受器信号所产生的与双极细胞的相互作用，N-甲基-D-天冬氨酸（NMDA）受体参与了这一过程。NMDA 也参与了水平细胞介导双极细胞感受野周围的反应。当在水平细胞中注入电流时，其邻近的双极细胞可以诱发电压变化，其极性与光环照射该双极细胞周围区所引起的反应极性相同；当使用某些药物解除水平细胞间的电耦合后，双极细胞的周围区反应几乎完全消失。

笔记

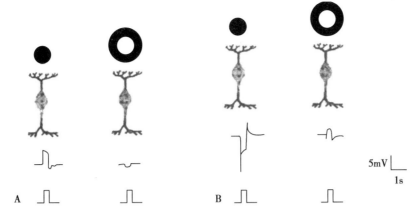

图 8-8　双极细胞的对光反应

A. 给光 - 中心双极细胞的反应：该细胞对圆形光点（直径 0.5mm）呈去极化反应，对光环（内径 0.7mm，外径 4.0mm）呈超级化反应　B. 撤光 - 中心双极细胞的反应：其对光点的反应为超级化，对光环的反应为去极化。两细胞均记录自鲫鱼视网膜。反应下方小方波系光刺激信号

有一部分双极细胞的感受野表现出颜色拮抗的特性。特别是存在一种所谓的双拮抗细胞（double-opponent cell），不仅其中心区和周围区的反应极性相反，而且在感受野的同一区域，其反应极性因波长而异。有一类细胞，其中心区对红光呈超极化，对蓝、绿光呈去极化，而其周围区则对红光呈去极化，对蓝、绿光呈超极化。另一类细胞的反应恰为前者反应的镜像。这进一步表明，色觉信息在视通路中的传递是以拮抗的形式进行的。

二、神经节细胞的电反应

视网膜神经节细胞（retinal ganglion cells，RGCs）是位于视网膜最终段的神经细胞，与中枢神经系统的绝大多数神经元一样，以锋电位（动作电位）的形式对光反应。RGCs 作为视网膜唯一的传出神经元，其轴突将视觉信息以动作电位的形式传至视觉皮层的特定区域。实现这种光 - 电转换和电信号传递的主要机制包括神经细胞膜上离子通道介导的离子跨膜运动、膜电位的变化、配体门控通道的调节以及广泛的突触联系等。主要包括电压门控 K^+ 通道、Na^+ 通道、Ca^{2+} 通道及离子型谷氨酸受体（iGluRs）、代谢型谷氨酸受体（mGluRs）门控通道等。在相当长时间内，对神经节细胞反应的研究主要是应用细胞外记录技术。早在 20 世纪 30 年代，即已发现蛙眼单根视神经纤维显示三类不同形式的反应，一类是 ON 反应，即光照时有反应，且其锋电位频率随光强而增加；第二类是 OFF 反应，这些纤维通常有一定的自发锋电位发放，光照时这些自发放电被抑制，但光关闭时，出现一串放电；第三类是 ON-OFF 反应，即光照开始和撤光时均有反应。每一根纤维均对视网膜的一定区域的光照有反应，该区域即这根纤维的感受野。这是在视觉研究中第一次引进感受野的概念。这一项开创性的工作在视觉研究中具有里程碑式的意义。

在 20 世纪 50 年代对猫的 RGCs 研究进一步表明，这些细胞的感受野，实际上由一个圆形的中心区和同心的环形周围区所组成，即呈中心 - 周围拮抗的构型，保持了双极细胞的感受野构型的基本特点。它们同样可以分成 ON 中心和 OFF 中心两大类，当光照同时覆盖这些细胞感受野的中心和周围区时，两者的反应倾向于彼此抵消。需要说明的是，中心 - 周围拮抗的感受野在神经节细胞上发现在前，在双极细胞上发现在后。图 8-9 示神经节细胞的对光反应及其感受野模式图。

在视知觉中有一种著名的同时对比现象，即当两个明、暗区域相邻时，在暗区界线附近的暗区看起来更暗，而紧邻暗区的明区看起来更亮。中心 - 周围拮抗的感受野构型为同时

对比现象提供了一种神经生理学的解释,这可用图 8-10 的模式来说明。此图中两同心圆表示感受野的中心(斜线)和周围区,兴奋以"+"号表示,抑制以"−"号表示,数字系兴奋或抑制的相对强度。当一条明暗界线落在视网膜上时,神经节细胞的激活状态取决于该界线在其感受野上的位置。对于 ON 中心细胞而言,若界线处于其感受野之外,明的部分同时照射感受野的中心和周围(A),细胞的反应是中心反应(8)和周围反应(−4)的代数和(4)。如果界线恰好落在感受野中心和周围的右侧交界处,如图 B 所示,细胞的反应为最强(5)。若界

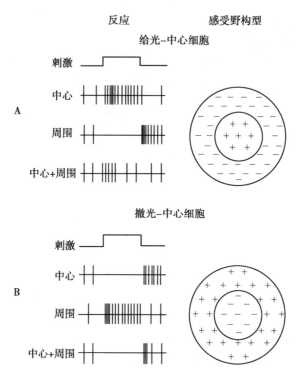

图 8-9　神经节细胞的对光反应及其感受野模式图

A. 给光 - 中心细胞:光点照射在感受野中心时,细胞放电增加,光环照射其周围时,放电被抑制,但撤光时放电增加。用弥散光同时照射中心和周围时,两者的反应倾向于互相抵消。右侧示感受野构型的模式图,"+"表示兴奋,"−"表示抑制　B. 撤光 - 中心细胞:其反应形式与给光 - 中心细胞正相反

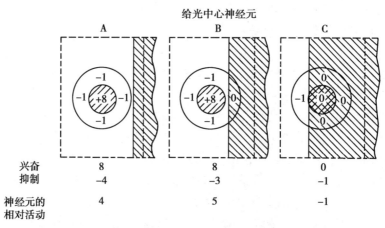

图 8-10　同时对比现象可能的神经机制

A、B、C 表示明暗界线处于给光 - 中心神经元感受野的不同位置时,细胞呈现不同强度的反应。感受野用同心圆表示;斜线区为暗区。下方数字表示该细胞的相对兴奋程度(不考虑自发放电)。当明暗界线与感受野中心和周围的界线相重合时(B),该细胞反应最大

笔记

线处于中心和周围左侧交界处（C），则反应最弱（-1）。对于 OFF 中心细胞而言，情况恰相反，当感受野中心处于界线较暗的一侧时反应最强。

一个神经节细胞感受野的大小取决于它在视网膜中的位置。位于视网膜中央区的感受野中心区要比处于视网膜周边部分的小得多。在明适应条件下，猴视网膜中心凹区的 RGCs 感受野中心所对应的视角只有几分弧度，这显然与中心凹区高的空间分辨力密切相关。

三、水平细胞的电反应

水平细胞的膜电位通常约 -20～-30mV，其对光反应呈现与光感受器反应类似的特征，即反应为分级电位，其幅度随光强而递增，且不产生动作电位。按其对不同波长光刺激的反应极性，通常把水平细胞分为两大类，即对可见光谱内任何波长的光刺激均呈超极化反应的亮度型（L 型）水平细胞和反应的极性随波长而异的色度型（C 型）水平细胞（图 8-11）。这种 C 型水平细胞通常对短波长光刺激为超极化反应，对长波长光刺激为去极化反应。C 型水平细胞的这种反应特性为色觉的拮抗色理论提供了第一个生理学依据。这种拮抗形式的信息编码方式是整个视路传递信息的重要特点。

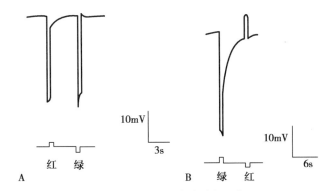

图 8-11　水平细胞的对光反应

A．L 型水平细胞的反应：对红、绿光均为超极化反应　B．C 型水平细胞的反应：该细胞对绿光为超极化反应，对红光为去极化反应。从鲫鱼视网膜作记录，刺激光为直径 8mm 的光点。反应向上表示去极化，向下表示超极化。反应下方的小方波为光刺激信号

水平细胞比光感受器有大得多的感受野，远大于其树突覆盖的范围。以金鱼视网膜的水平细胞为例，其典型的树突覆盖区直径在 30～150μm 之间，而其感受野的直径常为 2～5mm，甚至更大。之所以会有如此大的感受野，是因为在水平细胞的胞体和树突之间广泛存在着低阻抗的缝隙连接，使相邻的细胞在电学上耦合在一起，相邻水平细胞的光反应可因耦合而互相影响。水平细胞间这种电耦合为许多因素所调制，它的改变将影响双极细胞的活动。研究提示，水平细胞在视网膜的外网状层主要与光感受器细胞和双极细胞形成突触联系，接受来自光感受器细胞的兴奋性神经递质谷氨酸、并通过释放抑制性的神经递质 GABA 调制光感受器细胞和双极细胞，对双极细胞和神经节细胞中心 - 周围拮抗的感受野结构中的周边成分形成具有重要作用。同时，水平细胞的胞内钙离子信号对光刺激诱导的膜电位反应和 GABA 递质释放、转运等过程发挥重要作用。

四、无长突细胞的电反应

无长突细胞对光照呈现独特的瞬变型反应（图 8-12），即光照开始时，细胞迅速去极化（ON 反应）；但在光照持续时，则迅速回落到原先的膜电位水平；在光照停止时，出现相似

笔记

的瞬变的去极化反应（OFF 反应）。这些瞬变电位的幅度随刺激光强显示分级的变化。这些 ON、OFF 反应之上常叠加有数个锋电位，这些锋电位与光强无关，并且在连续记录时迅速消失。显然，对于无长突细胞的信号传递，分级电位仍然是主要的方式。无长突细胞也具有较大的均匀感受野（即非中心 - 周围拮抗的结构），这是因为它们的突起在内丛状层广泛分布，在不同细胞间形成串行性突触联系。

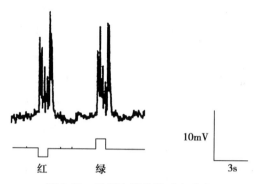

图 8-12　无长突细胞的对光反应

该细胞在光照和撤光时呈现瞬变的去极化反应，注意反应之上叠加有峰电位。系从鲫鱼视网膜记录，圆形弥散光点作为刺激光（直径 8mm）。反应下方的小方波系光刺激信号

无长突细胞是视网膜中第一种产生动作电位的神经元，在与神经节细胞的突触传递中，将持续型分级电位转变为瞬变型动作电位，从而达到对视觉信号的高度抽提，对视觉信号进行时间上的整合。无长突细胞是脊椎动物视网膜的中间神经元，在无长突细胞间存在广泛的串行性突触，在内丛状层的横向信息加工中起着重要的作用。

第五节　视网膜信号的传递和调控

一、视网膜信号的电学传递

神经元之间在电学上的耦合是通过缝隙连接实现的。图 8-13 为缝隙连接结构的模式图。在缝隙连接处，相邻的细胞紧密并置，分隔仅 2～4nm。其特征是，在每侧相邻的细胞膜间分布着呈六角形的颗粒集合，每一颗粒称之为连接子（connexon），它由 6 个蛋白亚基即连接蛋白（connexin）组成，这些亚基围成一圈，圈的直径为 10nm，中央孔直径为 2nm，中央孔提供细胞间小离子和分子流动的直接通道，从而使电流在细胞间直接扩布，分子量小于 1K 的分子可经缝隙连接自由地扩散至相邻的细胞。因此，荧光色素等分子因其有效的扩散可以作为研究细胞间耦合的一项重要工具。

在光感受器之间已证明存在经缝隙连接的电耦合，这包括视杆细胞之间、视锥细胞之间，以及视杆细胞与视锥细胞之间。在视网膜上存在着最广泛的电耦合的是水平细胞。而且，在视网膜胶质细胞包括星形胶质细胞之间、Müller 细胞之间以及星形胶质细胞和 Müller 细胞之间也均存在电耦合，为离子及小分子在胶质细胞之间的扩散提供通道。

视网膜神经元（特别是水平细胞）的电耦合受许多因素调制，这些因素包括多巴胺、cAMP、cGMP、NO 以及光感受器的递质——谷氨酸。由于电耦合与神经元的感受野密切相关，它为视网膜神经元的功能调制提供一种可能的途径。例如，水平细胞向双极细胞感受野的周围提供输入信号；当水平细胞的电耦合消除后，双极细胞感受野的周围信号几乎完全消失。

笔记

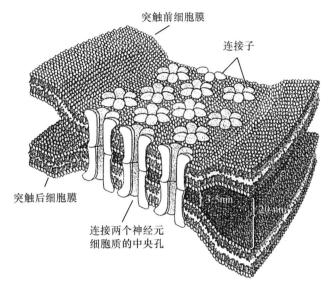

图 8-13　缝隙连接结构的模式图

连接子由 6 个蛋白亚基组成,中央孔提供了细胞间小离子和小
分子流动的直接通道

二、视网膜信号的化学传递

视网膜神经元含有多种递质(transmitter),包括氨基酸类(如谷氨酸、GABA、甘氨酸等),
胺类(如乙酰胆碱、多巴胺等),肽类(如神经紧张素、P 物质等)。其中最主要的兴奋性递质
是谷氨酸,最主要的抑制性递质是 GABA。与中枢神经系统的其他部分不同,视网膜的大
部分神经元在处于静息状态(黑暗中)时释放递质。谷氨酸是视网膜内主要的兴奋性递质,
主要存在于视网膜内光感受器细胞、双极细胞及神经节细胞的神经末梢突触囊泡内,参与
视网膜内从光感受器到双极细胞到神经节细胞的纵向信号传递,它通过直接或间接(经细
胞内信使系统)改变膜通透性来诱发或调制突触后细胞的活动。GABA 是视网膜主要的抑
制性递质,由谷氨酸经谷氨酸脱羧酶脱羧而成,许多水平细胞和无长突细胞以 GABA 为递
质,在外丛状层和内丛状层从横向来调制纵向的信息流。脊椎动物视网膜中,GABA 除了
在视觉形成过程中介导抑制的过程外,在视网膜发育过程中也起到了神经营养的作用。

光感受器仅释放谷氨酸,或经离子型谷氨酸受体(iGluRs)直接改变细胞膜对离子的通
透性,或经代谢型谷氨酸受体(mGluRs)激活细胞内信号通路来调节突触后神经元的活动,
而且水平细胞和无长突细胞释放的抑制性神经递质又对其进行反馈性、交互性调节。光感
受器最主要的突触后神经元是双极细胞,但 ON 和 OFF 型双极细胞对光分别呈去极化和超
极化反应。

双极细胞也主要以谷氨酸为递质,作用于第三级神经元(无长突细胞、神经节细胞),第
三级神经元上通常兼有离子型和代谢型谷氨酸受体,分别实施不同的功能。

水平细胞主要表达离子型谷氨酸受体亚型(AMPA 受体),在谷氨酸的作用下,AMPA
受体通道(非选择性阳离子通道)开放,水平细胞膜处于去极化状态(在暗中,膜电位约为
−20mV)。光照时,因光感受器超极化,谷氨酸释放减少,AMPA 通道关闭,致使水平细胞
超极化。由水平细胞释放的 GABA,可以经光感受器(主要是视锥细胞)终末的 GABA 受
体把视信号反馈至光感受器,也可经双极细胞树突上的 GABA 受体调制后者的活动。研究
发现,钙信号在水平细胞对光刺激的膜电位反应与 GABA 递质释放和转运等过程中也发挥
重要作用。视网膜神经网络的正常活动有赖于谷氨酸、GABA 递质 - 受体系统(以及其他递
质 - 受体系统)活动的动态平衡。

笔记

三、视网膜信号的环路调控

视网膜的信号传递，既有经典的光感受器→双极细胞→神经节细胞的三级神经元的直接通路（见图 8-3），又有水平细胞和无长突细胞参与的横向传递，构成多级神经元的局部环路。

光感受器视锥细胞的信号，直接传递给 ON 型或 OFF 型双极细胞（二级神经元），再传递给 ON 型或 OFF 型神经节细胞（三级神经元）。而光感受器视杆细胞的信号，传递给双极细胞（二级神经元）后，并没有突触连接可将信号直接传递给神经节细胞。视杆 - 双极细胞通路中，有一种含有代谢型谷氨酸受体（mGluRs）的双极细胞（ON 型），通过缝隙连接或化学突触将信号分别传递给甘氨酸能 AⅡ无长突细胞和 GABA 能 A17 无长突细胞，进而传递给神经节细胞（图 8-14）。具体过程是：视杆细胞将信号传递给 ON 型双极细胞，再传给 AⅡ无长突细胞[图 8-14（1）]，AⅡ无长突细胞通过缝隙连接把信号传递给 ON 型视锥双极细胞[图 8-14（2）]，进而传递给 ON 型节细胞[图 8-14（3）]。另一方面，AⅡ无长突细胞通过直接的化学抑制型突触，将视杆细胞的信息传递给 OFF 型视锥双极细胞[图 8-14（4）]，进而传递给 OFF 型节细胞[图 8-14（5）]。AⅡ无长突细胞看来是在视杆细胞为主的哺乳动物中发育出来的，作为原始的视锥细胞→双极细胞→神经节细胞直接通路的补充。视杆细胞的信号传递给 ON 型视杆双极细胞后，还传递给 GABA 能 A17 无长突细胞。A17 无长突细胞收集信号范围远远大于 AⅡ无长突细胞，可以收集视杆双极细胞上千个轴突的信息，并将其放大，然后反馈到 AⅡ无长突细胞，在通过前述的 AⅡ无长突细胞→视锥双极细胞→神经节细胞通路向视中枢传递。现在已知这种 GABA 能的无长突细胞是通过一种新的 GABAc（rho）受体来反馈信息到视杆 - 双极细胞轴突，并由此影响整个视杆系统，但具体机制尚不完全明了。视网膜中这种具有瞬时信号会聚，然后发散功能的视杆通路，显然有利于视网膜在夜间或暗光下广泛地收集并放大光信号。

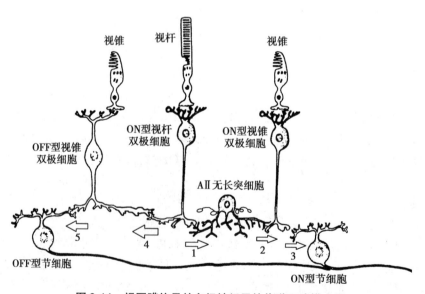

图 8-14   视网膜信号的多极神经元的传递环路模式图

传递环路信息流系视杆细胞→ON 型双极细胞→AⅡ无长突细胞（1）→ON 型视锥双极细胞（2）→ON 型节细胞通路（3）；或视杆细胞→ON 型双极细胞→AⅡ无长突细胞（1）→OFF 型视锥双极细胞（4）→OFF 型节细胞通路（5）。其中 AⅡ无长突细胞通过缝隙连接把视杆的信息传递给 ON 型视锥双极细胞（2），同时通过直接的化学抑制型突触，将视杆的信息传递给 OFF 型视锥双极细胞（4）

笔 记

第六节　色觉的视网膜机制

颜色并不是物体的本来属性,色觉的感受发生在特定的光谱辐射被视觉感光色素吸收,并进入眼睛和大脑复杂的神经回路之中时。有两种著名的色觉理论:三色理论和拮抗色理论。

一、三色理论

最初由英国物理学家 Young 提出,后经 Helmholtz 完善。这种理论认为,在视网膜中可能存在三种分别对红、绿、蓝光敏感的机制,在不同波长光刺激下发生信号,传至大脑,产生色觉。在光感受器水平上,色觉是人眼红锥、绿锥、蓝锥这三种视锥细胞的功能表现,这三种视锥细胞作为光感受器接收颜色信息,把光的电磁能转化为电能并传导下去。在纵向上,视觉信号传递是从光感受器由双极细胞传递到神经节细胞,其间又由水平细胞和无长突细胞介导相互作用,研究已经发现至少 2 种水平细胞和至少 20 种无长突细胞参与色觉信息传递。

二、拮抗色理论

Hering 的拮抗色理论认为,存在四种原色——红、黄、绿、蓝,耦合为两对拮抗过程,即红 - 绿,黄 - 蓝过程,这些拮抗的过程形成了色觉的基础。在三色觉动物,有三种包含不同光谱敏感性视色素的视锥细胞(红敏视锥细胞、绿敏视锥细胞、蓝敏视锥细胞),色觉信号是以红、绿、蓝三种信号进行编码,这三种信号并非通过独立的专线向视中枢传送,而是以拮抗成对的方式进行重新编码。在水平细胞中的 C 型细胞,其对光反应的极性因波长而异,在红光照射时呈去极化反应,而在绿光照射时呈超极化反应(R/G 型),或绿光照射时呈去极化反应,而在蓝光照射时呈超极化反应(G/B 型)。在某些颜色编码的双极细胞,其感受野中心、周围的反应极性均可能因刺激的波长而异。这种颜色拮抗的编码方式在神经节细胞水平表现得特别明显。对双色拮抗细胞,用红光照射感受野中心反应脉冲频率增加,而用绿光照射时,脉冲频率减少,而其感受野周围的反应方式正好相反。视觉中枢的神经元虽然有不同类型的感受野,但其编码色觉信息的基本方式是类似的。

(阴正勤)

二维码 8-1
扫一扫,测一测

参 考 文 献

1. Yang S, Santos MD, Tang CM, et al. A Postsynaptic Role for Short-Term Neuronal Facilitation in Dendritic Spines. Front Cell Neurosci, 2016, 10: 224.

2. Zhong YS, Wang J, Liu WM, et al. Potassium ion channels in retinal ganglion cells(review). Mol Med Rep, 2013, 8(2): 311-319.

3. Sim SL, Szalewski RJ, Johnson LJ, et al. Simultaneous recording of mouseretinalganglioncellsduring epiretinal or subretinalstimulation. Vision Res, 2014, 101: 41-50.

4. Vickers E, Kim MH, Vigh J, et al. Paired-pulse plasticity in the strength and latency of light-evoked lateral inhibition toretinalbipolar cell terminals. J Neurosci, 2012, 32(34): 11688-11699.

5. Koizumi A, Hayashida Y, Kiuchi T, et al. The interdependence and independence ofamacrine cell dendrites: patch-clamp recordings and simulation studies on cultured GABAergicamacrinecells. J Integr Neurosci, 2005, 4(3): 363-80.

6. Armstrong-Gold CE, Rieke F. Bandpass filtering at the rod to second-ordercellsynapse in salamander (Ambystomatigrinum)retina. J Neurosci, 2003, 3(9): 3796-806.

笔记

7. Shaw PX，Fang J，Sang A，et al. Soluble adenylylcyclase is required for retinal ganglion cell and photoreceptor differentiation. Invest Ophthalmol Vis Sci，2016，57（11）：5083-5092.

8. Greb H，Hermann S，Dirks P，et al. Complexity of gap junctions between horizontalcellsof the carpretina. Neuroscience，2016，340：8-22.

9. Kemmler R，Schultz K，Dedek K，et al. Differential regulation of cone calcium signals by different horizontal cell feedback mechanisms in the mouseretina. J Neurosci，2014，34（35）：11826-11843.

10. Perry M，Kinoshita M，Saldi G，et al. Molecular logic behind the three-way stochastic choices that expand butterfly colour vision. Nature，2016，535（7611）：280-284.

笔记

第 九 章

视觉的中枢机制

本章学习要点

- 掌握：皮层的功能柱的概念和分类；视觉假体的概念。
- 熟悉：视皮层的分区和组织结构；视觉中枢各部分的功能特点；视觉假体的分类。
- 了解：视觉中枢的视觉信息处理通路。

关键词　视皮层　皮层的功能柱　人工视觉　人工视网膜

哺乳动物的眼睛具备成像和非成像功能，眼睛的成像视觉功能使动物能看到不同形状、大小、颜色、位置及运动的物体，有利于其寻找食物或避开危险，从而能更好地生存。成像视觉的光感受器为视杆、视锥细胞，它们可将光信号转换为电信号，经双极细胞传递到非感光神经节细胞，神经节细胞的轴突投射到外侧膝状体，交换神经元后投射到视皮层。眼睛的非成像功能主要参与了生物昼夜节律的调节，使动物能将机体内在的生物钟与所处环境的昼夜变化同步，从而能更好地适应环境。非成像视觉的感受器为感光神经节细胞，感光神经节细胞仅占视网膜神经节细胞总数的 1%～2%，其感光色素为黑视素（melanopsin）。感光神经节细胞的轴突组成视网膜下丘脑束，投射到视交叉上核。本章主要讨论成像视觉功能的中枢机制。

第一节　视觉中枢的结构和组成

一、视路的中枢部分

视路（visual pathway）是指从视网膜接受光信号到大脑皮层形成视觉的整个视觉信息传递的通路。包括视网膜、视神经、视交叉、视束、外侧膝状体、视放射和视皮层。其中部分视神经、视交叉、视束、外侧膝状体、视放射和视皮层位于颅内。

视神经、视交叉及视束都是由视网膜神经节细胞的轴突组成。人视交叉呈长方形，是一块 12mm×8mm×4mm 的神经组织，位于蝶鞍上方。在人的视交叉部位，每侧约有 100 万条神经纤维，来自视网膜黄斑鼻侧部分的神经纤维交叉至对侧，来自黄斑颞侧部分的神经纤维则不交叉（动物等级越高，不交叉的纤维越多）。经过视交叉后位置重新排列的一段神经束称为视束，一侧的视束是由来自同侧眼黄斑颞侧部分和对侧眼黄斑鼻侧部分的神经纤维组成，视束长约 4～5cm，开始时视束呈圆形柱状，以后逐渐成为扁圆柱状。

人类外侧膝状体属于间脑的一部分，外观如马鞍状，视路的周围神经元（神经节细胞）在此终止，而中枢神经元则从此开始。每一个外侧膝状体大约有 100 万个膝神经细胞，与视神经和视束内的神经纤维数目大致相同。从外侧膝状体至枕叶皮质间的一段，因神经纤维呈扇形散开,故称为视放射,是由外侧膝状体交换神经元后的神经纤维组成。初级视皮层位于两侧大脑半球枕叶皮质后部内侧,每侧与双眼同侧一半的视网膜相关联:右侧的初级视皮层与右眼颞侧与左眼鼻侧视网膜相关,左侧的初级视皮层与左眼颞侧与右眼鼻侧视网膜相关。初级视皮层(Brodmann area 17 区)进而与次级(Brodmann area 18 区)、高级视觉中枢(Brodmann area 19 区)及更高级的联合区(association region)相互联系,左右侧的视觉中枢经胼胝体也可相互联系。

视路的中枢部分主要是由外侧膝状体和视皮层神经元构成,成像视觉功能的中枢机制将主要由外侧膝状体神经元和视皮层神经元来完成。

二、外侧膝状体的组织结构

两栖类、爬行类和鸟类的外侧膝状体较小,且无纤维传至大脑皮质。哺乳类动物外侧膝状体核(lateral geniculate nucleus, LGN)由背侧部(LGNd)和腹侧部(LGNv)两部分组成,LGNv 是一个小而复杂的结构,从视网膜、上丘、初级视皮层等结构接受输入,其输出不投射至视皮层,而投射至若干也接收视觉输入的皮层下结构,如上丘、顶盖前核等。因视觉的形成主要与背侧部(LGNd)相关,而与腹侧部(LGNv)关系不大,因此本章中所说的外侧膝状体指的是外侧膝状体背侧部。

外侧膝状体(背侧部)在灵长类可分为 6 层,1、2 层位于深层,细胞体积大,被称为大细胞(magnocellular, MC)层,3~6 层细胞体积小,被称为小细胞(parvocellular, PC)层,在每一大细胞层和小细胞层中间都存在一个由更微小的细胞组成的区域,称为微细胞层或 K 细胞(koniocelluar, KC)层(图 9-1)。

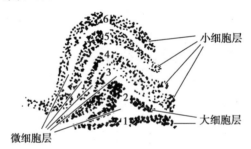

图 9-1　灵长类外侧膝状体分层
(改自 Hendry and Calkins, 1998)

灵长类外膝体的每一层只接受一只眼的输入,猴的 2、3、5 层只接受同侧眼的传入神经纤维,1、4、6 层只接受对侧眼的传入神经纤维。视网膜纤维投射到外侧膝状体各层并有规律地按照一定部位安排,保持双眼视网膜信号分离,因此在外侧膝状体水平不会形成双眼单视,只有到视皮层才能产生双眼单视。

三、视皮层的分区和组织结构

传统意义上的视皮层(visual cortex)是指大脑枕叶的一些皮质区。近年来,视皮层的范围已扩大到顶叶、颞叶和部分额叶在内的许多新皮质区,现已知灵长类与视觉有关的大脑皮质区多达 35 个,所有视区加在一起占大脑新皮质总面积的 55%。由此可见视觉信息处理在整个脑功能中所占有的分量。

现在习惯用序号来命名灵长类皮质内的视觉区(图 9-2)。V1 区(第一视区)位于大脑枕叶后部,接收外侧膝状体的直接输入,因此也被称为初级视皮层,又因其横切面上可看到清晰的条纹,又被称为纹状体皮层(striate cortex)。V2 区(第二视区)和 V3 区(第三视区)围绕着 V1 区,接受 V1 区发出的联络纤维。V1 和 V2 是面积最大的视区。V3A 区(第三视

笔记

区附区）位于 V3 区的前面，V4 区（第四视区）位于后颞下回皮层的后面。V5 又称作中颞区（middle temporal，MT），已进入颞叶范围。颞叶内其他与视觉有关的皮层区还有内上颞区（medial superior temporal，MST），下颞区（inferotemporal，IT），颞 F 区（TF），颞 H 区（TH）。顶叶内有顶枕区（parietooccipital，PO），腹内顶区（ventral intraparietal，VIP），腹后区（ventral posterior，VP）和 7a 区等。

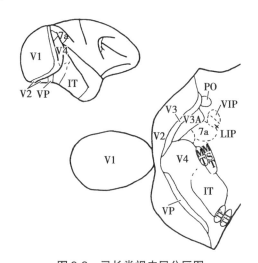

图 9-2　灵长类视皮层分区图

左上图视皮层分区在右侧大脑半球中的位置，右下图为视皮层

各区二维展开平面示意图（改自 Van Essen，1985）

　　视皮层和其他皮质区一样，自皮质表面到白质分成 6 层。在 V1 区，第 4 层又进一步分为 A、B、C 三个亚层，其中的 C 亚层在猴视皮层又进一步分为 4Cα，4Cβ 层（图 9-3）。来自外侧膝状体的纤维终止于 V1 区的第 4 层，其中 4Cα 层只接受外侧膝状体大细胞层的输入，4Cβ 只接受外侧膝状体小细胞层的输入。皮层神经元从形态上分为两种主要类型，即星形细胞（stellate cell）和锥体细胞（pyramidal cell）。锥体细胞的轴突长，深入到白质内；星形细胞的轴突多终止于皮层内。皮层神经元的突起（树突和轴突）主干与皮层表面垂直，树突和轴突的分支则横向分布在不同层次内。不同皮层之间由轴突通过深部的白质进行联系，同一皮层区内由树突或轴突在皮层内的横向分支来联系。

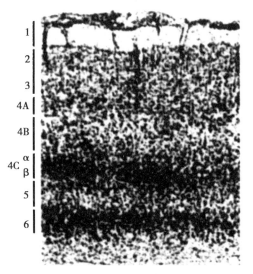

图 9-3　恒河猴 V1 区细胞层次

（改自 Hubel and Wiesel，1972）

　　1978 年，Wong-Riley 发现用细胞色素氧化酶（一种线粒体酶）可将 V1 区染色为斑块状，细胞色素氧化酶染色可反映细胞氧化代谢过程的强弱。在猴 V1 区水平切面上，细胞色素氧化酶可染出密密麻麻的深斑，每一斑为椭圆形，大小为 250μm×150μm，这些斑点排列成行，行与行间距为 350μm，在行内部斑与斑的间距为 550μm。斑点系统在 V1 区内以圆柱体状延伸到整个皮层深度范围，在 2、3 层最为清晰。研究证实 V1 斑点区是颜色敏感神经元集中的区域。与 V1 区不同，细胞色素氧化酶将 V2 区染色为宽的和窄的深色条纹，其间由亮条纹分隔（图 9-4），其中深色窄条纹区与颜色信息处理相关，深色宽条纹区与立体深度信息处理相关，而亮条纹区则可能与形状信息的编码有关。

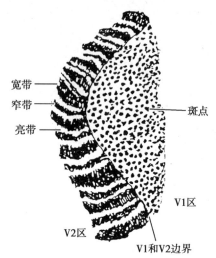

图 9-4　V1/V2 区细胞色素氧化酶染色示意图

V1 区显示为斑点，V2 区显示为深色宽窄带，其间为亮带，这些
带与 V1、V2 边界垂直（改自 Tootell，1983）

第二节　视觉中枢各部分的功能特点

一、外侧膝状体的功能特点

　　视网膜通过视神经投射到视觉中枢的视觉信息中，大约有 80% 的信息会被投射到外侧膝状体。外侧膝状体与丘脑、脑干和视皮层之间存在广泛的神经回路联系。外侧膝状体最主要的投射通路为将编码后的视觉信息投射到初级视皮层 V1 区，这是初级视皮层接受神经投射的主要来源。

（一）外侧膝状体神经元的感受野

　　外侧膝状体神经细胞的感受野特性与视网膜神经节细胞相似，大都具有同心圆式的中心 - 周围拮抗感受野，也分为 ON- 中心和 OFF- 中心神经元。这些细胞仅对一眼（左眼或右眼）的刺激有反应，这显然是因为来自双眼的输入在外侧膝状体保持分离，并不重叠所致。但外侧膝状体神经细胞的反应和神经节细胞也存在一些差异。其感受野的周围对中心的拮抗更加有效，当用弥散光照射时，细胞反应明显减弱。

（二）外侧膝状体神经元的颜色选择性反应

　　外侧膝状体内有相当一部分细胞显示颜色选择性反应，其感受野多为中心 - 周围拮抗构型，与神经节细胞的感受野特性没有显著差别。如 R + G 型（红色中心兴奋，绿色周围抑制）：照射感受野中心的小红点引起细胞放电，而照射感受野周围部分的较大的绿色光环抑制其放电。这种细胞对落在中性或蓝色背景上的小红点有最佳反应。此外，还有不同的颜

笔记

色组合的拮抗类型,如 B + Y 型(蓝色中心兴奋,黄色周围抑制),Y + B 型(黄色中心兴奋, 蓝色周围抑制)等。

二、初级视皮层的功能特点

视觉皮层处理的第一级被称为初级视皮层或 V1 区,它定位于枕叶的正后部,是最大的 一个视觉区域。它接收来自外侧膝状体核的大部分上行投射,负责进行初级的视觉处理。

(一)初级视皮层神经元的感受野

在初级视皮层第 4 层中,有一部分神经元的感受野与外侧膝状体神经元相似,呈中心 - 周围相拮抗的同心圆式。但是大多数神经元的感受野具有完全不同的构型,它们不再具有 同心圆式的感受野,其感受野呈长条形,这就是说,光带才是有效刺激。

按感受野的构型不同,可以把视皮层神经元分为以下几种类型:

1. 简单细胞(simple cell) 图 9-5 显示猫视皮层简单细胞对不同朝向光带的反应。这 种最佳朝向随细胞而异,通常限定的相当严格,顺时针或逆时针地将光带朝向变化 10° 或 20° 即可使反应显著减少或消失。一条与最佳朝向成 90° 的光带几乎引不起任何反应。具有 不同的最佳朝向的细胞数大致相同。

一条有合适朝向的运动光带或暗带对这些细胞常常是一种有效刺激,在许多情况下比 静止的光带更有效。但运动的方向十分重要,具有垂直最佳朝向的细胞可以对垂直光带自 左至右横越其感受野的运动有强反应,但对于同一光带自右至左的运动反应很弱或完全没 有反应。运动的速度有时也很关键,不同的细胞可以对不同的运动速度有最佳反应。

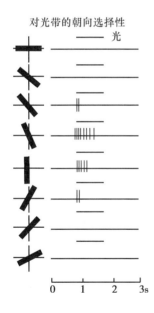

图 9-5 猫视皮层简单细胞对不同朝向光带的反应
左侧显示光带在细胞感受野中的不同朝向,右侧为细 胞反应,该细胞对近似垂直朝向的光带有最佳反应 (引自 Nicholls JG,Martin AR,Wallance BG,From Neuron to Brain. 4th ed. Sunderland,Mass:Sinauer Associates Inc,2001)

2. 复杂细胞(complex cell) 复杂细胞有许多性质与简单细胞相似,它们对特定朝向的 光带或暗带有最佳反应,但是复杂细胞与简单细胞有明显不同的特性:刺激落在感受野中 的相对位置对这种细胞并不重要;落在其感受野之内任何位置的光带刺激,只要朝向不变, 都引起相似程度的反应。

3. 有端点的简单或复杂细胞 简单或复杂细胞的感受野长轴两端不存在抑制区,只要 刺激光带落在感受野范围内,光带越长,反应越强。但在视皮层中还有一类特殊的细胞,它 们不同于通常的简单或复杂细胞,其感受野长轴的一端或两端存在着抑制区,因此,当刺激 光带在其长轴方向超过一定长度后,细胞的反应减弱(图 9-6),对于此类细胞,最佳刺激是 有一定长度的光带,也即具有拐角的图形。

笔记

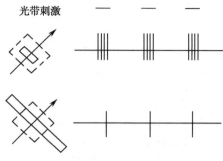

光带刺激

图 9-6   猫视皮层有端点细胞的端点终止反应
（改自 Hubel and Wiesel, 1965）

目前，对皮层神经元不同类型感受野是如何形成的还不十分了解。Hubel 和 Wiesel 提出了一个等级假说（hierarchical hypothesis），认为复杂的感受野是由处于较低层次的简单感受野的有序综合而形成的（图 9-7）。按这一设想，简单细胞的感受野是由许多具有同心圆感受野的外侧膝状体神经细胞汇聚所产生的，这些外侧膝状体神经细胞的感受野在视网膜上排列成一直线，一条通过这些中心的光带使它们强烈兴奋，这一直线的朝向就是它们所汇聚的简单细胞的最佳朝向。当光带作平移进入抑制性周围区时将压抑细胞的兴奋性反应（图 9-7A）。复杂细胞感受野的形成方式相似（图 9-7B）。具有相同最佳（垂直）朝向，但

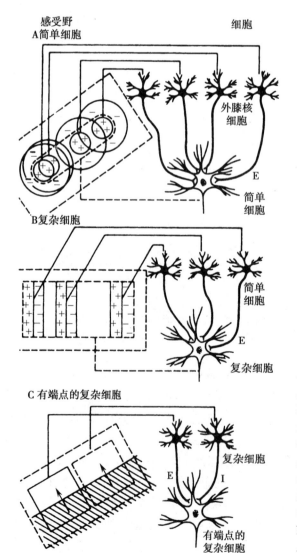

图 9-7   Hubel 和 Wiesel 的等级假说
A. 许多外膝核神经元汇聚至一个简单细胞。外膝核神经元的中心 - 周围拮抗感受野排列成一列，其排列方向即为简单细胞的最佳朝向   B. 许多感受野并列的简单细胞汇聚到一个复杂细胞
C. 两个对倾斜朝向的边缘有最佳反应的复杂细胞将信号传送至有端点的复杂细胞，其中一个是兴奋性的，另一个是抑制性的，使接受信号的细胞产生端点抑制反应。E. 兴奋性；I, 抑制性
（引自 Nicholls JG, Martin AR, Wallance BG, From Neuron to Brain. 4th ed. Sundeland, Mass: Sinauer Associates Inc, 2001）

笔记

位置略有不同的感受野的简单细胞的兴奋性输入汇聚至一个复杂细胞。这样，垂直的边缘不管落在感受野的何处，总会引起其中一个简单细胞的兴奋，从而引起该复杂细胞的反应。对于有端点的复杂细胞，则假设它们同时接收两个有相同感受野朝向的复杂细胞的输入，其中一个是兴奋性的，另一个是抑制性的（图9-7C）。这样，当一条边缘同时覆盖两个感受野时，刺激无效，而限于左侧感受野的一个拐角形的刺激将引起反应。

这一假设本质上把视觉系统对视觉信息的处理看作是一种串行的方式，这在一定程度上无疑是正确的。不仅是感受野，在运动和颜色信息的处理方面，在各自的平行通路中都有着串行等级式的处理，逐步抽提对生命活动有意义的信息。

（二）初级视皮层神经元的特征选择性

视皮层神经元对视觉刺激的各种静态和动态特征都具有高度选择性，研究得最多的有以下几种：方位和（或）方向选择性、空间频率选择性、速度选择性、双眼视差选择性、颜色选择性。

1. 方位和（或）方向选择性　视皮层细胞只有当光带刺激处在适宜的方位角并按一定的方向移动时，才表现出最大兴奋，即具有最佳方位或最佳方向（见图9-6）。

2. 空间频率选择性　空间频率的定义是单位视角内的光栅周期数（周/度）。保持刺激的距离不变，空间频率越高，则表示刺激的光栅越细。视皮层细胞对不同空间频率的光栅刺激敏感性不同，每个视皮层细胞只对特定的空间频率光栅刺激具有最大反应。每个视皮层细胞都有一定的空间频率选择性。在同一皮层区内，不同细胞有不同的空间频率选择性。

3. 速度选择性　视皮层细胞对移动图形的反应比对静止的闪烁图形要强得多。每一个皮层细胞不仅对运动的方向有选择性，而且要求一定的运动速度。只有当刺激图形在适宜的方向上以某一定速度移动时，细胞反应才达到最大。这个速度称为该细胞的"最佳速度"。移动速度高于或低于最佳速度时，反应都会减小。

4. 双眼视差（binocular disparity）选择性　与外侧膝状体神经细胞不同，大部分视皮层细胞接受双眼输入。因此，每一个细胞在左、右视网膜上都有一个感受野，这一对感受野在视网膜上的位置差（相对于注视点）称为"视差"（disparity）。如果左、右感受野与注视点的距离差为零，表示该点正好在注视平面上。Nelson等在猴的实验中用棱镜使两个感受野的中心完全重合（视差为零），这时17区细胞的反应增强，调整棱镜度数使视差向颞侧或鼻侧偏离，都会使细胞放电下降到低于单眼反应水平。可见无论目标位置大于或小于最佳距离，都会显著地抑制皮层细胞活动。

5. 颜色选择性　同视网膜和外侧膝状体神经元一样，皮层细胞也具有颜色选择性。与皮层下的单拮抗式感受野（图9-8A）不同，视皮层细胞的颜色感受野具有双拮抗式结构，例如，对于R-G型（红-绿）感受野来说，其颜色结构可能有两种形式（图9-8B）。其感受野中心

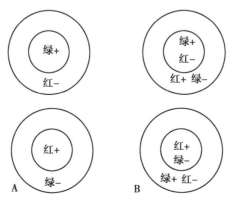

图9-8　颜色感受野模式图
A. 单拮抗式　B. 双拮抗式

可能被绿色输入兴奋,同时能被红色输入抑制,外周被红色输入兴奋,绿色输入抑制(图 9-8B 上图);或者相反,其感受野中心被红色输入兴奋,绿色输入抑制,外周对颜色的反应性质与中心相反(图 9-8B 下图)。因此,双拮抗式感受野通过中心的颜色拮抗能分辨红色和绿色,通过中心与外周之间的相互作用能使红 - 绿对比的边缘得到增强。对于 B-Y 型(蓝 - 黄)感受野,情况也一样。

(三)初级视皮层的功能柱

Hubel 和 Wiesel 用单细胞的微电极记录结合组织学技术,发现许多具有相同视觉功能特性的皮层细胞,在视皮层上按一定的规则(空间上的结构)排列,这种结构称为皮层的功能柱(functional column)。这些功能柱垂直于皮层表面,排列成片层状,与各种特征选择功能对应。他们从 1962 年开始研究,1981 年获得诺贝尔医学和生理学奖。

1. 方位柱(orientation column) 在猴和猫的 17 区和 18 区存在着方位柱结构。Hubel 和 Wiesel 用微电极倾斜地穿刺视皮层,在微电极通路上,依次被记录到的细胞的敏感方位总是很有规律地按顺时针或逆时针方向变化。皮层上每移动 800~1200μm,被记录细胞串的敏感方位大约旋转 180°。然而,在垂直穿刺皮层时,细胞串的敏感方位大致相同。由此可见,方位柱是与皮层表面垂直排列的。后来,用 14C-2- 脱氧葡萄糖(2DG)同位素标记方法,从形态学上直接显示了方位柱在视皮层上的分布情况。指示相同方位柱的标记带之间的宽度为 700~1200μm,正好相当于微电极探测中引起 180° 方位角变化的皮层宽度。

2. 眼优势柱(ocular dominance column) Hubel 和 Wiesel 根据细胞受双眼影响程度的不同,将视皮层细胞分为左眼优势细胞与右眼优势细胞。微电极垂直插入时所记录到的细胞串倾向于有相同的眼优势特性,然而在倾斜穿刺时,左眼优势细胞与右眼优势细胞通过一定的间隔交替出现。表明视皮层神经元的眼优势特性也是排列成垂直柱形式。

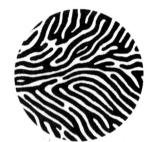

把少量 14C 标记的氨基酸注射进猴的左眼。这种标记物为视网膜神经元所摄取,并由神经节细胞轴突转送至外侧膝状体,再转送至视皮层第 4 层。这样,在与视皮层表面垂直的切面上显示明、暗间隔的图形,而在与皮层表面相平行的切面上可以清楚地看到平行的明亮条纹图案(图 9-9),明亮条纹显示的是被左眼所激活的细胞聚集的部位。每个柱的宽度大约 500μm,左眼柱与右眼柱合在一起约占 1mm 皮层范围。

图 9-9 V1 区眼优势柱示意图
(改自 Nicholls, Martin and Wallace, 1992)

3. 空间频率柱(spatial frequency column) Thompson 和 Tolhurst 用类似的方法观察到,在微电极穿刺过程中也出现细胞空间频率特性的系统变化,他们认为,皮层细胞的最佳空间频率也是有规则地以柱的形式垂直于皮层表面排列的。Tootell 用 2DG 放射自显影方法证明,猫皮层 17 区确实存在着垂直于皮层表面的空间频率柱结构,从表层延伸到深层,柱的宽度(间隔)大约 0.8~1mm。

4. 颜色柱(color column) Micheal 在研究猴视皮层的颜色特异性时发现,有些细胞只对颜色光敏感,对白光没有反应。当微电极倾斜穿刺视皮层时,有颜色特异性的细胞和没有颜色特异性的细胞是成串地交替出现的。根据在几个平行穿刺通道上所得到的结果,他们认为,颜色特异性细胞也是排列成片层状结构。颜色柱宽度约 100~200μm,贯穿整个皮层厚度,同一柱内所有细胞有相同的光谱特性。用细胞色素氧化酶处理猴初级视皮层,可观察到在该皮层的第 2、3 层内存在着散布的斑点状结构。Livingstone 和 Hubel 用微电极记录了斑点内和斑点间神经元的反应,发现在斑点内大约有半数细胞对颜色敏感,另外半数对颜色呈现宽带反应特性(对各种波长都反应)。但是,斑点间的细胞对颜色不敏感。因此认为,斑点结构是颜色功能柱的反映。

笔记

三、其他视皮层区的功能特点

与对初级视皮层的研究相比，目前对其他较高级的视皮层区的功能还了解得很少。灵长类高级视皮层的结构和功能与其他高等哺乳动物（例如猫）有极大的差别。有关高级视皮层的知识，主要来自三方面的资料积累。一部分来自对猴的实验性研究，一部分来自临床脑局部损伤的病例观察，第三部分的资料来自人类视觉认知实验，这部分资料的获得主要得益于功能磁共振成像（functional magnetic resonance imaging，fMRI）和正电子发射显像（positron emission tomography，PET）等脑成像技术的发展，这些新技术可以无创伤地实时显示人脑在进行视觉、视知觉、思考、启动随意动作时各结构的功能变化。

（一）V2 区

V2 区是视觉皮层的第二个主要视区，该区紧紧围绕 V1 区，并接受来自 V1 区的投射。在猕猴的脑表面只能看到 V2 的一个边缘，其大部分埋藏在月状沟和下枕沟内。该区与 V1 区一样，与视网膜之间有点对点的投射关系。V2 区神经元对各种图形特征（方位、双眼视差、颜色、运动等）的选择性基本上都与 V1 区相类似。但许多 V2 神经元的效应也受到某些复杂特征的调制，比如：想象轮廓的定位及对视觉刺激是图形的一部分还是背景的一部分的辨认。最近的研究揭示 V2 区细胞有少量的注意调节（多于 V1 区，少于 V4 区），中等的对复杂形状的调制作用。

（二）V3、V3A 区

V3 区紧靠 V2。接受来自 V1、V2 的输入，投射到后顶叶皮层，具有与 V1 相似的视网膜投射图（其投射图是 V2 区投射图的镜像）。V3 区的背侧和腹侧部分别负责对侧视野的下、上 1/4。V3 区的神经元多数具有方位选择性，对颜色有选择性的细胞为数极少。在 V3 前面的是 V3A。它与 V3 具有相似的功能特性。所不同的是它是视网膜周边区的代表区，其主要输入来自 V3，而且不接受 V1 的直接投射。由于方位特征是构成图像的基本要素之一，因此 V3 和 V3A 被认为与视觉刺激的形状处理有关。对人类来说，V3A 区是第二重要的运动加工区，与 MT 和 V5 区一样，V3A 负责整个对侧视野的运动加工，但其运动选择性不高。

（三）V4 区

V4 区在 V3A 区的前面，它的输入有两个来源：小部分来自 V1 的视网膜中央代表区，大部分来自 V2。V4 区神经元的感受野比 V1、V2、V3 区神经元的感受野都大，而且视网膜投射关系也不是十分明确。在 V4 区内大约 50% 细胞对颜色敏感，另外一些细胞则表现出明显的方位选择性。V4 有强大的注意调节功能。和 V1 相似，V4 对定向、空间频率和颜色进行调制，不同的是 V4 能调制物体中等复杂的特性，例如物体简单的几何形状。梭状回内的 V4 区及其稍前方的 V4a 区是人脑颜色处理的中心。

PET 可以显示脑的活动区域。当给受试者看某种特殊的颜色图形时，在 PET 上观察到的脑活动区除了 V1 和 V2 外，还有梭状回，而用灰色图形作对照测试所显示的活动区主要局限于 V1 和 V2 区，梭状回的活动明显减弱。从以上实验和观察看来，V4 区的功能涉及颜色和形状特征分辨。V4 区的损害曾导致过全色盲，这种色盲被称为"皮层性色盲"。

（四）V5、MST 区

V5 区也称 MT 区，在 V4 区前面，被埋藏在上颞沟内。它直接从 V1 区接受输入。在 V5 的前面和下面还有几个亚区；其功能特性与 V5 相似，但输入不是来自 V1，而是来自 V5 自身。在 V5 和相邻亚区内，所有的细胞都只反映刺激的运动特征（方向和速度），其中 90% 以上有方向选择性，最佳速度的分布范围很宽（2～250 度 / 秒）。V5 区神经元对刺激的颜色没有任何选择性。大约一半神经元对双眼视差有选择。有些对物体的逼近或离开有选择性反应。还有些对刺激物大小的变化反应很强。用微电极平行于皮层表面穿刺 V5 区时，依

笔记

次记录的神经元的方向选择性呈现系统的改变,说明在 V5 区内存在与运动方向有关的功能柱。用化学方法造成 V5 区的局部损毁后,实验猴对图形运动的方向和速度的判断能力表现出明显的障碍。V5 区负责加工处理复杂的运动视觉刺激。

MST 区接受 V5 区投射,也主要对运动特征敏感。V5 区的损害会造成运动盲(akinetopsia),这类病人既看不见也不能理解运动中的世界,当物体处于静止状态时,他们可能完全看得见,但是与之相关的运动却会使物体消失,视觉的其他特征却没有受损。

(五)其他视觉相关区

在颞下区(Infratemporal, IT)内,神经元的反应在许多方面都与其他视区有明显的不同:①几乎所有的感受野都包括注视中心在内,因此没有网膜定位;②感受野很大,平均直径 25°;③大多数感受野越过垂直中线,进入对侧视野;④多数细胞对一般简单的图形刺激反应很弱,而对由一定形状和一定颜色构成的复杂图形具有高度选择性;⑤细胞的选择性反应与图形在感受野内的位置无关。

IT 区对正常的视觉学习和感知是必需的。摘除 IT 将损害对形状和图像的视觉辨认,而并不影响视知觉的其他基本功能,如视锐度、颜色和运动的辨认等。20 世纪 70 年代初,Gross 及其同事发现,IT 中有些细胞对猴的手或脸有最佳反应。脸选择性细胞目前已在麻醉、清醒的及执行某种行为作业的猴的 IT 中发现。还有研究显示,在脸选择性细胞之间还分布有另一些细胞,对脸的一部分如眼睛或头发有选择性反应。IT 神经元的图形选择性可能是后天形成的,用一些猴本来不熟悉的图像对猴进行训练(例如给猴整天玩一个特殊的玩具),经过一定时间的训练后,从 IT 区可以记录到一些神经元对这种立体图像有选择性反应。

另外视动枕区(kinetic occipital, KO)主要对运动物体的边缘信息进行感知加工。额眼区(frontal eye field, FEF)负责眼球运动和注意转移。顶内沟背侧前部(anterior doled intraparietal sulcus, DIPSA)负责三维物体的运动加工、注意转移和追踪运动物体轨迹,并且参与联合搜索任务。

第三节　视觉中枢的视觉信息处理通路

一、视觉系统中既平行又分级串行的信息处理通路

有假说认为:对颜色、形状、深度和动作等不同视觉特性的信息处理,分别由独立的神经通路进行。相应试验研究提示,大脑皮质的不同区域特异地加工视觉的不同特性。此后,人们更加清楚地认识到这种特异性来源于视觉系统的初期信息处理过程。Livingston 和 Hubel(1987,1988)总结了大部分解剖学、生理学和认知方面的相关证据,提出颜色、形状、动作和立体深度这四种形式的信息处理是由以视网膜为起点的不同的神经通路完成的。

不同性质的视觉信息在视觉系统中由不同的神经通路进行分离编码传递即进行着平行处理,而相同性质的视觉信息在同一条信息传递通路的不同阶段上,进行着不同级别的处理,即分级串行处理。视觉系统对视觉信息的处理遵循着既平行又分级串行的信息处理原则。

以现有研究来看,灵长类视觉系统至少存在三个相互作用的平行视觉信息传输通路:大细胞通路(magnocellular pathway),小细胞通路(parvocellular pathway)和微细胞通路(koniocellular pathway)。大细胞通路与颜色无关,对低空间频率和高时间频率的视觉刺激特别敏感,对分辨粗大的运动的目标起重要作用,主要感受视觉运动觉和深度辨别觉等功能,此通路的信息由视网膜大神经节细胞(实心圆点)整合视网膜光感受细胞的信号后投射到外侧膝状体的大细胞层(1、2 层),进一步投射到初级视皮层的 4Cα 层。小细胞通路对高空间频率、

低时间频率的视觉刺激敏感，携带红/绿颜色信息。红/绿颜色信息由视网膜小神经节细胞（空心圆点）整合中波（M）、长波（L）视锥细胞的信号后输出到外侧膝状体的小细胞层（3～6层），进一步投射到初级视皮层的4A、4Cβ亚层和第六层的上部。微细胞通路携带蓝/黄颜色信息。蓝/黄颜色信息由视网膜双条纹神经节细胞（黑中心圆点）整合视锥细胞的信号后输出到外侧膝状体的K细胞层，进一步投射到初级视皮层2、3层的细胞色素氧化酶斑块区（图9-10）。由此可见，视觉系统倾向于将形状、颜色、运动和深度等不同的视觉信息分离到不同的视觉通路进行信息处理，这属于视觉系统中的平行处理机制。

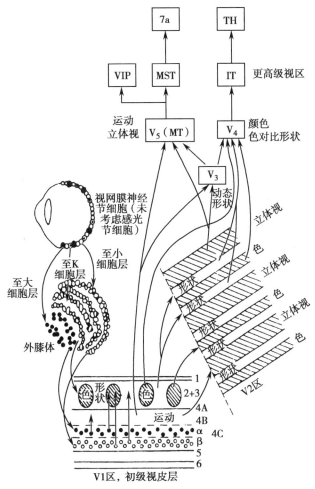

图 9-10　猴视觉系统的分离处理形状、颜色、运动和深度信息示意图
VIP：腹内顶区　MST：内上颞区　IT：下颞区　MT：中颞区　7a：皮层7区a亚区　TH：颞H区
（改自 Linvingstone and Hubel, 1987）

二、运动觉处理通路（背侧通路）

运动系统的中枢为 V5 区（MT），其输入从视网膜大神经节细胞（实心圆点）经外侧膝状体大细胞层抵达 V1 的 4Cα 后至 4B，然后直接或间接地经 V2 宽带到达 V5。V5 投射到 MST 区和 VIP 区，MST 区再投射到 7a 区（图 9-10），并继续向额叶投射形成了背侧通路。

V5 区即 MT 区是第一个被发现的专门进行运动觉分析的视皮层区，MT 内的大部分细胞不仅对刺激运动的方向，而且对运动速度和双眼视差敏感，这类细胞没有或很少对刺激的形状或颜色敏感。MT 是在皮层分级中选择性地着重运动分析的最低一级区域。V1 中的方向选择细胞特别地集中在 4B 层内，从那儿发出的投射是 V1 到 MT 的主要通路。MT 细胞的感受野要比 V1 细胞的感受野面积约大 100 倍，表明在 V1-MT 通路中的高度会聚连接。

笔记

MT 细胞总体上的最优速度范围几乎比 V1 细胞大 10 倍,这种对速度检测范围的增大,改善了视野内快速运动目标的分析。

MT 主要投射区域:一个是毗邻的 MST 区,另一个是 VIP 区,对后者知之甚少。MST 内细胞具有方向选择性和很大的感受野,有些 MST 细胞对于眼固定时运动目标刺激和对于固定目标进行的动物眼动产生的等效视网膜刺激,有不同的反应。MST 与处于顶回的 7a 区交互连接。顶区皮层内含有面积很大的方向选择细胞,其最优方向随其感受野内的位置而变化。此外,视注意、注视的方向、跟踪运动和其他行为状态的表现形式,均可影响顶区皮层细胞的反应。

三、形觉和色觉处理通路(腹侧通路)

与形状和颜色分析有关的视皮层区包括 V1、V2,V3,V4,IT 等,形状信息通过几个中介脑区(包括 V4 区)到达 IT 区(颞下区皮层),最终形成腹侧通路。形觉处理通路较为复杂,有许多细节还需要进一步的研究,总的来说形状分析发生在从 V1 到 IT 及其他几个重要的颞叶区。V1 区和 V2 区的亮带含有方位选择细胞,长度和宽度选择性细胞,说明这些区域是处理形状信息的。IT 及其他几个重要的颞叶区中的某些细胞对高度复杂的特征,如手掌和面部敏感。毁损实验也已证实 IT 在图形视觉和形状认知中起重要作用。

颜色系统的中枢为 V4,其输入通路有两条,一条从视网膜小神经节细胞(空心圆点)经外侧膝状体小细胞层抵达 V1 的 4Cβ 后至 2、3 层的斑点内,另一条是从视网膜双条纹神经节细胞(黑中心圆点)经外侧膝状体 K 细胞抵达 V1 区 2、3 层的斑块内;V1 区 2、3 层斑块区的神经纤维直接或间接地经 V2 窄带到达 V4,V4 将信息输入到 IT 及 TH 区(见图 9-10)。

在灵长类视网膜感受器水平,颜色信息即已被三种光谱敏感性不同的(红敏、绿敏、蓝敏)视锥细胞处理。红敏、绿敏、蓝敏视锥细胞的信号经水平细胞、双极细胞及无长突细胞整合为两条对比颜色通路即红/绿和蓝/黄信息通路,分别经小细胞通路和微细胞通路传导到 V1 区 2、3 层的细胞色素氧化酶斑块区内。红敏、绿敏视锥细胞信息整合为红/绿颜色信息后通过视网膜小神经节细胞输出到外侧膝状体的小细胞层,投射到 V1 区的 4Cβ 亚层后,再投射至 V1 区 2、3 层的斑块区内(即小细胞通路)。红敏、绿敏视锥细胞的信号综合为黄色信息后与蓝敏视锥细胞的信号整合为蓝/黄颜色信息,经视网膜双条纹神经节细胞输出到外侧膝状体的 K 细胞层,直接投射到 V1 区 2、3 层的斑块区(即微细胞通路)。V1 区 2、3 层的斑块区内部分细胞投射到 V2 区的深色窄带区,然后再投射到 V4 区;另一部分细胞则直接投射到 V4 区。V4 区内颜色选择细胞比例很高,但也存在不少方位选择性细胞,所以称 V4 区为"颜色区"似乎是不合适的。V4 最终将信息输入到 IT 及 TH 区。

四、背侧通路和腹侧通路的相互调节

初级视皮层、背侧通路、腹侧通路三者之间存在复杂的反馈调节机制,在对视觉信息的筛选和处理中具有重要作用,如额叶皮层可以通过人的自主意识影响初级视皮层的对信息的筛选,同时也能控制两条神经通路对信息的处理,从而完成视觉注意、视觉分析等高级视功能,这一过程被称为由上至下的视觉控制;而突出的视觉信息也可以刺激视觉神经系统对这些信息进行优先处理,如快速运动的物体和鲜艳的颜色等,使人对环境产生更快捷灵敏反应,这一视觉信息处理过程被称为由下至上的视觉控制。

现代视觉信息神经处理机制研究中,对视觉信息的分拣处理已经比较明确,但这些分拣开的信息如何相互作用?信息传递过程中如何编码?大脑如何形成对几乎无限的客观视觉信息的准确判断和反应?仍是无法解答的难题。随着现代脑功能研究技术的进步,如功能磁共振技术(fMRI)、脑磁图技术(MEG)、经颅磁刺激技术(TMS)和正电子断层发射扫描

笔记

技术（PET）的进步，对于了解视觉神经系统对视觉信息的编码处理方式，阐明视觉信息处理的神经机制有很大帮助，也为人工视觉的发展奠定了基础。

第四节　人　工　视　觉

人工视觉（artificial vision）是指用人工的方法，在视路的不同部位植入不同的视觉假体，由植入的假体接收外界光信息后，转换成生物电信号或使神经递质释放，刺激并激活视皮层，或视网膜内核层和神经节细胞及其连接网络，产生神经信号，然后经视神经将电信号传入大脑视中枢。根据视觉假体的植入及刺激部位的不同，分为：①视皮层假体：它是将电极植于盲人的视皮层表面，接受来自视神经或视网膜传来的视觉信号，但由于空间分辨力有限及光知觉很弱，不能产生可识别的图像信号；②视神经假体：植入视神经刺激器，将数个电极组成的"袖带"环绕在盲人的视神经周围，感知外界刺激，并传递给中枢；③视网膜假体：利用微型的电子芯片或神经递质释放单元来模拟视网膜的功能；④其他感官替代感知视觉功能。其中，视网膜假体的研究目前最为活跃。

一、视皮层假体

根据电极放置的位置，视皮层假体（visual cortex prosthesis）又分为视皮层表面假体和视皮层内假体。即将电极置于视皮层表面或视皮层内，将光电信号传递给临近的皮层神经元，从而产生光幻视，对外界光刺激产生反应，并感知其强度和对其进行定位。近年，葡萄牙的研究者已将视皮层植入物用于多位病人，美国犹他大学和国立眼科研究院也在进行视皮层植入物的研究。但植入后神经元兴奋性下降和空间分辨稳定性较差等问题，还有待于作进一步的研究。

（一）视皮层表面假体

人工视觉最早的实验，是将电极置于视皮层表面，通过一根穿过颅骨和头皮的导线与外界的无线电接收器相连，在视野内出现刺激时，接收器（电子眼）将一定频率和强度的电信号传入颅内，刺激视皮层，产生幻视，并且能对光刺激进行定位。

（二）视皮层内假体

1996年Schmidt报道的置于视皮层内的假体（图9-11），为小电极、高阻抗、低电流装置。视皮层内假体的优点为，电极阵列可以得到颅骨的保护。然而，空间分辨是一个非常复杂

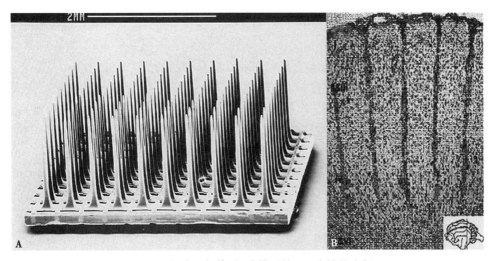

图 9-11　视皮层假体（矩阵排列的100个针状电极）

A. 视皮层电极微阵列图，图片中电极长 1.5mm，其尖端用金属铂处理，相邻电极之间采用玻璃绝缘处理　B. 视皮层内相邻微电极轨迹横断面（轨迹有 400μm 宽）

笔记

的过程，相邻的视皮层区域不一定对应相邻的空间位置，不一定能感知图形，而且皮层的每一个区域，包括在初级视皮层，都对应于特定的色彩、运动、视觉朝向以及视觉刺激的其他参数。卷曲的皮层表面使得植入困难，以及手术操作的并发症产生的严重后果等，距离临床应用还有很大距离。

二、视神经假体

2001 年比利时的一个研究组植入了视神经刺激器，将数个电极组成的"袖带"环绕在视网膜色素变性盲人的视神经周围，导线从侧面穿过颅骨，与埋在耳朵皮下的连接器相连，最后终止于外界的光感受器（图 9-12）。通过这个电子设备，病人述说看到了与电刺激相应的简单形状，能对单个明亮的光点定位，但不能获得高的空间分辨力。该方法利用较简单的电子设备和较少的电极，感受到较大范围的图形刺激，建立较好的视网膜对应，并且通过学习可产生较好的光定位。缺点是操作较复杂，对眼球的损伤较大。

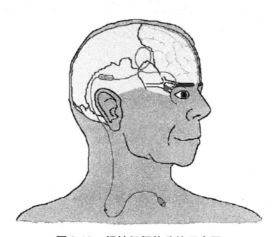

图 9-12　视神经假体移植示意图
袖套状电极植入到颅内，包绕在视神经周围，电缆通过颅骨和
皮下通道下行到达锁骨，从锁骨下穿出皮肤
（引自 Veraart，1998）

三、视网膜假体

视网膜假体的基本功能包括 3 个方面：①必须能够获取图像；②图像必须能够被转换为刺激图形；③刺激图形必须可被视网膜神经元接受。根据刺激机制的不同，可将满足以上基本功能的人工视网膜分为 2 大类：电流刺激和神经递质释放两类。①电流刺激：是由许多在视网膜上呈空间分布的单个电极组成，称作电极阵列（electrode array），这些电极阵列可直接集成到一块特化的计算机芯片上。电极阵列放在视网膜下间隙或视网膜内表面；②直接的神经递质释放装置，它有许多微细的管子，将视网膜兴奋性神经递质（如 γ- 氨基丁酸）释放到接近视网膜细胞的位置。目前，主要有三种人工视网膜装置：安放于视网膜内表面的（epiretinal prosthesis）、视网膜下间隙的（subretinal prosthesis）和化学性（chemical prosthesis）人工视网膜。

（一）表面型视网膜假体

主要由 Rizzo（2001）、Humayun（1994）和 Eckmiller（1997）等分别研究开发。它是集图像接收器、信息处理器及微电极阵列于一体的人工视网膜芯片。目前，设计的人工视网膜包括眼内及眼外两部分。眼外部分包括图像接收器如微型摄像机及图像处理器、无线电频率放大器、激光源线圈等供电装置；眼内部分包括光接收器装置、整流器、控制器、遥测设

笔记

备、电刺激信号产生器及微电极阵列芯片（图9-13）。眼外部分借助近红外线光源或电磁诱导原理向眼内芯片提供信息和能量，可通过眼外装置调节进入眼内的刺激参数。这样，许多电活动均在眼外及玻璃体腔内完成，减少了一系列电活动产热对视网膜组织的损伤。表面型人工视网膜的作用机制为：图像接收器捕获外界视觉图像，经处理转变为不同的像素，然后通过激光感应系统送至眼内部分，将激光脉冲转换成电子形式，经微电极直接刺激与之邻近的神经节细胞及轴突，再经视神经传入大脑视皮层，使病人有能力感知外界信息。

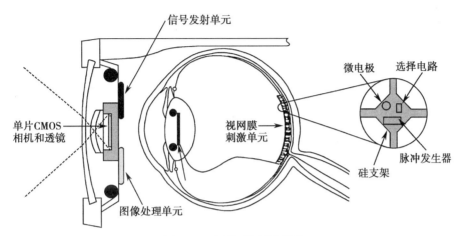

图 9-13　表面型视网膜假体
表面型视网膜假体主要由视网膜信号编码器和微电子刺激器两部分组成，视网膜信号编码器位于眼球外，它完成了图像采集，感受野测算，刺激通道的编码等功能。微电子刺激器植入到视网膜前，它可根据其接收到的信号产生电子脉冲刺激视网膜神经节细胞

（二）外层型视网膜假体

即置于视网膜下间隙的假体，又称人造硅视网膜（Artificial silicon retina, ASR）（彩图9-14）。它主要由 Zrenner（1997，1999）和 Chow（2001，2002）等研究开发。其直径约 2～3mm，厚 25～100μm，经微电技术生产的硅芯片表面排列着数以千计（3500～7600 个）的微光电二极管阵列（microphotodiode array，MPDA），密度与周边视网膜感光细胞密度相似，其表面覆盖一层氧化硅，有利于光线的穿透并起绝缘作用。每个微光电二极管约 20μm×20μm 大小，连有各自的刺激电极及信号处理系统。芯片材料是硅，具有较好的组织生物相容性及易被微电技术加工的特性。视网膜下间隙假体中的 MPDA，吸收外界入射光线并转换为电信号。由于一般入射光线不足以激活光电二极管产生电信号，需要借助近红外光源的支持，提高刺激强度。视网膜下间隙假体的作用机制为：由 MPDA 接收外界光信息，转变为电脉冲，然后由微电极刺激视网膜内层尚有功能的双极细胞、神经节细胞及其他神经细胞网络结构，信号经自然传送途径处理后，再经视神经传入大脑视皮层，使病人感知图像。

（三）化学型人工视网膜

美国一眼科研究所提出一种微流体装置，可用于刺激视网膜。它将包裹的谷氨酸盐泵到视网膜的多个位置，使谷氨酸盐光活化（photoactivate），刺激神经元。这是一种在视网膜目的区域释放神经递质的装置，其可行性尚处于论证阶段。

初步实验表明，视皮层、视神经、视网膜假体的植入方法可行，开启了探索人工视觉的大门。但是，临床应用还有很大的距离。人工视器的临床应用将是包括生物学、工程学、计算机等多种学科在内的重大技术突破，并给眼科治疗学带来一场革命。未来，人工视器有可能像其他电子医疗设备如人工耳蜗、心脏起搏器一样应用于临床。

（秦　伟　阴正勤）

二维码 9-1
扫一扫，测一测

笔记

参 考 文 献

1. Maghami MH，Sodagar AM，Lashay A，et al. Visual Prostheses：The Enabling Technology to Give Sight to the Blind. J Ophthalmic Vis Res，2014，9（4）：494-505.

2. Wang HX，Merriam EP，Freeman J，et al. Motion Direction Biases and Decoding in Human Visual Cortex. J Neurosci，2014，34（37）：12601-12615.

3. Andolina IM，Jones HE，Sillito AM. Effects of cortical feedback on the spatial properties of relay cells in the lateralgeniculate nucleus. J Neurophysiol，2013，109（3）：889-899.

4. Li Y，Liu B，Chou X，et al. Synaptic Basis for Differential Orientation Selectivity between Complex and SimpleCells in Mouse Visual Cortex. J Neurosci，2015，35（31）：11081-11093.

5. Yu J，Ferster D. Functional Coupling from Simple to Complex Cells in the Visually Driven Cortical Circuit. J Neurosci，2013，33（48）：18855-18866.

6. Ruff DA，Born RT. Feature attention for binocular disparity in primate area MT depends on tuning strength. J Neurophysiol，2015，113（5）：1545-1555.

7. Takahata T，Miyashita M，Tanaka S，et al. dentification of ocular dominance domains in New World owl monkeys by immediate-early gene expression. Proc Natl Acad Sci U S A，2014，111（11）：4297-4302.

8. Chow AY，Bittner AK，Pardue MT. The Artificial Silicon Retina in Retinitis Pigmentosa Patients（An American Ophthalmological Association Thesis）. Trans Am Ophthalmol Soc，2010，108：120-154.

9. Maghami MH，Sodagar AM，Lashay A，et al. Visual Prostheses：The Enabling Technology to Give Sight to the Blind. J Ophthalmic Vis Res，2014，9（4）：494-505.

10. Petoe M A，Shivdasani MN. Are long stimulus pulse durations the answer to improving spatial resolution in retinal prostheses? Ann Transl Med，2016，4（21）：434.

笔记

第十章

视网膜电图

第一节 概 述

视网膜电图（electroretinogram，ERG）最早由瑞典生物学家 Holmgren（1865 年）从蛙眼记录到视网膜的给光反应而被发现。人眼的 ERG 记录始于 1877 年，直到 1941 年，美国生理学家 Riggs 引用了临床型接触镜电极后，ERG 才开始常规地应用于临床。通常说的 ERG 是指视网膜受全视野闪光刺激（Ganzfeld 球）时，从角膜上记录到的视网膜的神经元和非神经元细胞的电活动总和，代表了从光感受器到视网膜神经节细胞的视网膜各层细胞的电活动。

从广义上视网膜电图可分为标准 ERG 和特殊 ERG。标准 ERG 由国际临床视觉电生理学会（International Society for Clinical Electrophysiology of Vision，ISCEV）规定的六项检查组成：暗适应弱闪光 ERG、暗适应强闪光 ERG、暗适应加强闪光 ERG、震荡电位、明适应强闪光 ERG 和明适应闪烁光 ERG。特殊 ERG 记录技术包括黄斑或局部 ERG、多焦 ERG、图形 ERG、超强闪光 ERG、长时程闪光 ERG（ON 和 OFF 反应）、双闪光 ERG、色光 ERG（包括 S-cone ERG）、直流电 ERG（direct current ERG）等。特殊 ERG 分析包括暗视阈值反应（scotopic threshold response，STR）、明视负波反应（photopic negative response，PhNR）、暗适应和明适应以及刺激强度 / 反应振幅的相关分析 Naka-Rushton 分析、光感受器早期电位等。其中图形 ERG、多焦 ERG 已经成为 ISCEV 规定的独立的检测项目并有专项的标准，将在第十一章和第十二章论述。而明视负波反应（PhNR）、长时程闪光 ERG（ON 和 OFF 反应），将在本章一并介绍。

第二节 视网膜电图产生机制及各组成成分起源

一、视网膜电图产生机制

（一）视网膜域电位

当一个细胞被激活并产生局部电流时，流经该细胞周围的导电液体的细胞外电流主要流向该细胞相对不活跃的部分。当视网膜神经元的排列导致许多细胞被同步激活时,它们细胞外电流的方向一致,形成纵向电流。电流大到足以在远距离的角膜被记录下来的细胞外电位,称为视网膜域电位(图 10-1)。视网膜电图就是由纵向电流所产生的。这些纵向电流可直接起源于视网膜神经元,也可来源于视网膜的神经胶质细胞(Müller 细胞)等。光诱发的视细胞活动在视网膜外层导致细胞外 K^+ 浓度升高,产生电信号。随着细胞外 K^+ 流入视网膜内层的神经胶质细胞(Müller 细胞),使之去极化而产生纵向电流。理论上,所有的视网膜神经元都会产生光诱导电流,它们都是视网膜域电位的构成成分。不过某些细胞类型对视网膜域电位的贡献非常大,一些贡献却极小。

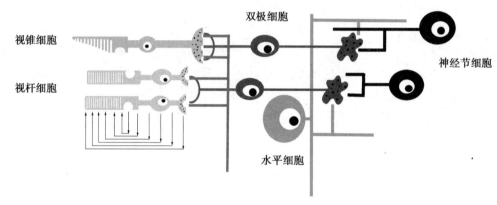

图 10-1 视网膜阈电位

(二)视网膜神经元的排列

影响视网膜神经元对 ERG 贡献大小的重要因素之一是其在视网膜上的排列方式。纵向排列的视网膜神经元如光感受器和双极细胞、Müller 细胞和 RPE 细胞对 ERG 贡献较大,而不规则排列和横向排列的视网膜神经元如水平细胞和无长突细胞对 ERG 贡献较小。视网膜域电流可在一个视网膜层次进入细胞外间隙(extracellular space,ECS),在另一个视网膜层次又返回细胞内,从而产生了电偶子。大部分的细胞外电流经视网膜内的 ECS 从局部电流源流向局部电流汇,少部分细胞外电流可经过玻璃体、巩膜、脉络膜、高电阻的色素上皮细胞,回到神经视网膜。

(三)刺激参数

决定视网膜神经元对 ERG 贡献大小的另一重要因素是刺激参数,包括刺激光的强度、波长、背景照明(确定视网膜的适应程度)、刺激的时间、刺激的空间参数及刺激在视网膜上的位置等。刺激参数不同对神经元有不同的作用。例如视细胞在暗适应和明适应条件下对 ERG 的相对贡献是不同的,视杆系统和视锥系统分别参与了上述两种条件下的 ERG 反应。弥散光刺激,如全视野闪光常常用来激发来自光感受器和双极细胞的 ERG 主波(a 波、b 波和 d 波)。刺激面积越大,刺激的细胞数越多,产生的细胞外总电流就越大,ERG 也越大。另一方面,神经节细胞(感受野内有拮抗野的细胞)对全视野闪光 ERG 的贡献受到其拮抗作用的限制。三色视者如猴和人的明适应 ERG,刺激光的波长也影响其反应。

所记录到的 ERG 的极性和振幅取决于记录电极和参考电极放置的部位。无创性临床检查记录电极通常为角膜接触镜电极如 Burian-Allen 电极或 JET 电极等。

二、视网膜电图的主要组成成分

光刺激后,ERG 最早出现的是一个负相波,称为 a 波(a-wave);继后是一个快速向上的正相波,称为 b 波(b-wave);然后出现的是正相慢反应波,称为 c 波(c-wave)(图 10-2);最后

笔记

是一长串慢反应，包括负向快速振荡谷的大慢波（光峰）。最后面这些反应出现很慢（以秒和分钟计），病人不可能长时间保持眼球不动，通常用眼电图（electrooculogram，EOG）来专门记录最后的慢反应波，这部分内容将在第十四章详述。

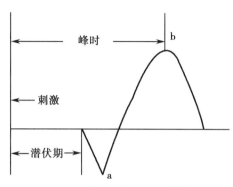

图 10-2　ERG 的 a 波和 b 波，潜伏期和峰时

三、视网膜电图各波的起源

（一）确定 ERG 各波起源的方法

关于 ERG 各组成成分及其起源的研究延续了半个多世纪，通过应用生理学、药理学、分子生物学、遗传学和临床视觉电生理方法，目前的研究已经非常深入。ERG 是从 RPE 到视神经乳头多个层面上评估视网膜神经元组功能的可靠技术和方法。

1. 视网膜内 ERG　用插入视网膜内某层次（深度）的微电极，记录局部的域电位或视网膜内 ERG。所记录的电位反映了微电极尖端附近细胞的电活动。当使用一个小光点照射，整个信号都代表局部电活动；当使用全视野弥散闪光时，电流可以大到足以同时产生一个角膜 ERG 和局部 ERG。时程与角膜 ERG 相似的、大的局部电位可以帮助确定其细胞来源。引入玻璃体内的参考电极、电流源密度（current source-density，CSD）或"流出 / 流入电流源"分析及离子选择性电极等技术，更有助于视网膜内记录分析。

2. 单细胞记录　为确定某类细胞产生的光诱发电流是否为一个 ERG 组成成分，ERG 与单细胞电生理学的关联性研究具有很高的价值。如视杆细胞与暗适应 a 波的光电流、如哺乳动物的视杆型双极细胞与暗适应 b 波、如 ERG 的振荡电位（oscillatory potentials，OPs）与无长突细胞的光诱导振荡电流等。但是如果有几种细胞产生的电流都影响同一个域电位，域电位和细胞反应之间的关系则较难确定，除非使用其他方法（如药理学技术）。

3. 药理学技术　使用对细胞功能有特殊作用的药理技术对确定 ERG 起源的细胞机制非常有帮助。图 10-3 示 Granit 对猫暗适应 ERG 所进行的经典药理学研究中，发现 ERG 组成成分在乙醚诱导麻醉过程中依次消失。他将 ERG 组成成分称为"时程"，并根据它们消失的顺序进行编号：第一个消失的正波为 PⅠ，第二个消失 b 波为 PⅡ，最后消失的负 a 波为 PⅢ。这些"时程"分别对应于 RPE、双极细胞和感光细胞各自的电位活动。PⅡ和 PⅢ这两个术语至今仍在使用。此外，可以选择特异性阻断视网膜双极细胞 ON、OFF 活动的药物，在鉴定这些细胞在 ERG 中的贡献也起到了重要作用。

近年来在细胞和分子水平的研究对视网膜微通路、神经递质、信号转导通路、离子通道和其他细胞蛋白的研究取得了长足进展。这方面的知识使我们能更好地利用药理学工具，分离 ERG 组成成分和解释实验结果。例如，关于谷氨酸在视网膜的作用，其激动剂和拮抗剂，改进了我们对灵长类 ERG 主波的认识。使用电压门控 Na^+ 通道阻滞剂河豚毒素（tetrodotoxin，TTX），可以确定起源于依赖 Na^+ 的视网膜细胞放电活动的 ERG 组成成分。

笔记

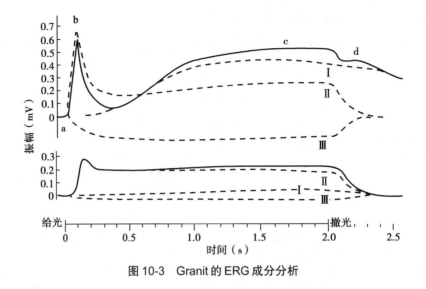

图 10-3   Granit 的 ERG 成分分析

4. 层次特异性病变   选择性地去除一个或多个细胞类型或细胞通路的某一部分让我们评估其在 ERG 形成中的作用。一个特定的细胞类型可以被选择性地破坏(如视神经切断可选择性地破坏视网膜神经节细胞),或由于病理性变化而缺失(如青光眼导致神经节细胞缺失),或由于遗传变性而缺失[如视杆和(或)视锥细胞萎缩]等。

5. 细胞光反应的定量模型   由于对各类视网膜细胞功能的了解越来越深入,就有可能建立能预测这些细胞光反应的定量模型,并用此模型进行 ERG 分析。基于单个感光细胞外节的吸引电极记录的模型可以用来预测 a 波前峰,并扩展到预测暗适应 b 波前峰。特定视网膜细胞的刺激 - 反应关系模型可以用来分析各种刺激强度引起的 ERG 反应的振幅能量曲线,从而找出与不同类型细胞相关的 ERG 组成成分。

(二) a 波的起源

a 波主要与光感受器有关,但明适应 ERG 也有较少的光感受器后神经元的电位成分。图 10-4 的右图是猴的暗适应和明适应闪光 ERG,与人眼的暗适应和明适应闪光 ERG(左图)极为相似,可用于研究人类的 ERG 起源研究。暗适应 a 波是起始负波,发生在暗视状态下接受强光刺激时,暗适应 ERG 的 a 波是视杆和视锥细胞共同驱动。提高背景亮度(明适应)使得视杆细胞的功能被压抑后,明适应 ERG 的 a 波是视锥细胞驱动的并含有部分 OFF 双极细胞的成分。暗适应下,极弱光刺激产生的慢负波叫暗视阈值反应,不是 a 波。

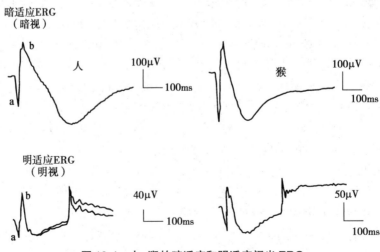

图 10-4   人、猴的暗适应和明适应闪光 ERG

早期利用微电极进行视网膜内记录，在两栖类动物视网膜脱离标本（没有 RPE）上记录到了 a 波，由此认为它是来自神经视网膜。而在猫的视网膜内 ERG 记录中发现它在光感受器水平最大。同样，猴视网膜内微电极记录结果证实了 PⅢ 波源于光感受器的观点；将猴视网膜内层血液循环钳夹阻断可抑制光感受器内侧的视网膜活动，即钳夹阻断导致 b 波消失。证实 a 波是视杆和视锥光感受器的光电反应。

（三）b 波的起源

以角膜为正的 b 波是全视野闪光 ERG 的最大组成成分。它就是 Granit 指的暗适应 ERG 的 PⅡ 波，普遍认为 b 波主要反映了去极化 ON 双极细胞的活动。人们早已确定 b 波是起源于光感受器后神经元。应用天门冬氨酸化合物（镁、钴、钠）阻断光感受器与双极细胞间的突触传递可消除 b 波，但光感受器的反应不变；同样营养光感受器后神经视网膜的灵长类动物的视网膜中央动脉闭塞，也可减低甚至消除 b 波，但不影响其光感受器的反应。但要确定具体是什么细胞产生了 b 波并不容易。早期视网膜内记录发现了一个视网膜内的负向 b 波，它在视网膜的外网状层附近有一个负向峰值且跨内核层的振幅变化最大。该结果提示 b 波是由流经纵向排列的细胞（作为一个偶极子）的电流所产生。双极细胞是唯一纵向排列的且横跨内核层的神经元，而 Müller 细胞则为纵向排列的神经胶质细胞，两者都可能与 b 波产生有关。长期以来 Müller 细胞曾被认为是产生 b 波的主要细胞，但现在却更倾向于 b 波主要是 ON 双极细胞的贡献。

支持 Müller 细胞假说的证据很多，图 10-5 为电流源密度分析和视网膜内记录。Faber 通过兔视网膜内记录 b 波的电流源密度资料计算，发现存在一个外丛状层的输入电源和一个从外丛状层延伸到玻璃体表面的输出电源。完整猴眼的电流源密度分析也取得了类似结果。由于输入和输出电流明显纵向延伸，提示 Müller 细胞产生了 b 波电流的可能性最大。Newman 等在对蛙眼 b 波电流源密度分析中发现了内、外丛状层附近的均有输入电源，而内界膜有一个大的输出电流存在。与内丛状层的输入电源相比，外丛状层输入电源更短暂，对 b 波的影响更大。Miller 和 Dowling 的研究结果也支持 Müller 细胞假说，他们发现如果闪烁刺激相同，b 波和细胞内记录到的 Müller 细胞反应的动态范围、潜伏期和时程类似。

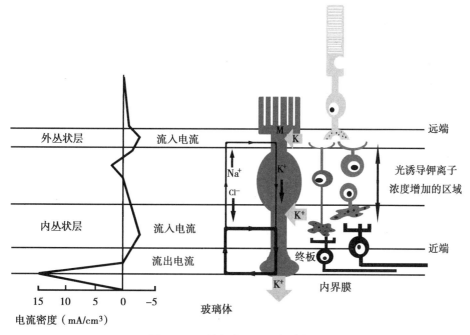

图 10-5　b 波起自 Müller 细胞假说

支持 b 波源于 ON 双极细胞的证据是药理学的研究。用 Ba²⁺ 阻断内向整流型钾通道的实验结果并不支持 b 波电位是由 Müller 细胞产生的假说。虽然 Ba²⁺ 可阻断慢 PⅢ 以及其他与 Müller 细胞钾电流相关的反应,如 M 波和 STR,但是远远不能有效地阻断 b 波。更确切的证据来自于用 Ba²⁺ 进行的青蛙和兔子的电流源密度分析。如图 10-6 所示在用 Ba²⁺ 前后 ERG 的变化特征。Ba²⁺ 消除了相当于 M 波的视网膜内层负反应,但形成 b 波的视网膜外层负向反应依然存在。随后测量了用 Ba²⁺ 前后的局部组织电阻,并计算出 b 波电流的输入电源和输出电源。如图 10-6 所示,Ba²⁺ 存在时至少仍有 2/3 的外丛状层输入电源被保留,而与产生 b 波有关的内丛状层输出电源增强;只是与 M 波有关的视网膜内层输入电源和输出电源的活性被消除。这些结果提示 b 波主要来源于双极细胞本身。

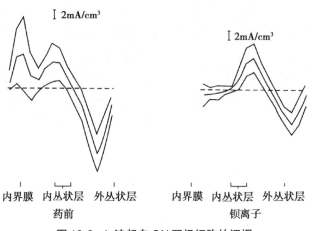

图 10-6 b 波起自 ON 双极细胞的证据

(四)c 波的起源

继 b 波之后出现的以角膜为正的 c 波是两个主要组成成分电压的总和:①神经视网膜所产生的以角膜为负的电压;② RPE 所产生的以角膜为正的电压,其潜伏期和时程与 c 波类似。当 RPE 的电压大于神经视网膜时,c 波以角膜为正。如果两个组成成分振幅相同,c 波将缺如。例如猴子和乌龟的 ERG 就是这样,没有 c 波。

有充分的证据表明,c 波确实是由两个角膜极性相反的成分组成的。例如在兔静脉注射碘酸钠破坏 RPE 后,角膜正的 c 波组成成分消失,只留下了一个角膜负电位。在体外标本上要记录到完整的 c 波,RPE 必须是完整的;如果缺乏 RPE(如视网膜脱离标本),将会记录到一个时程类似的角膜负反应。猴的视网膜内微电极记录也证实存在两个组成成分,RPE 的 c 波和慢 PⅢ 都是对光诱导的视网膜下腔的 K⁺ 浓度减少的反应。在全眼或在体外标本上用离子选择性电极测量钾离子,发现 K⁺ 减少的时程与 ERG 的 c 波及组成成分类似。用各种试剂阻断 K⁺ 的电导可消除 RPE 的 c 波和慢 PⅢ。

(五)d 波的起源

d 波(OFF 反应)是一个在明适应光刺激结束时出现的以角膜为正的波,是明视 ERG 的一个特征。短时程(5ms)闪光刺激的 ERG,看不到 OFF 反应成分,这是因为振幅较大的 b 波掩盖了振幅较小的 d 波。然而,用较长时程(≥100ms)闪光刺激得到的明视 ERG,OFF 反应的成分就可以被分离出来,即 d 波(图 10-7)。明适应下,进行长时程闪光 ERG 记录,得到的 ON 和 OFF 反应:去极化的双极细胞,产生明视 ERG 的 b 波(ON 反应),而超极化的双极细胞,产生了 d 波即 OFF 反应。

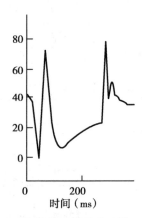

图 10-7 ERG 的 d 波

笔记

在哺乳动物中,仅有灵长类即猴子和人类具有完整正向的 d 波。其他啮齿类动物的 d 波是负向的。这与这些动物 OFF 双极细胞的构成成分有关。

(六)明视负波(PhNR)的起源

PhNR 是明视 ERG 中的一个负波,出现在 b 波之后。在蓝色背景红色闪光刺激下,猴和猫的 PhNR 特别容易记录到。猴 ERG 的 PhNR(图 10-8)来源于视网膜神经节细胞及其轴突的放电活动。TTX 阻断发生在无长突和神经节细胞的依赖 Na^+ 的动作电位,在玻璃体腔内注射 TTX 可消除猴和猫的 PhNR 反应。在激光诱导的猴高眼压症(可破坏神经节细胞的青光眼动物模型)PhNR 降低或消失,强烈支持神经节细胞的放电活动参与了 PhNR 的产生(图 10-8)。在猫的视网膜内的微电极记录上,和 PhNR 同样时程的视神经乳头及其周围的局部信号最大。猫 PhNR 可被 Ba^{2+} 阻断,显示胶质细胞(也许是视神经乳头的星形胶质细胞)参与了 PhNR 发生。

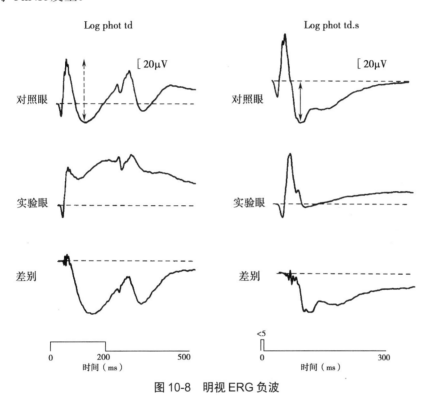

图 10-8 明视 ERG 负波

(七)振荡电位 OPs 的起源

ERG 的 OPs 出现在强光刺激时,由一系列叠加在 b 波上的高频率、低振幅的子波构成。明暗适应条件下都有 OPs,视杆和视锥细胞引发的反应对它们都有贡献。Ops 是光感受器以后的神经元电活动。在缺乏色素上皮的视网膜脱离眼也可发生。因物种和刺激条件的不同,闪光诱导的 OPs 数量介于 4~10 个之间。OPs 的时间频率也有变化。根据两栖类和哺乳类动物实验结果,达成的共识是 OPs 由内层视网膜无长突细胞构成的神经回路所产生。

第三节 标准视网膜电图技术

一、视网膜电图的测量方法

(一)ERG 的测量

主要包括各波的振幅与峰时测量,测量标志详见图 10-9。潜伏期(latency)是指从刺激开始至反应开始的时间，峰时（implicit time）又名隐含期，是指从刺激开始至 b 波波峰或者 a 波谷底的时间。a 波的振幅从基线到 a 波谷底，而 b 波的振幅从 a 波谷底到 b 波的波峰（见图 10-2）。如果只记录 a 波和 b 波，记录时程短于 0.25 秒。

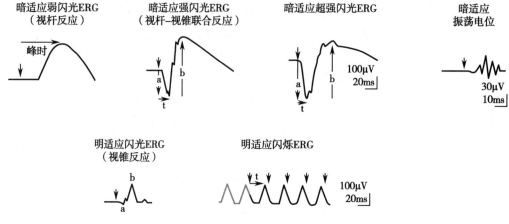

图 10-9　标准 ERG 六项反应及测量

（改自 WWW.ISCEV.ORG 2015 年 ERG 标准）

（二）OPs 的测量

方法尚未统一，Algevere 的方法首先是作各波谷的连线，然后从各波峰点作横坐标的垂直线交于一点，测量该点到各波峰的距离，即该子波的振幅。各子波振幅的总和为 OPs 的振幅总值。各子波的峰时则是从刺激开始到各子波的波峰。目前越来越多的研究用整个 OPs 的能量来代替 OPs 的大小。

（三）30Hz 闪烁反应

峰时测量是从刺激开始到 b 波的波峰时间（见图 10-2）。振幅从谷底到波峰。

二、视网膜电图的技术参数

（一）电极种类

优良电极应具备的特性是：①性能稳定、低噪音；②被检者的耐受性好；③价格合理。常用的电极有 Burian-Allen 电极、Dawson-Trick-Litzkow 电极（简称 DTL 电极）、角膜接触镜电极（ERG-jet 电极）、金箔或铝箔电极（Mylar 电极）、棉芯电极、皮肤电极和 Hawlina-Kvonec 钩状电极等。

1. Burian-Allen 电极　由角膜接触镜和开睑器两部分组成，分单极和双极电极两种。其开睑器部分，既保证光进入瞳孔，又能限制瞬目。

2. DTL 电极　由导电的微纤维束组成，优点耐受性好，适合记录 PERG。

3. ERG-jet 电极　由嵌金丝的硬性角膜接触镜组成，记录的振幅高，国内应用广泛。但是，该电极直径较小，记录时容易移动，可能引起基线漂移。

4. 皮肤电极　为银 - 氯化银皮肤电极或金电极，常作参考电极和接地电极。记录视觉诱发电位时，作为记录电极，安放在婴幼儿或儿童的下睑皮肤上，可记录 ERG，但是记录的振幅明显低于接触镜电极，且变异性较大。

（二）刺激参数

理想的 ERG 刺激光是均匀的弥散光，刺激参数可以调整，要求来自全视野刺激器（ganzfeld stimulator）。

1. 刺激光的波长　采用白色刺激光，CIE 色度图坐标为：$x = 0.31, y = 0.32$。

笔记

2. 刺激强度　标准闪光（standard flash, SF）是指 $3.0cd \cdot s\ m^{-2}$（$2.7 \sim 3.4cd \cdot s\ m^{-2}$）的刺激强度，弱白光的刺激强度是 $0.01cd \cdot s\ m^{-2}$。加强闪光为 $10cd \cdot s\ m^{-2}$ 的高闪光刺激。

3. 背景亮度　刺激球本身能形成全视野均匀背景亮度，标准背景光为白色，强度为 $30cd \cdot m^{-2}$。

4. 刺激时间　应该可以调节，一般闪光时程不超过 5ms。

（三）记录

记录 ERG 的放大器，通常为电容耦合的交流电放大器，能过滤掉电极产生的偏移电位。记录标准 ERG 时放大器的通频带宽为 $0.3 \sim 300Hz$，记录 OPs 的通频带宽为 $7.5 \sim 300Hz$。前置放大器的输入阻抗最少为 $10m\Omega$。

1. 刺激方案　先记录暗视 ERG，后记录明视 ERG。

2. 安放电极　ERG 记录需要三种电极。

（1）作用电极（active electrode）：常用角膜接触镜电极，DTL 电极及金箔电极。安放在角膜上或其邻近的球结膜上。用角膜接触镜电极时，应先进行局部麻醉。充分掌握所选电极需要的技术要求，使之与眼球有良好的接触，并具合适的阻抗，对获得有效的记录非常重要。

（2）参考电极（reference electrode）：常用银 - 氯化银电极或金皮肤电极，安放在同侧眼眶缘颞侧的皮肤上。用双极 Burian-Allen 电极时，则不另需参考电极。

（3）接地电极（ground electrode）：电极种类同参考电极，安放在前额正中或耳垂上。使用皮肤电极时，注意皮肤的清洁和去角质，涂上导电凝胶，以保证良好的电导。皮肤电极在用作参考及接地电极时，其阻抗在 $10 \sim 100Hz$ 测量时不能大于 $5K\Omega$。

3. 连接和记录　连接作用电极（正极）、参考电极（负极）和接地电极至一个接线盒内，其记录的信号被传送到放大器，最后到显示屏上。实际上，记录 ERG，就是使用不同的放大器去放大和记录正、负电极之间产生的电位差。

（四）被检者准备

1. 散瞳　被检者的瞳孔应充分散大。

2. 明、暗的预适应　记录视杆细胞反应前，至少暗适应 20 分钟。记录视锥细胞反应前，至少明适应 10 分钟。记录 ERG 前，尽量不做眼底检查、眼底血管造影等。如果做了上述检查，暗适应至少 1 小时以上。

3. 电极　选用本实验室常用的电极。如果用角膜接触镜电极，可先行暗适应，然后在弱红光照明下安装电极，最大限度地减少被检者戴电极的时间。

4. 被检者的位置　调整被检者的坐位和高度，使被检者舒服地坐在刺激器前，头靠在额靠上。被检者的头面部应该部分进入刺激器。

5. 记录　嘱被检者注视固视点，以保证角膜电极位置稳定和减少电极移动的信号干扰。

第四节　正常视网膜电图及其临床应用

一、正常视网膜电图

视锥系统司明视觉，视杆系统司暗视觉，两种感光细胞共同参与了间视觉。为了分别研究视网膜视锥系统和视杆系统的功能，可以设计不同的条件和刺激方式。例如：①在暗适应过程中，用恒定刺激强度记录 ERG，记录暗适应的曲线；②在暗适应后，用不同强度的刺激记录强度 - 反应曲线；③记录不同刺激波长的 ERG 反应；④记录不同刺激频率的 ERG 反应；⑤明适应状态下，记录视锥系统的反应等。国际视觉电生理学会建议的 ERG 标准六项反应（见图 10-9）可满足大多数临床工作的需要。但对特殊疾病可增加相应的检查指标。

笔记

（一）暗视视网膜电图

暗视 ERG 包括视杆系统反应和最大混合反应。充分暗适应后，弱白光或者弱蓝光刺激的暗视 ERG 反应，系纯视杆细胞系统引发的反应。波形特点：b 波峰时较长，a 波极小或者没有。标准白光刺激引出的暗视 ERG 反应，系视杆系统和视锥系统的混合反应，以视杆系统的贡献为主。因为视杆系统的细胞数明显多于视锥系统（视杆：视锥细胞的数量比约为17：1），而且视杆系统本身对光也更敏感。波形特点：与纯视杆系统反应比较，a 波和 b 波的振幅都显著增加了，b 波的峰时明显缩短，且 b/a 振幅比 > 1.0。

（二）明视视网膜电图

明视 ERG 反应包括闪光视锥系统反应和 30Hz 闪烁反应。在明视状态下，背景光抑制了视杆系统的活动，以标准白光刺激，得到纯视锥系统的反应。刺激光强越强，视锥系统 ERG 振幅的增幅越大。在一定的刺激强度和背景光强下，ERG 振幅改变约为 2 倍。在明适应的过程中，视锥系统的 b 波峰时进行性缩短。波形特点：a 波、b 波的振幅均低于最大反应，b 波峰时更短。30Hz 闪烁反应由标准强度的快速白色闪烁光刺激明适应眼产生，反映了视锥系统的功能。波形特点：相对每次闪光，有类似正弦波的反应波。

二、视网膜电图的临床应用

视网膜和（或）脉络膜的遗传性疾病、获得性疾病及功能紊乱都可能影响 ERG 波形和振幅。图 10-10 图示了明视 ERG 反应和暗视 ERG 反应的定性描述：①正常型 ERG 反应是指 ERG 的波形、振幅和峰时均在正常范围；②超常型 ERG 反应指 ERG 的波型正常，但 b 波振幅超出正常值 30% 以上；③低于正常型 ERG 反应指波形正常、b 波振幅低于正常值 30% 以上；④微小型 ERG 反应指波形可见，但其振幅远远低于正常；⑤熄灭型 ERG 指各组成成分基本消失在基线中；⑥负波"−"型 ERG 反应是指波形异常，b 波振幅病理性降低，而 a 波振幅正常，导致 b/a 振幅比降低且小于 1；⑦正波"+"型 ERG 反应是指 ERG 的波形异常，a 波振幅明显增大，而 b 波振幅正常，导致 b/a 振幅比降低。

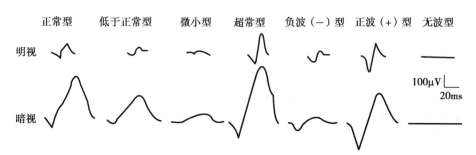

图 10-10　各种类型的 ERG 改变

视网膜的病变和异常既可以累及视网膜的全层，也可只发生在视网膜的外层或内层，导致 ERG 波形变化。理解 ERG 各波之间的关系，对于诠释 ERG 与视网膜疾病的关系有重要意义。理论上，a 波起源于光感受器的光电转换过程中，是产生视觉的第一环节。b 波的产生依赖于 a 波的电信号。任何视网膜、脉络膜的疾病严重降低了 a 波振幅，将导致 b 波振幅的降低。典型的例子有原发性视网膜色素变性，a 波 b 波均降低或者不能记录。b 波起源于视网膜的中层。单纯双极细胞和 Müller 细胞变性或营养不良，也可选择性地降低 b 波，而 a 波振幅保持正常，呈现负波型（负波"−"型）ERG 反应。典型例子是视网膜中央动脉阻塞，视网膜内层血供中断直接影响了 b 波的振幅，而脉络膜循环保证了感受器细胞血供，a 波仍然正常。视网膜内层的病变如神经节细胞病变和青光眼，既没有影响光感受器也没有累及双极细胞，所以其 ERG 的 a 波和 b 波可正常。

笔记

ERG 系全视网膜的总体反应。只有较广泛的视网膜病变才会导致 ERG 反应振幅的明显降低。单纯视锥细胞反应降低见于弥散性的视锥细胞变性。虽然黄斑区的视锥细胞密度最高，与中心视力的关系最密切，然而其视锥细胞数只占总数的 6% 左右，后极部视锥细胞数也只占视锥细胞总数的 30%。由此可见，单纯黄斑病变或者后极部的病变，虽然视力严重降低，但是其全视野 ERG 的振幅和峰时可能仍在正常范围内。换言之，只有中心性或局灶性的视网膜损害，一般不影响全视野 ERG 的 a 波、b 波振幅。典型的例子是黄斑裂孔，全视野 ERG 正常。相反例子是原发性视网膜色素变性，虽然中心视力保留，广泛的光感受器变性已记录不到 ERG 反应。

（一）发生于视网膜内层的疾病

1. 先天性静止性夜盲（congenital stationary night blindness，CSNB）　是一组以先天性、静止性（非进展性）夜盲和眼底基本正常为主要临床特征的遗传异质性眼底病。有多种遗传方式：常染色体隐性遗传（arCSNB）、X- 性连锁遗传（X-CSNB）和常染色显性遗传（adCSNB）。不同遗传方式的 CSNB，其临床特征和 ERG 特征也不完全相同。X- 性连锁隐性遗传型 CSNB，常有近视、斜视和或眼球震颤，矫正视力低于正常。常染色显性遗传型 CSNB，多正视且视力正常。CSNB 的临床诊断，除了病史，主要靠 ERG 检查，ERG 是诊断先天性静止性夜盲的金标准。

各种遗传方式的 CSNB 其眼底应该基本正常。ERG 的共同特征：视杆系统反应缺陷，明视 ERG 正常或振幅下降和峰时延长。根据 ERG 的特点，分为两型：

（1）Schubert-Bornschein 型：其 ERG 特点为负波型 ERG，即暗适应 ERG 的 a 波振幅正常而 b 波振幅明显降低或没有 b 波（图 10-11）。主要见于 X- 性连锁隐性遗传型 CSNB。根据暗视的视杆反应的情况，完全型指完全没有反应和不完全型指残余部分视杆反应。

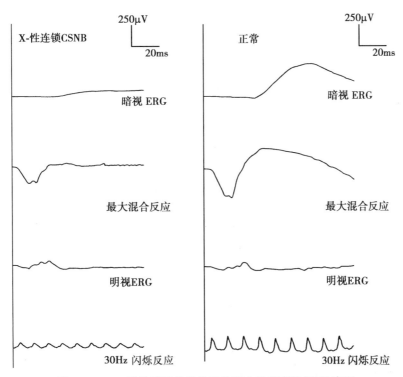

图 10-11　X- 性连锁遗传的先天性静止性夜盲的 ERG 表型

（2）Riggs 型：第二个 CSNB 亚型。其 ERG 特点为暗视时 a 波、b 波的振幅均低于正常（图 10-12）。虽然视锥系统部分近似正常，暗视 b 波的视杆系统明显缺陷。与 Schubert-Bornschein 型不同的是，明、暗视 ERG 的峰时接近正常。

笔记

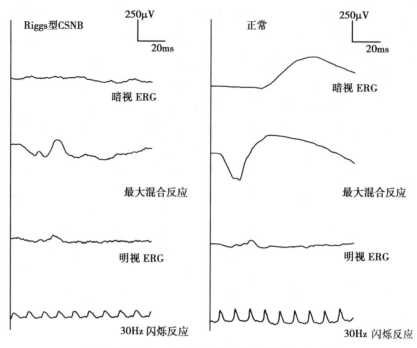

图 10-12 Riggs 型先天性静止性夜盲的 ERG 表型

CSNB 的眼底有正常的视色素。Schubert-Bornschein 型表现为正常的 a 波,说明视杆细胞的感光色素的再生动力学正常,光感受器是完整的,缺陷不在光感受器的外段,而在视觉信号的传导过程中。常染色体隐性遗传型 CSNB 特征为正常的暗适应 a 波和振幅下降的暗适应 b 波及正常的眼电图(electrooculogram,EOG)。常染色体显性遗传型 CSNB 表现为明视和暗视 ERG 的 a 波、b 波均轻度低于正常。由此推论:常染色体隐性遗传型 CSNB 属于 ERG 电位传递障碍,缺陷可能在双极细胞水平。常染色体显性遗传型 CSNB 属于 ERG 电位产生障碍,缺陷可能位于光感受器水平,缺陷可能在吸收光量子转化为电化学的感受器电位这个过程中。虽然 CSNB 病变的位置不同,为了学习方便,本书所有的 CSNB 均编入视网膜内层疾病。

2. Oguchi 病(小口病) 为常染色体隐性遗传病。临床特征也是静止性夜盲,本章放在一起讲述。其明视 ERG 正常,而暗视 ERG 的 a 波和 b 波均消失。由于 b 波振幅下降远大于 a 波,也表现为强光刺激的负波型 ERG。Oguchi 病特异性眼底改变为眼底多发性周边视网膜黄色鳞样脱色素变化。大多数病例,在几小时暗适应后转为正常眼底(Mizuo's phenomenon,水尾现象)。随着暗适应时间的延长,大多数病人的暗适应阈值恢复正常水平,ERG 振幅正常或接近正常。12 小时暗适应后,视杆细胞、视锥细胞的 b 波峰时恢复到正常水平。Oguchi 病的暗适应过程发生改变,可能是光感受器突触后的功能异常所致,然而暗视 a 波振幅的降低,提示视杆细胞本身也有功能异常的可能性。

3. 眼底白色斑点症 为常染色体隐性遗传病。特征为早发性、非进展性夜盲,眼底有很多独立的、干性白点。视杆细胞与视锥细胞的暗适应时间明显延长,可随病情严重程度不一,对视杆细胞而言,可从 45 分至几个小时不等。而主诉夜盲的严重程度也有个体差异,经过充分的暗适应,最终均可达到正常 ERG 水平和暗适应阈值。

4. 遗传性玻璃体视网膜变性 青少年 X-性连锁视网膜劈裂症(X-linked juvenile retino-schisis)约 40%~50% 的病人伴有周边视网膜劈裂,几乎所有的病例都有中心凹微囊样改变,30 岁后萎缩明显。玻璃体可以透明或有纤维带状物,少数病例可发生视网膜脱离或玻璃体积血。眼底表现为绒毡样反光。ERG 特征为为明视、暗视的 a 波振幅正常,而 b 波振

笔记

幅的明显降低,典型的负波型(负波"-"型)ERG。b 波振幅的明显降低,反映了视网膜中层功能的缺陷(图 10-13)。

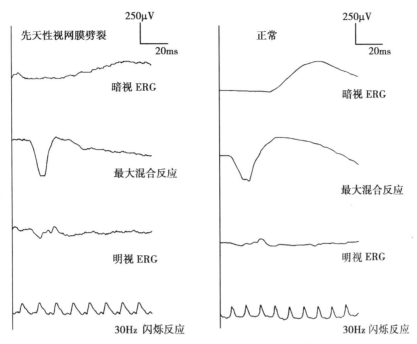

图 10-13 先天性视网膜劈裂症的 ERG 表型

5. 视网膜血管性疾病 最常见的获得性视网膜疾病。视网膜血管性病变主要影响到视网膜内层的循环和营养。严重的视网膜血管性疾病如视网膜中央动脉阻塞、视网膜中央静脉阻塞、糖尿病性视网膜病变引起视网膜的缺血、缺氧,可产生明显的 ERG 改变。

(1)视网膜血管阻塞:主要影响 ERG 的 b 波振幅。视网膜中央动脉阻塞(CRAO)时,可出现暗视最大反应 b 波振幅的降低和(或)OPs 波检测不到。视网膜中央静脉阻塞(CRVO)时,可出现暗视 ERG 的 b 波振幅降低或负波形 ERG。伴有新生血管的 CRVO,其 ERG 振幅显著下降。a 波、b 波和 30Hz 闪烁反应的峰时明显延长。对于确定是否发生新生血管性青光眼 b 波峰时延长和振幅下降比 b/a 波振幅比和荧光素眼底血管造影更加敏感。

视网膜分支动脉阻塞,可以有轻微的 b 波振幅下降或正常 ERG 反应。视网膜分支静脉阻塞的 ERG 变化:有正常 ERG 或者负波型 ERG。在视网膜分支静脉阻塞时,视力预后直接与 OPs 波振幅有关。

(2)糖尿病性视网膜病变:最常见的 ERG 异常包括 b 波振幅下降、OPs 子波减少和振幅下降或消失。OPs 振幅下降已经成为视网膜内层缺血和(或)缺氧的量化指标。糖尿病性视网膜病变的各期都可以有 b 波峰时的延长(图 10-14)。

糖尿病性视网膜病变最一致的变化是 OPs 峰时的延长。轻微或没有视网膜病变眼,ERG 出现延长的 OPs 峰时提示早期视网膜功能下降。在视网膜病变早期,当 ERG 的 a 波和 b 波尚正常时,已有 OPs 波振幅下降。全视网膜光凝对 ERG 振幅的影响与光凝范围有关。光凝 20% 的视网膜,a 波、b 波振幅平均下降 10%。一般来说,ERG 振幅下降的百分比要小于实际光凝的总面积,光凝后 ERG 的振幅下降与视网膜光凝的总面积成正比。治疗前 b 波振幅愈高(>300uv),光凝后 ERG 振幅下降愈大,而治疗前 b 波振幅较低(<200uv),光凝后 ERG 振幅下降也比较小。因此要预测光凝减少 ERG 振幅,光凝总面积的可靠性低于治疗前记录的 ERG 振幅。因为那些治疗前 ERG 振幅较低的眼,有比较严重的微血管病变,与光凝正常功能的视网膜相比,光凝已病变区的视网膜不会太大地降低 ERG 的振幅。

笔记

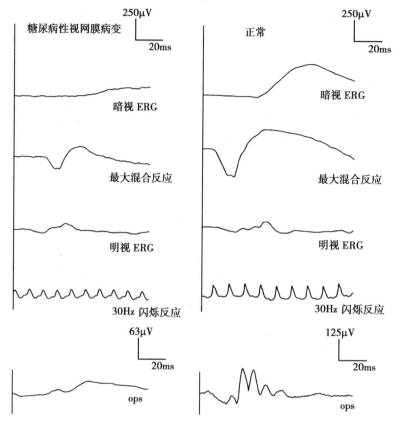

图 10-14　糖尿病性视网膜病变的 ERG 表型

（二）发生于视网膜外层的疾病

1. 原发性视网膜色素变性及相关综合征　原发性视网膜色素变性（retinitis pigmentosa，RP），又称弥漫性光感受器营养不良症（diffuse photoreceptor dystrophies，DPD），包含了一组以进行性夜盲和眼底色素改变为特征的遗传性眼病。遗传方式有常染色体隐性遗传、常染色体显性遗传或 X- 性连锁遗传。ERG 特征是呈熄灭型（图 10-15），较早期的病例可能记录到微小 ERG 反应，如低振幅的 30Hz 闪烁光 ERG 反应。

ERG 改变可以出现在眼底色素变化之前。常染色体隐性遗传性和 X- 性连锁遗传性 RP，早期 ERG 即为熄灭型或微小反应。与它们相比，常染色体显性遗传性 RP 通常症状出现较晚且进展缓慢，其 ERG 反应波，主要来自残存的视锥细胞。较早期的常染色体显性遗传性 RP 的 ERG 可以是低于正常型。

ERG 对 RP 具有重要的诊断价值，同时能够监测病情的进展，以及评价药物治疗的有效性。通常先累及视杆系统，常用指标是视杆和视锥系统反应的振幅变化和 30Hz 闪烁光反应的振幅和峰时变化。

RP 相关综合征（retinitis pigmentosa allied disorders）不仅有 RP 样的眼底色素改变和 ERG 改变，还有各自的伴随体征。如 Bardet-Biedl 综合征、Bassen-Kornzweig 综合征及 Refsum 病（又称多神经型遗传性运动失调）等早期就有 ERG 的改变，表现为 ERG 显著的低于正常型、微小型或者熄灭型。

Leber 先天性黑矇（leber congenital amaurosis，LCA）是一组常染色体隐性遗传的遗传异质性眼病，特征为先天性弥漫性光感受器变性。LCA 的临床表型类似 RP 的眼底改变，虽然出生时眼底色素改变并不明显，但 ERG 为熄灭型。临床病例比较罕见，是儿童视网膜疾病致先天性盲的原因之一。

笔记

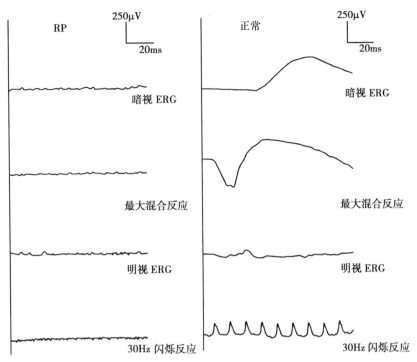

图 10-15　常显遗传 RP 的 ERG 表型

2. 视网膜脉络膜营养不良

（1）回旋状脉络膜视网膜萎缩：是常染色体隐性遗传病，多发生在 20～30 岁，病人主诉夜间视力下降。起初，周边和中周边眼底出现多灶性或独立的、不规则的色素上皮和脉络膜毛细血管的萎缩斑，后来可累及更大的脉络膜血管。当病灶向中央和周边进展时，相互融合。病人常有近视，几乎都有晶状体后囊下混浊。ERG 的视锥系统反应、视杆系统反应的振幅显著性下降或呈熄灭型。除了夜盲症状外，病人经历了进行性的周边和中心视力的损害。

视网膜和脉络膜的回旋状变性属于进展性夜盲之一，伴有代谢异常，治疗时要控制饮食中的精氨酸含量，并适当地补充维生素 B_6。

（2）无脉络膜症：是 X- 性连锁隐性遗传性病。男性病人常在 10～20 岁感到夜间视力下降，伴有双眼的视网膜和脉络膜进行性萎缩性变性。尽管脉络膜和色素上皮层的广泛变性，但是不像视网膜色素变性的眼底色素改变，极少或是没有骨细胞样色素改变。

起初，病人的中心视力基本正常，周边视力有中等程度的降低，50 岁以后，视野明显缩小。早期的 ERG 和 EOG 反应都不正常。明视、暗视 ERG 均显示 a 波、b 波振幅的降低，视锥系统和视杆系统 b 波峰时延长。晚期病例，如果尚能记录到 ERG，往往是残存视锥系统的贡献。不同年龄病人的 ERG 振幅在家庭内和家庭间均有较大的变异。女性携带者的 ERG 反应可正常，但是眼底可能会出现色素性的"蚕食"样改变。

（3）视锥细胞营养不良（cone dystrophy）：是一组具有遗传异质的视网膜疾病，遗传方式有多种。不同家系发现了不同染色体位点和基因突变。病人最初的主诉是视力低下和色觉异常，可以伴有畏光和眼球震颤。上述症状多出现在 20 岁以内，眼底改变和电生理改变有极大的差异。

临床上以黄斑区萎缩性改变和"牛眼样"改变最常见。有些病人仅表现为视盘颞侧苍白或者黄斑区只有轻微异常或非特异性的点状色素改变，几乎无黄斑色素样病灶。视锥系统反应及 30Hz 闪烁光反应显示视锥系统功能的显著下降是该病的典型特征。疾病早期多数视杆系统反应正常或轻微异常。随着病程的发展，视杆系统反应也可出现类似视锥系统样的改变。

（4）先天性静止性视锥细胞功能不良：

1）先天性视杆细胞性全色盲：病人视力低下呈非进展性，表现为视锥系统的功能障碍，而非营养不良症。全色盲的主要临床表现为畏光、眼球震颤、低视力和全色盲。眼底正常或呈轻微改变，典型的 ERG 显示明视 ERG 反应为熄灭型，而暗视 ERG 正常或轻度低于正常。

2）先天性红绿色觉缺陷（congenital red-green color deficiency）：为视锥细胞营养不良累及 L- 视锥细胞（红色觉异常）和 M- 视锥细胞（绿色觉异常）的一种疾病。ERG 检查显示：红绿色觉缺陷者对全视野白光刺激的反应（明适应和暗适应状态下）均正常。值得注意的是给予色光刺激（红光）时，红色弱和红色盲病人的 ERG 和暗适应曲线的视锥支消失或者振幅极低，而绿色弱和绿色盲病人的反应则正常。

（5）癌相关性视网膜病变：少数恶性肿瘤也可以影响 ERG 的振幅，影响的程度与肿瘤的抗原性有关。恶性黑色素瘤的患眼的 ERG 的 b 波可明显降低，称为黑色素相关性视网膜病变（melanoma associated retinopathy，MAR）。癌相关性视网膜病变（cancer associated retinopathy，CAR）主要见于小细胞型肺癌和部分乳腺癌病人，前者主要影响视网膜的内核层，后者主要影响光感受器层，均可导致视力下降和不同类型的 ERG 改变。个别病例报告病人的视力改变和 ERG 特征是早期发现其恶性肿瘤的先兆。

（6）视网膜中毒性疾病：某些药物对视网膜、视神经或色素上皮有特殊的亲和力，长期使用这些药物，可能导致视网膜神经细胞的中毒性反应，对 ERG 产生一定的影响。因此，ERG 在临床上也常常成为监测药物毒性反应的重要手段之一。

1）氯喹和羟基氯喹：是治疗疟疾、类风湿关节炎和系统性红斑狼疮的常用药。两种药对于黑色素颗粒有较高的亲和力，因此易于沉积于脉络膜和色素上皮。停药后，视力下降还会继续。氯喹性视网膜病变处于黄斑阶段，ERG 通常正常，或只有微小改变。随着病情的进展，周边部出现色素性改变时，ERG 中等异常，晚期病人，ERG 为熄灭性。因为病变早期，视锥系统首先受累，但是 ERG 不能反映轻微（局部）的视网膜损伤，所以中央 10° 视野阈值测试对确定早期中毒反应比 ERG 更有意义。

2）氯丙嗪和甲硫哒嗪：是治疗精神病的常用药物。氯丙嗪治疗的病人，眼底改变从细的色素点到粗大的色素团块。减量或停用后，色素改变就会变淡或消失。氯丙嗪对视网膜的毒性要比甲硫哒嗪和氯喹轻。视网膜毒性呈剂量依赖性。该药物对脉络膜色素细胞有选择性作用，且体内清除缓慢。明视、暗视 ERG 的 a 波和 b 波振幅均有不同程度的降低，与眼底改变一致。

3）奎宁：用于治疗疟疾和夜间肌肉痉挛症。急性中毒导致金鸡纳中毒综合征。症状有耳鸣，头痛，恶心，肠胃不适，震颤，低血压等。视觉症状一般发生在服药后 2 到 24 小时。瞳孔散大是急性中毒的体征。其最初的眼底变化是视网膜水肿，表现为青灰色视网膜水肿，伴黄斑处樱桃红。中心视力下降及周边视野受限。中毒 12 小时内测其 ERG，发现 a、b 波振幅均呈明显的降低。以后 a 波振幅逐渐恢复，但 b 波振幅的下降在一个月以后才趋向稳定。随着时间推移，b 波振幅可有轻微的上升，但很少恢复到正常。视锥系统 ERG 功能损伤比视杆系统严重。一般来说 a 波和 EOG 基本保持稳定。

4）甲醇：作为一种工业溶剂和自动抗凝剂而广泛使用的有毒性物质。它可以通过皮肤，呼吸道和消化系统吸收。甲醇最初氧化成甲醛，随后变成蚁酸，这是主要的毒性代谢物。蚁酸直接抑制线粒体细胞色素酶，能导致视网膜及神经细胞的变性。严重中毒可以导致永久性盲，甚至死亡。甲醇引起光感受器细胞改变和影响 Müller 细胞的功能。视网膜 Müller 细胞对蚁酸的影响尤其敏感。对 Müller 细胞的作用可用来解释甲醇毒性对 ERG b 波振幅的影响要大于 a 波。甲醇对视杆细胞和视锥细胞均有毒性作用，因此 ERG 的 a 波振幅下降。

二维码 10-2
知识拓展

二维码 10-3
扫一扫，测一测

笔记

（刘晓玲　雷　博）

参 考 文 献

1. 吴乐正，吴德正. 临床视觉电生理学. 北京：科学出版社，1999.

2. Fishman GA，Brich DG，Holder GE. et al. Electrophysiologic Testing in Disorders of the Retina，Optic Nerve，and Visual Pathway. 2nd ed. San Francisco：The Foundation of the American Academy of Ophthalmology，2001.

笔 记

二维码 11-1
视频 图形
视网膜电图
（PERG）检
查方法

第十一章

图形视网膜电图

本章学习要点

- 掌握：PERG 的波形特征及其细胞起源；PERG 的记录方法、测量方法和临床意义。
- 熟悉：PERG 的刺激图形参数；PERG 的临床应用。
- 了解：PERG 的正常值范围；PERG 检查的影响因素。

关键词 图形视网膜电图 交替图形刺激 黄斑 神经节细胞

标准的全视野 ERG 是用闪光刺激视网膜记录的总体电反应，对微小病灶不敏感，也不能对病灶进行定位。图形视网膜电图（pattern electroretinogram，PERG）改变了刺激形式，用图形代替闪光，为黄斑和神经节细胞的功能评价提供了新的方法。图形视网膜电图是视网膜对交替图形刺激（翻转黑白棋盘格或光栅）产生的电反应，不仅能够评价黄斑功能，也可以评价视网膜内层神经节细胞的功能，还能够对同样刺激所诱导的图形视觉诱发电位反应作进一步诠释。

第一节 图形视网膜电图的波形及起源

一、图形视网膜电图波形的命名及测量

图形翻转刺激诱导的 PERG 的波形决定于刺激的时间频率。瞬态 PERG（transient PERG）是使用低频、高对比度的翻转黑白棋盘方格刺激（低于 6 次翻转 / 秒）得到，波形如图 11-1。正常眼的瞬态 PERG 主要由最早出现的一个小负波（命名为 N_{35}），然后一个明显上升的正波（命名为 P_{50}）和一个较大的延后的负波（命名为 N_{95}）组成。稳态 PERG（steady state PERG）是使用高频、高对比度的翻转黑白棋盘方格刺激（通常高于 10 次翻转 / 秒）得到的，波形重叠，类似正弦波。

PERG 中 P_{50} 的振幅测量，是从 N_{35} 的波谷的最低点到 P_{50} 的波峰最高点。峰时的测量也是以顶点为标志。N_{95} 波的振幅测量，是从 P_{50} 的波峰到 N_{95} 的波谷。由于 N_{95} 波形较宽，其峰时确定比较困难，一般不予测量。稳态 PERG 的正弦波，需

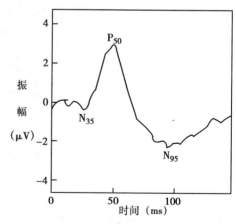

图 11-1 标准 PERG 的波形

标准 PERG 的波形分为 N_{35}，P_{50} 和 N_{95}，测量 P_{50} 和 N_{95} 的振幅和 P_{50} 峰时

笔记

124

要进行傅里叶分析而决定其振幅。

二、图形视网膜电图的起源

PERG 起源于视网膜内层，与神经节细胞功能密切相关。PERG 起源的确定，首先是通过猫的实验研究取得的。通过手术切断猫的视神经，观察 PERG 的变化。随着组织学上神经节细胞的退行性变性，PERG 的振幅逐渐变小，神经节细胞完全变性后，PERG 就变得无法记录了。但是，人眼的情况并不完全相同。切断人的视神经后，30 个月仍然可记录到 PERG，约为正常振幅的 30%。因此可知，人眼的 PERG 并非完全起源于神经节细胞。

临床研究和灵长动物研究，发现 P_{50} 和 N_{95} 分别受黄斑病变和视神经病变选择性的影响，N_{95} 主要起源于神经节细胞，而 P_{50} 则可能起源于更远端的视网膜。

第二节　图形视网膜电图的检测方法

PERG 本身是一组较小的电信号，在记录技术上与其他视觉电生理检查相比，有更高的要求。

一、电极

（一）记录电极

必须与角膜或球结膜有稳定的接触，而且绝对不能影响眼球光学系统清晰成像。常用的电极有 DTL 电极，金箔电极和钩状电极，以金箔电极比较稳定（彩图 11-2）。上述 3 种电极都可在不进行表面麻醉的情况下使用。皮肤电极也可以使用，但仅用于儿童筛查。

（二）参考电极

同闪光 ERG 一样，使用银 - 氯化银皮肤电极。电极安放在同侧眼的外眦颞侧的皮肤上，应最大限度地减少皮层源信号的干扰。皮层源信号的污染（干扰）主要影响 N_{95}，对 P_{50} 的影响不大。

（三）接地电极

同闪光 ERG，参考电极和接地电极之间的阻抗应该小于 5KΩ。

二、刺激参数

（一）翻转频率

瞬态 PERG 使用低翻转频率的刺激，通常每秒翻转小于 6 次（<3Hz）。当刺激频率 >3.5Hz，将获得一个稳态 PERG。

（二）刺激野和黑白棋盘方格大小

常规 PERG，黑白翻转棋盘格的刺激野大小在 10°～16° 之间。棋盘格大小约为 0.8°。为了研究青光眼，也可使用更大的刺激野。

（三）对比度

PERG 的振幅与刺激的对比度呈线性关系，建议使用最高的对比度（100%），至少不低于 80%。

（四）环境、背景亮度

较低的照明或普通室内照明时，对刺激野外的环境亮度没有严格的规定。值得注意的是不能有任何强光直射被检眼。

三、记录

（一）放大系统

建议选用最小输入阻抗为 $10m\Omega$ 的交流放大器。放大器的通频带宽在 $1\sim100Hz$ 之间，不用陷波滤波器。用强的过滤装置或滤波器的实验室要注意其结果可能与其他实验室的结果没有可比性，因此在报告中应该注明使用过滤装置的情况。

（二）平均及信号分析

由于 PERG 的振幅很低，必须进行信号叠加。瞬态 PERG 的分析时间（扫描时间）要大于150ms。如果记录稳态 PERG，需要进行傅里叶分析，分析时间应该是刺激时间的倍数。

（三）伪迹剔除

计算机必须具备伪迹剔除的程序设置。伪迹删除范围使振幅的峰值间波动不超过 $100\mu V$。超出此范围时，计算机将自动将伪迹信号删除。

（四）显示系统

必须有足够的分辨率，能反映出小信号的特征。

（五）正常值

标准记录的 P_{50}，振幅一般在 $2.5\sim5\mu V$（微伏）；N_{95} 振幅通常在 $3.5\sim6.5\mu V$；N_{95}/P_{50} 比值 >1.1。N_{95}/P_{50} 的振幅比，用于区别原发性 N_{95} 下降，还是 P_{50} 下降。

四、被检者准备

（一）体位

坐位，让被检者尽量舒适并固定头部。刺激屏距被检眼的距离通常是 1m。

（二）瞳孔

被检者在自然瞳孔下进行检测。

（三）屈光矫正

在检测距离上，获得最佳的矫正视力。

（四）安放电极

记录电极不能影响被检眼成像的清晰度，且与矫正镜架间不能相互干扰。

（五）固视

被检者双眼固视屏幕中心的固定点，记录过程中要求被检者尽量不转动眼球和眨眼。

第三节　图形视网膜电图的临床应用

PERG 引入临床后，已经成为临床电生理检查的重要组成部分之一。PERG 对黄斑功能的客观评价，补充了 ERG 对局部视网膜功能评价的不足。此外，N_{95} 的神经节细胞起源，允许直接评价神经节细胞的功能和继发于视神经疾病的神经节细胞的功能异常。视神经病变和黄斑病变对 PERG 的影响，也改善了异常 VEP 的诠释，促进了视觉电生理对视神经病变和黄斑功能异常的界定。

一、黄斑病变

ERG 评价全视网膜的功能，而 PERG 主要评价黄斑功能，对黄斑功能异常比较敏感。PERG 和 ERG 同时记录，能够互相补充。ERG 无法检出黄斑的疾病，PERG 往往能够检出；相反，黄斑功能保留而周边视网膜弥漫性变性时，则 ERG 异常，而 PERG 可正常。

研究黄斑功能与 PERG 关系，发现黄斑病变者 P_{50} 振幅明显降低，重症者甚至没有波形。

笔记

通常 N_{95} 与 P_{50} 具有共同性,所以 N_{95}/P_{50} 振幅比一般不下降,偶然 N_{95} 成分比 P_{50} 成分有更多的保留。

(一) Stargardt 病

病变早期,ERG 正常而 PERG 的振幅降低甚至熄灭(图 11-3)。通过记录有异常自发荧光的 Stargardt 病的 PERG,发现多数被检者记录不到 PERG。大多数黄斑病变,PERG 的振幅下降与视力下降之间有较好的对应关系。

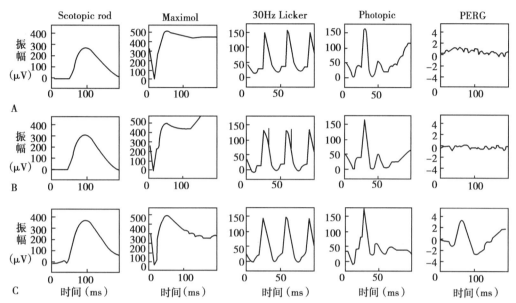

图 11-3 一病例的右眼 A 视力是 0.1,左眼视力 B 为 0.15,C 为正常对照。可见该病例的 ERG 正常,但是 PERG 无波形

(二) 原发性视网膜色素变性

由于黄斑区视网膜受累较迟、较少,其中心视力正常或接近正常。ERG 可能是熄灭型,但 PERG 是正常。视力受到影响后,则 PERG 几乎也是异常的。视力低于或等于 20/40 时,其 PERG 往往是熄灭型或严重降低。PERG 异常通常指 P_{50} 振幅下降而不伴峰时的改变,如伴有黄斑水肿,峰时也会有所改变。

(三) 其他视网膜疾病

除了评价 RP 的黄斑功能外,也能发现其他视网膜疾病的黄斑病变,有时还能发现无症状的黄斑功能受累。青少年 X- 性连锁视网膜劈裂症,先天性静止性夜盲,鸟枪弹样视网膜脉络膜病变等,如果伴有黄斑受累,就有 PERG 异常。PERG 振幅下降的幅度与中央区视网膜功能异常程度平行。PERG 还能检测出没有症状和体征的黄斑变性。

二、视神经疾病

理论上,视神经病变主要影响 N_{95} 的振幅。

(一) 视神经脱髓鞘疾病

临床研究发现:以 N_{95} 为观测指标,PERG 异常率为 85%;以 P_{50} 为指标,PERG 的异常率仅为 50%。P_{50} 异常眼,往往有 N_{95} 异常;而 PVEP 严重异常眼,P_{50} 也是异常的。

(二) 视神经压迫症

N_{95} 异常也常见于颅内占位性病变,如垂体肿瘤或颅咽管肿瘤。视神经压迫症主要引起神经节细胞的退行性变性和萎缩,其 PERG 也以 N_{95} 异常最常见,P_{50} 异常只见于严重病例。

笔记

（三）视神经萎缩

众所周知，视盘苍白与原发性的神经节细胞疾病、继发于视神经疾病和（或）继发于视网膜变性的神经节细胞功能不良有关。视盘萎缩相关的 PERG、PVEP 和 FVEP 研究，发现 N_{95} 的异常率明显高于 P_{50}（图 11-4）。

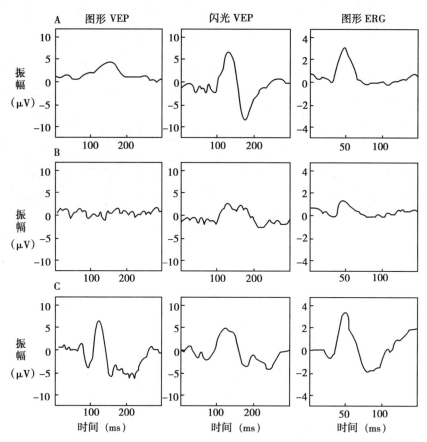

图 11-4　视神经萎缩的 FVEP、PVEP 和 PERG 比较

A. 病例 A，视力 0.3，P_{100} 延长，P_2 基本正常，PERG 的 P_{50} 正常，但是 N_{95} 降低　B. 病例 B，晚期病例视力指数，PVEP 无波形，P_2 振幅非常低，PERG 的 P_{50} 和 N_{95} 均降低　C. 为正常对照

三、青光眼

青光眼早期诊断比较困难。当发现 PERG 能够反映视网膜内层的功能，特别是神经节细胞功能时，众多的研究目光投到了青光眼与 PERG 的研究上。目前已发表的 PERG 的论文中，青光眼相关的文章，占据所有文章的首位。

虽然文献很多，但是 PERG 在青光眼和高眼压症的诊断价值上，意见非常不一致。一般来说，视神经纤维丢失超过 1/3 时，才出视野缺损。PERG 是否有助于筛选？哪些高眼压症可能变成原发性开角性青光眼？目前研究尚不能回答。由于 PERG 记录技术上的变异性，也限制了不同研究间的准确比较。虽然青光眼病人有较高的 PERG 异常率，但是，PERG 异常与其他评估青光眼的参数（视盘的杯盘比、视野等）之间又缺少相关性。该研究仍在继续。

四、图形视网膜电图和图形视觉诱发电位联合应用

自发现视神经脱髓鞘病变有明显的 PVEP（P_{100}）峰时延迟后，延迟的 PVEP（delayed PVEP）被认为是视神经功能不良（optic nerve dysfunction）的代名词。后来发现多种视网膜疾病也可有 PVEP 峰时的延迟，人们逐渐认识到 PVEP 延迟不仅由视神经疾病所致，黄斑功能不良

笔记

（macular dysfunction）同样会导致 PVEP 峰时延迟，其振幅变化和视神经疾病类似。因此，延迟的 PVEP 并不能完全确定为视神经病变。视神经病变和黄斑病变在电生理上的界定，可以通过 PERG 获得的。

临床上，后极部视网膜病变与视神经病变是难以区别的，因为这两者都会有视力、中心视野和色觉的降低。同样，相对性瞳孔传入阻滞也可能发生在严重的黄斑病变。临床上对有视觉症状的病人，有 PVEP 异常的，常规应该记录 PERG。如果 PERG 正常或选择性的 N_{95} 异常，则进一步证实为神经节细胞病变。如果严重下降或熄灭型的 P_{50} 提示黄斑功能不全。这时，需要作全视野 ERG，进一步确定病变是全视网膜的还是局限于黄斑的。

有时怀疑是视神经病变，经电生理检查却是视网膜病变。该方法也适用于评价有视网膜病变的视神经萎缩。临床上有视神经萎缩，但是黄斑正常、视网膜血管没有明显的异常，影像学检查排除了颅内占位病变后，通常诊断为原发性视神经萎缩。例如：某病例的 PVEP 和 PERG 异常，P_{50} 显著降低，确证了黄斑病变的可能性。最后全视野 ERG 评价整个视网膜的功能时，发现系视锥细胞营养不良。

五、非器质性视力减退

临床上遇到的伪盲、癔症，属于非器质性视力减退。涉及伤害赔偿时，特别是涉及高额赔偿金时有些被检者不合作，故意干扰记录过程，客观视力的判定尤为重要。如果只有单眼（患眼）的 PVEP 异常，同时记录其 PVEP 和 PERG 具有特殊的优点。如果病人尚能合作，首先记录双眼的 PERG。注意"患眼"对应的 PERG：如果 PERG 也是异常的，那么"患眼"视力障碍为器质性的可能性大。PERG 异常确实地反映了视力损害：如果是显著的 P_{50} 降低，病变在视神经节细胞前；如果只是 N_{95} 降低，则病变部位在视神经或神经节细胞。

双眼记录时，"患眼"的 PERG 正常，则同时记录"患眼"的 PVEP 和 PERG。如果"患眼"的 VEP 仍然异常，PERG 与双眼记录的结果一样，那么 VEP 异常是真实的，代表是视神经病变。如果患眼的 VEP 仍然异常，但 PERG 与双眼记录时有显著不同，则高度怀疑病人不合作（伪盲可能性很大）。

如果被检者主诉无法用"患眼"注视，可试用下面的方法：首先获得双眼同时注视，尽可能保持双眼注视不动，这时遮盖"好眼"，立即开始记录；发现注视偏离时按暂停，重要的是患眼能保持注视状态至少 5～10 秒。这样的步骤重复多次，直到获得满意的 PERG 数据。值得注意的是有些伪盲在"好眼"被遮盖时，会故意移开视线不固视。

（刘晓玲）

二维码 11-2
知识拓展

二维码 11-3
扫一扫，测一测

参 考 文 献

1. 吴乐正，吴德正. 临床视觉电生理学. 北京：科学出版社，1999.

2. Fishman GA，Brich DG，Holder GE. et al. Electrophysiologic Testing in Disorders of the Retina，Optic Nerve，and Visual Pathway. 2nd ed. San Francisco：The Foundation of the American Academy of Ophthalmology，2001.

第十二章

多焦视网膜电图

多焦视觉电生理包括多焦视网膜电图（multifocal electroretinogram，mfERG）和多焦视觉诱发电位（multifocal visual evoked potential，mfVEP），是视觉电生理学的一项重要进展，它在一定程度上弥补了传统的全视野 ERG、局部 ERG 和 VEP 的不足。

第一节　多焦视网膜电图的基本原理

视觉生理系统属信息学科系统，分析这样一个系统可以用黑箱方法，即在不了解该系统具体结构和状态的情况下，给该系统输入信号，记录其输出信号，分析输入信号与输出信号的关系，从而分析该系统的结构和状态。在多焦电生理技术中，系统的输入信号（如六边形阵列图形刺激）是多通道的，而输出信号（记录到的电生理反应）是单通道的。mfERG 即通过 m- 序列调制刺激技术同时刺激视网膜的多个部位，并应用快速 Walsh 变换计算刺激与反应之间的互相关函数，以单通道的常规电极，记录多个不同部位的混合反应信号，并将对应于各部位的波形分离出来。这种系统可分别分析视觉系统的线性成分和非线性成分，从而反映视觉系统不同层次的功能。

mfERG 的刺激图形通常采用随离心度增加而增大的六边形阵列图形，六边形的大小依据视网膜视锥细胞密度分布而设置（图 12-1）。由于离心度越大，单位面积视网膜产生的电反应越小，因此这种随离心度增加而增大的六边形阵列刺激图形可使刺激野的中心与周边的反应振幅和信 / 噪比差异减小。采用六边形图形刺激的另一个优势是六边形的几何形状可使刺激各向同性，对于小区域随离心度变化的刺激图形阵列来说，各向同性十分重要。此外，六边形的几何形状可以使刺激阵列易于排列。各刺激图形均在两种状态中交替切换。在局部闪光刺激图形中为黑与白交替切换；在局部图形刺激中为黑白互补的两幅图形交替切换。两种状态的切换由伪随机二进制 m 序列环（binary m-sequence cycle）控制。在这种伪随机 m 序列环调控下，每种状态在任何刺激时刻出现的概率为 0.5（即相对于六边形局部闪光刺激图形来说，刺激野中 50% 的六边形呈黑色，50% 呈白色）。此外，在伪随机 m 序列环调控下可保证在不同刺激起始时间，仅在此起始时间的六边形有反应，而其他区域六边形无反应,使得各个局部六边形反应之间互不相关(正交)。这样就可通过对伪随机 m 序列的交叉相关分析和采用 Walsh 变换计算刺激与反应之间的互相关函数,在一个通道的记录信号中将视网膜不同部位的反应波形分离提取出来。

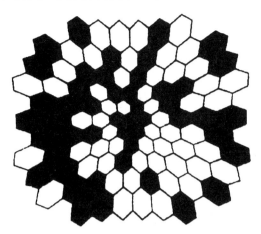

图 12-1　mfERG 六边形阵列刺激图形
典型 mfERG 六边形阵列刺激图形由 103 个六边形组成,任何
时刻刺激野中均有近 50% 的六边形呈黑色,近 50% 的呈白色

mfERG 反应分一阶反应(first order kernel)和二阶反应(second order kernel)。一阶反应是对单个输入信号的独立脉冲响应,代表对刺激的平均亮度反应。即受刺激小区域在一个完整伪随机 m 序列环调控下,两种状态交替刺激产生的两个平均反应之差。对于六边形黑白闪光图形刺激,一阶反应在数值上等于白光刺激的平均反应。一阶反应主要反映视觉系统反应的线性特征。一般认为,一阶反应主要起源于外层视网膜,代表外层视网膜的功能状况。

二阶反应主要反映前后两次刺激之间相互作用的脉冲响应,在数值上等于前后两次相同状态刺激相互作用的平均反应减去前后两次不同状态刺激相互作用的平均反应。二阶反应为前后两次刺激的相互作用,主要反映视觉系统反应的非线性部分特征。现认为,二阶反应主要起源于内层视网膜,代表内层视网膜的功能状况。

第二节　多焦视网膜电图的检测方法

不同的记录仪器及记录条件下检测的 mfERG 反应会有变异,因此,随着 mfERG 的日渐广泛应用,mfERG 的检测也应如常规 ERG 测试那样,有一个国际统一的标准。国际临床视觉电生理学会(ISCEV)于 2011 年提出了 mfERG 的标准化建议。

一、电极

不同电极的特性、放置方法及放置的位置对测量结果会产生一定的影响。mfERG 的记录电极使用能接触角膜或靠近球结膜的电极。记录电极有两种,一种为角膜接触镜电极(如 Burian-Allen 双极电极),另一种是非接触镜式记录电极(如金箔电极、DTL 电极)。参考电极和地电极采用全视野 ERG 一样的电极。参考电极置于外眦部,地电极置于前额正中或耳垂。

二、刺激参数

刺激器可选用阴极射线管(cathode ray tubes,CRT)监视器,液晶显示器(liquid crystals display,LCD)投射器,光电二极管(light electral diode,LED)阵列和激光扫描检眼镜(scanning laser ophthalmoscope，SLO）。CRT 刺激系统是目前最常用的一种刺激器。CRT 刺激器的常用帧频为 75Hz，避免使用 50Hz 或 60Hz，以免产生干扰。此外，应确保检查室内其他电器关闭，以免其他电器产生的 60Hz 高频率干扰。CRT 刺激器的刺激图形亮度在亮的状态应达到 $100 \sim 200cd/m^2$，在暗的状态应小于 $1cd/m^2$，在测试期间屏幕的平均亮度应在 $50 \sim 100cd/m^2$。白色和黑色的刺激图形之间的对比度应超过 90%，刺激图形周边的背景亮度等于刺激图形的平均亮度。各亮度应用校准器或仪表进行校准。

刺激图形采用随离心度增加而面积增大的六边形阵列图形。在一些特殊病例中，如用旁中心固视或特殊闪烁光序列，则可使用不同的刺激图形。刺激野半径应在 $20° \sim 30°$（一般为 23°）。刺激区域可排列不同数量的六边形，六边形数量的选择取决于空间分辨率、信／噪比（signal-noise ratio）、记录长度等因素，常用的有 61、103 或 241 个六边形刺激阵列。在刺激时每个六边形分别根据伪随机二进制 m- 序列信号作黑白翻转。m- 序列长度为 2^{n-1}，大多数情况下 n 选 $12 \sim 16$，n 的大小影响整个测量时间。

三、记录

与传统的电生理相比，mfERG 的反应信号强度较低，其记录需要具有更高性能的生物放大器。放大器应使用交流（AC）耦合，且其增益和滤波可调。放大器增益一般为 100 000 倍或 200 000 倍。放大器增益的选取应考虑在放大器未饱和情况下能产生可辨认的信号。仪器设置的频带滤波器能除去无关的电子噪音而保留有意义波形。通频带（recording bandpass）一般为 $3 \sim 300Hz$ 或 $10 \sim 300Hz$，在该范围内记录到的波形是最稳定的。各检查室对所有被检者的滤波设置应当相同，这样波形才具有可比性。如需记录 OPs，则通频带为 $100 \sim 1000Hz$。

瞬目和眼球运动可导致记录波形变形。为了消除瞬目或眼球运动引起的伪迹，可以在记录结束前重新记录某段来消除记录伪迹；如果记录信号段有少量伪迹，也可使用伪迹剔除程序来消除这些明显尖峰或漂移伪迹。伪迹剔除程序一般不应多次使用。此外，为了获得光滑波形和减少噪音，还可使用邻近平均（averaging with neighbors）程序，即将每个刺激区域的反应与每个邻近区域信号的百分数相平均。这种平均方法可以在有噪音的记录中使用，但该方法同时会使小信号或一些功能下降的关键区域信号变得模糊，因此使用时应小心谨慎。

mfERG 反应的显示有波描记阵列（trace arrays）、组平均（group averages）和地形反应密度图（topographic response density plot）三种（彩图 12-2）。其中波描记阵列是 mfERG 的基本显示方式，对观察视网膜不同区域非常有用。

组平均的分析程序是对设定区域内的各个六边形的反应曲线进行平均，获取各设定区域的平均反应密度。组平均对各象限、半视网膜区或从中央到周边各个环之间平均反应的比较很有帮助。也可将有病变区域的平均反应与正常相应区域的平均反应相比较。组平均常用二维图方式显示，可在二维图上分析不同象限、不同环的反应密度及峰时，或在二维图上对某一特定区域进行分析和比较。

地形反应密度图又称三维图或 3-D 图，它将视网膜各个单位区域（结合 N 波和 P 波成分）的全部信号强度在一个三维立体图上反映出来。三维图对直观显示或确定某些病理类型有一定帮助，但由于三维地形图将负的和正的反应偏转合并在一起，将导致波形的部分信息丢失，并使不相关成分信号（如噪音）增大。为了产生三维图经常需要补插一些反应，以使图变成连续的外观，这样做的结果会导致空间分辨率的改变。此外，三维图的变化与缩放比例的模板有关，也与所取反应波形的时间有关，因此作比较时，所有被检者的三维图的获得必须采用同样参数和参考数据，否则将产生误导作用。尽量不单独用三维图来显示 mfERG 的资料。当采用三维图时，应同时伴有相应的波描记阵列。

笔记

四、临床检测

（一）被检者的准备

1. 瞳孔 被检者的瞳孔应充分放大。

2. 电极 使用电极应遵循全视野 ERG 或 PERG 的标准化要求。不稳定的电极接触是记录质量不好的主要原因。

3. 被检者位置 被检者应很舒适地坐在显示屏前面，观察距离随显示屏的大小而变，以控制视网膜受刺激的范围（视角）。

4. 固视监测 对被检者固视的监测及保障被检者良好的固视是 mfERG 检测的基本要求，可通过直接观察被检者或使用监视仪器（如红外线眼底监视系统和眼前节摄像监视系统）来帮助监测固视。

5. 屈光不正 若被检者有屈光不正，应矫正至最佳近视力，矫正透镜装置一般置于眼前，由于透镜的使用会相应改变刺激图形的放大倍数，故观察距离必须加以调整以与设定的参数要求相一致。

6. 单眼或双眼记录 单眼或双眼记录都是允许的。一般采用单眼记录，强调对侧眼应密实遮盖，以避免受到额外光刺激而产生电反应。如果记录电极采用非接触镜式电极，也可双眼同时记录。

（二）适应

1. 预适应（pre-adaptation） 在测试开始前被检者应在普通房间亮光下适应 15 分钟，并确定此前未受强烈阳光照射或未进行过眼底照相等检查。若测试前受到过强光干预，预适应的时间就要延长（1 小时以上）。但测试前作过全视野明视 ERG 检查的病人，只要其曝光（尤其是闪烁光）时间没有特别延长，预适应仍为 15 分钟。

2. 房间照明 理想的室内照明是其在受试者身上的照度与刺激屏的亮度接近。

（三）记录

1. 刺激 刺激野为固视的任一侧对应的视角为 20°～30°。六边形阵列数：常规检测用 61 或 103 个六边形阵列，241 个六边形阵列在需精确检测微小特殊病灶时使用。记录时间：对于 61 个六边形阵列图形刺激，记录时间约 4 分钟，而 103 个六边形阵列则为 8 分钟。整个记录时间可分为许多短段（如 15～30 秒一段），在各段之间的接口处，下段重复上段最后一小部分的 m- 序列，一般重复部分设置为 1 秒。每段之间让被检者作适当休息，同时对因噪音、眼球移动或其他伪迹造成质量不好的记录段予以消除，并重新记录该段而不损失先前的数据。

2. 六边形阵列的选择 刺激阵列和记录时间的选择是记录稳定性与地形图分辨力之间平衡的结果。较大的六边形刺激（如 61 个）可获得较小噪音的信号，但对小范围视网膜功能下降区的敏感性降低。较小的六边形刺激（如 103 个）可较精确显示视网膜功能下降区域，然而要获得良好信／噪比的信号需要较长的记录时间（图 12-3）。用大的刺激六边形及短记录时间测试，被检者较易接受，适于对黄斑功能的一般了解。非常小的刺激六边形（如 241 个）有时用于对黄斑区小的或不规则病灶的测定，或用于精确评价视功能下降区。对于微小的异常，建议对病人进行重复检测来确定。

（四）报告的显示模式

1. 波描记阵列 在 mfERG 的报告中，波描记阵列是最基本的显示模式。这些波形排列不仅显示了各区域波形的的变化，而且也反映了记录质量的优劣，这对判断异常的可疑变异是很重要的。

2. 组平均 按设定区域分组可获得各组的平均数据，并可进行各组间的比较。从中心

笔记

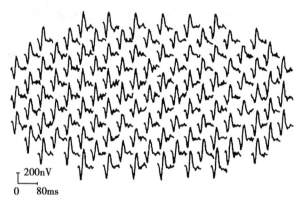

图 12-3 正常人 61 个和 103 个六边形阵列刺激诱发出的波描记阵列

向外的同心环是最常用的分组法。也可将眼底病变区域划出来,对这些区域的反应进行平均及比较。

3. 三维地形图 供选择使用,分析时要谨慎以防误导。三维地形图不能单独用于 mfERG 的报告。

(五)测量

1. 标尺 标尺必须伴随所有曲线或图。对各种显示模式,每个实验室要建立其常用的标量范围,使资料能按相同标量作图,以便在正常组与被检者之间及被检者之间进行比较。

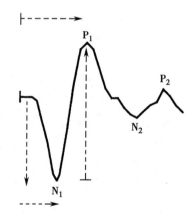

图 12-4 mfERG 的波形测量
mfERG 各成分波的名称及振幅和峰时(至波峰的时间)的测量方法

2. 反应测量 mfERG 的主要反应(一阶反应)为一个双相波,开始出现一个负相波,随后是一个正相波,正相波后还可能出现第二个负相波。这三个波分别命名为 N_1、P_1 和 N_2,其测量标准如下:N_1 反应的振幅从基线至 N_1 的波谷;P_1 反应的振幅从 N_1 的波谷至 P_1 的波峰;N_1 和 P_1 的峰时从刺激开始至波谷或波峰的时间(图 12-4)。组平均的测量常规应包括 N_1 和 P_1 的振幅和峰时。

3. 正常值 由于记录仪器的不同和参数选择的变异,使得从一个实验室来的资料不一定适合另一个实验室,因此每个实验室均需建立各自的正常值。

4. 伪迹处理报告 报告中应明确显示伪迹的许可范围和处理方法,包括伪迹剔除步骤

笔记

的类型和数量,邻近平均的结果(注意重复的程度和数量),以及其他光滑和平均处理程序。对任何不同寻常的伪迹应特别记录在案。

第三节 影响多焦视网膜电图的因素

尽管 mfERG 是一种客观视功能检查方法,但同全视野 ERG 一样,也会受到一些生理、物理和化学等因素的影响。由于有多种 mfERG 刺激系统,各实验室的检查条件和设置的参数也不尽相同,且各有不同的正常值和波形分析方法。因此,了解影响 mfERG 的各种因素,掌握其变化规律,不仅有助于认识 mfERG 各种自身变异特性,还有助于各实验室之间结果的比较。

一、刺激系统及刺激参数

采用不同的刺激转换形式、刺激参数和分析系统来检测 mfERG,其记录到的反应会有不同。

(一)刺激系统

mfERG 主要有三种刺激转换方式:阴极射线管(CRT)、液晶显示屏(LCD)和激光扫描检眼镜(SLO)。三种刺激转换方式在提供的刺激光强度、颜色、持续时间及覆盖范围等方面有明显不同,这些差异是影响 mfERG 记录的重要因素。在不同刺激系统 mfERG 相互比较时,应考虑这些因素的影响。

(二)刺激参数

不同的刺激参数和记录方式也是影响 mfERG 检测的重要因素。

1. 刺激光强度和刺激光平均亮度 mfERG 反应振幅随刺激光强度的增大而增加,但随之而来产生的散射光也增多。散射光的增多会影响局部区域信号反应的检测,使其发现局部病变的敏感性下降。刺激光平均亮度指刺激图形的最大亮度与最小亮度之和的平均数。过强的刺激光平均亮度会引起反应饱和及导致被检者不适感的增加。刺激光平均亮度的变化可对 mfERG 二阶反应的 OPs 波数产生较大影响,当刺激亮度适中时,OPs 波数最多;当刺激亮度太高或太低,OPs 波数减少。但对一阶反应的 OPs 波数影响不大。

2. 对比度 对比度是指黑白刺激图形之间的相对亮度比,即(最大亮度−最小亮度)/(最大亮度＋最小亮度)。随着对比度的增加,mfERG 反应密度、一阶反应和二阶反应振幅也明显增加。此外,降低对比度还可引出其他波形成分,如在一阶反应 P_1 波下降支出现小的正向子波(s 波)。

3. 刺激频率 刺激频率的变化对 mfERG 的波形有较大影响。随着刺激频率的降低,在 P_1 波下降支也可引出小的 s 波。s 波可能起源于视网膜内层神经节细胞,因此,降低刺激频率可能更容易发现视网膜内层功能损害。

4. 环境亮度和背景亮度 环境亮度是指检查室的亮度。环境亮度过强或过弱均可造成散射光的作用增强,使视屏刺激图形的对比度降低。mfERG 记录时,散射光的影响是很难避免的,即使是在视盘也由于散射光的作用而可记录到弱的反应。随着环境亮度的增加,mfERG 的反应振幅降低。背景光亮度是指视屏刺激图形周围的亮度。增加背景光强度,可以抑制散射光作用。通常选用刺激光平均亮度,以最大限度降低散射光影响。

二、眼的生理因素

被检者的年龄、瞳孔大小、屈光不正、屈光间质情况及眼的明、暗适应状态等因素也会对 mfERG 反应产生影响。

（一）年龄

如同全视野 ERG 和局部 ERG 一样，mfERG 反应也与年龄相关。随着年龄增加，mfERG 的反应振幅下降，峰时延长。老年人一阶反应和二阶反应的平均振幅密度低于年轻人，这种年龄相关的反应振幅密度降低在中心凹处最明显，并随离心度增加而减少。

（二）瞳孔大小

在不同个体间或同一个体在不同年龄段，自然瞳孔的大小会有变化。视网膜受刺激光强度大小与瞳孔的大小相关，而 mfERG 反应振幅随刺激光强度的增大而增加。为了减少瞳孔大小的影响，被检者的瞳孔应完全放大。

（三）屈光不正

屈光不正可引起刺激图形在视网膜的成像模糊和散射光的增加，从而影响 mfERG。近视眼导致的反应振幅下降、峰时延长与屈光度数明显相关。因此，被检者有屈光不正时，应矫正至最佳近视力。由于矫正镜片可导致刺激图形的放大或缩小，检查时应注意调节被检眼与刺激屏间的距离以符合设定参数的要求。

（四）屈光间质

屈光间质混浊可导致视网膜照度下降，而引起 mfERG 反应振幅降低。但轻度的老年性晶状体核硬化，并不会明显影响 mfERG 反应。

（五）适应状态

当视网膜处于暗适应状态或明适应状态时，传统的全视野 ERG 的波形会发生变化。常规应该在明适应状态下检测的 mfERG，其反应振幅比暗适应状态下的要大，增加的幅度在中央区最小，而周边部较大，但峰时影响不大。

三、其他因素

（一）眼的固视

在 mfERG 记录过程中维持良好的固视非常重要，固视不好或固视偏移，将导致不同时间检测到的反应不能与各局部区域视网膜的功能相对应，使结果出现偏差。视力不良或黄斑病变病人由于无法看清中心固视点，要维持稳定的固视功能可能较困难，这时可放大注视目标，并用红外线眼底监视系统和眼前节摄像监视系统来帮助被检者良好固视。即使有固视技术的帮助，有时被检者的眼球运动仍然不可避免，快速的眼球运动可导致放大器饱和或基线漂移，通过观察采样信号可监视快速眼球运动。若采样信号中有较多此类伪迹，可重新记录伪迹所在段。如上述方法仍不能消除伪迹，可用伪迹剔除程序来消除伪迹。

（二）心理因素

如被检者检查时，出现紧张、烦躁等情绪，会导致记录结果内出现大量的伪迹及噪声，直接影响结果的准确性。检查前对被检者做好解释工作可消除这些影响。

（三）瞬目、流泪、接触镜与角膜间存在气泡等对记录也有干扰作用，在 mfERG 记录中应注意避免。

第四节   正常人多焦视网膜电图特征

正常人 mfERG 的一阶反应，其反应密度（response density）（即反应振幅除以各自的刺激面积所获取的单位面积振幅）的分布与视网膜感光细胞密度的分布相一致，中心凹反应密度最高，随着离心度的增加而降低，在三维反应密度图上呈中央尖峰状。反应密度最低处位于生理盲点。

一般认为，正常 mfERG 反应鼻侧与颞侧、上半与下半象限呈不对称分布：中心凹颞侧

笔记

视网膜反应密度较鼻侧高，上半象限的反应密度较下半高。mfERG 的鼻 - 颞侧变异现象可能与视网膜内层的神经节细胞、无长突细胞及丛间细胞功能活动有关。在正常人 mfERG 反应中还存在一种峰时随距视盘距离变化而变化的成分，称为视盘成分（optic nerve head component，ONHC），这是另一种鼻 - 颞侧视网膜变异现象类型。视盘成分在距黄斑中心凹不同距离处反应曲线的总合形状相似，但峰时随着刺激单元距视盘的距离增大而逐渐延长。视盘成分可能来源于视盘附近的神经节细胞轴突，这种峰时延长是由于沿着神经纤维层的无髓鞘轴突动作电位传播延迟所致。因此，mfERG 的鼻 - 颞侧变异和视盘成分的改变能反映局部神经细胞的损害。

第五节　多焦视网膜电图的临床应用

mfERG 是一种新兴的视觉电生理检查技术，自从 1992 年由 Sutter 等研制出来至今，由于能够提供多部位视网膜功能的定量和直观图形，已在临床获得了广泛应用。

一、黄斑疾病

（一）特发性黄斑裂孔

表现为裂孔区一阶反应的反应密度下降，裂孔周围区域一阶反应的反应密度也下降，在三维地形图上可见中央凹陷（彩图 12-5）；当手术成功封闭裂孔后，裂孔区及裂孔周围区域一阶反应的反应密度增高，三维地形图高峰出现，并随着随访时间延长，反应逐渐增大，波峰逐渐增高，对应的视力也逐渐提高。

（二）年龄相关性黄斑变性

mfERG 表现与病变类型及视网膜受损害的程度和范围有关。干性型患眼引起的黄斑损害较轻，其 mfERG 的改变上主要表现为整个病变区的振幅不同程度下降，中央区振幅降低，峰时延长；湿性型患眼由于脉络膜新生血管导致黄斑区功能严重受损，其 mfERG 表现为病变区振幅明显下降，中央峰缺如或明显降低，呈现高低不平的变化，峰时明显延长。

（三）中心性浆液性脉络膜视网膜病变

表现为一阶反应的反应密度不仅在神经上皮脱离区有下降，而且在脱离区外和对侧眼后极部都有下降，患眼的峰时明显延长。随访期间患眼 mfERG 有所恢复，即使视网膜下液已经完全吸收，mfERG 反应也不能恢复到正常水平。

（四）Stargardt 病

mfERG 表现为黄斑区反应密度严重下降或记录不到，随离心度加大 mfERG 反应接近正常，峰时无明显延长。mfERG 测定的 Stargardt 病功能异常范围大于心理物理学及形态学检查的异常范围。

二、视网膜脱离

视网膜脱离的 mfERG 检测有助于了解术前视网膜功能状况和评价术后视网膜功能恢复情况。视网膜脱离的 mfERG 表现与脱离范围和累及黄斑的程度有关。黄斑区受累时，中心凹及黄斑区反应密度降低，峰时延长。与非脱离区相比，脱离区的反应密度明显降低；而非脱离区的反应密度也较正常眼低。手术成功复位患眼，脱离区和非脱离区的反应密度均有提高，但是与视野检测结果比较，反应密度没有视野计检测结果的敏感度提高明显。

三、原发性视网膜色素变性

mfERG 可以检测原发性视网膜色素变性患眼后极部的视网膜功能。病变早期，视力尚

笔记

好的患眼，其中心凹外一阶反应的峰时延长，反应振幅明显下降或消失，但中心凹内的峰时正常或轻度延长，反应振幅呈中、轻度降低，降低的程度与视力有一定关系，并与视野改变相对应。晚期视网膜色素变性患眼，整个测试野反应波均呈峰时延长、振幅降低，而且随离心度加大，其异常更明显。

四、糖尿病性视网膜病变

糖尿病视网膜病变的 mfERG 表现为各部位的一阶和二阶反应密度下降，峰时延长。病变发展过程中，反应密度比峰时较早出现异常。在尚未出现视网膜病变的糖尿病病人，可观察到二阶反应密度下降、一阶和二阶反应的 OPs 峰时延长。

五、青光眼

青光眼的 mfERG 可有一阶和二阶反应密度下降，并且二阶反应较一阶反应、黄斑区较周围区下降更明显。开角型青光眼，还可能观察到 mfERG 的二阶反应三维地形图与视盘成分的改变相一致。由于 mfERG 二阶反应的非线性成分主要起源于视网膜内层，可选择性地受到局部神经节细胞损伤的影响。因此，分析黄斑区二阶反应和视盘成分可能是检测青光眼早期损害的一个指标。

（文　峰）

二维码12-2
扫一扫，测一测

参 考 文 献

1. Hood DC，Bach M，Brigell M，et al. ISCEV standard for clinical multifocal electroretinography（mfERG）（2011 edition）. Doc Ophthalmol, 2012, 124（1）: 1-13.

2. Mendoza-Santiesteban CE，Fernández-Cherkasova L，Echavarria OH，et al. Multifocal electroretinography. Semin Ophthalmol, 2010, 25（4）: 155-164.

3. Porciatti V. Electrophysiological assessment of retinal ganglion cell function. Exp Eye Res，2015，141: 164-170.

4. Marmor MF，Fulton AB，Holder GE，et al. ISCEV standard for clinical electroretinography（2008 update）. Doc Ophthalmol, 2009, 118（1）: 69-77.

5. Marmor MF，Hood D，Keating D，et al. Guidelines for basic multifocal electroretinography（mfERG）. Doc Ophthalmol, 2003, 106（2）: 105-115.

6. Hood DC，Bach M，Brigell M，et al. ISCEV guidelines for clinical multifocal electroretinography（2007 edition）. Doc Ophthalmol, 2008, 116（1）: 1-11.

7. Brigell M，Bach M，Barber C，et al. Guidelines for calibration of stimulus and recording parameters used in clinical electrophysiology of vision. Doc Ophthalmol, 2003, 107（2）: 185-193.

8. Holder GE，Brigell M，Hawlina M，et al. ISCEV standard for clinical pattern electroretinography. Doc Ophthalmol, 2007, 114（3）: 111-116.

9. Marmor MF，Brigell MG，McCulloch DL，et al. ISCEV standard for clinical electro-oculography（2010 update）. Doc Ophthalmol, 2011, 122（1）: 1-7.

10. Odom JV，Bach M，Brigell M，et al. ISCEV standard for clinical visual evoked potentials（2009 update）. Doc Ophthalmol, 2010, 120（1）: 111-119.

笔记

第十三章

视觉诱发电位

二维码 13-1
视频 闪光
视觉诱发电
位（FVEP）

二维码 13-2
视频 图形
视觉诱发电
位（PVEP）

本章学习要点

- 掌握：视觉诱发电位的概念、波形特征，以及视觉诱发电位的记录、分析方法、正常值范围和临床应用。
- 熟悉：视觉诱发电位检测的影响因素。
- 了解：视觉诱发电位的发展，以及与全视野 ERG、图形 ERG 的区别。

关键词 视觉诱发电位 全视野 ERG 图形翻转刺激 闪光刺激 视神经病变

视觉诱发电位（visual evoked potential，VEP）又称视觉诱发反应（visual evoked response，VER）或视觉诱发皮层电位（visual evoked cortical potential，VECP），是大脑枕叶视皮层对视觉刺激（闪光或图形刺激）发生反应的一簇电信号。VEP 的记录技术与脑电图（electroencephalogram，EEG）相似，又与 EEG 的自发性脑电波不同。VEP 的反应振幅较低（3～25μV），用单次刺激方法很难将 VEP 信号从 100μV 左右的自发性脑电波信号中提取出来，必须通过有规律的重复闪光或图形刺激视网膜，并应用计算机叠加平均技术才能实现 VEP 的记录。正常 VEP 反应有赖于视网膜、视路和视皮质功能正常。视网膜功能正常时，VEP 反映视觉信号从视网膜神经节细胞到大脑枕叶视皮层的传导功能。

第一节 视觉诱发电位的记录方法

按刺激时间频率可将 VEP 分为瞬态 VEP 与稳态 VEP；按刺激形式分为闪光 VEP（flash visual evoked potential，FVEP）和图形 VEP（pattern visual evoked potential，PVEP），其中 PVEP 又根据不同的图形刺激形式有图形翻转 VEP（pattern reversal visual evoked potential）、图形给 / 撤视觉诱发电位（pattern onset/offset visual evoked potential）、闪光 - 给图形 VEP 和扫描 VEP（sweep visual evoked potential）等多种；按刺激野分为全刺激野 VEP、半刺激野 VEP、象限刺激野 VEP 及多焦 VEP（mfVEP）。不同类型的 VEP，其刺激参数及记录方法有所不同。

一、基本技术

（一）电极

采用标准的银 - 氯化银或金盘 EEG 电极。电极用导电膏或火棉胶固定在头皮上。电极安放的部位参照脑电图记录的国际 10-20 系统：记录电极安放在枕骨粗隆上 2.5cm 处的 Oz 位。如果三通道记录，另外两个记录电极分别放在位于 Oz 左右各 5cm 处的 O_3 和 O_4 位。三个以上的多通道记录，则可在 Oz 位左右各 2.5cm 处的 O_1 和 O_2 位再安放作用电极。参考电极放在鼻根上 1.2cm 处的 Fz 位，地电极放在中央顶点（Cz）或耳垂（图 13-1）。

笔记

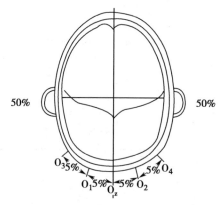

图 13-1　VEP 的记录原理及枕叶皮质定位

采用国际 10-20 系统标示，F 代表额部，P 代表顶部，T 代表颞部，
z 代表中线；O₁ 与 O₃：位于枕骨左侧；O₂ 与 O₄：位于枕骨右侧

（二）刺激形式

1. 闪光刺激（flash）　用短暂的白光刺激视网膜获得的 VEP 为 FVEP。常用氙气充电管或发射二极管作为刺激光发生器，产生弥散的闪光。闪光亮度为 $5cd/m^2$，有屈光间质混浊者可提高到 $50cd/m^2$；背景光亮度为 $3cd/m^2$，屈光间质混浊时背景亮度亦可增大到 $30cd/m^2$。瞬态反应闪光频率为 1Hz，稳态反应刺激频率一般大于 10Hz。

2. 图形翻转刺激（pattern reversal）　图形翻转 VEP（pattern reversal visual evoked potential，PVEP）在临床应用最广泛，是由保持刺激屏平均亮度不变的黑白棋盘方格或黑白条栅以一定频率交替翻转刺激所诱发的反应。刺激野大于 15°视角。视标按照每个方格的视角或光栅的空间频率来描述。临床检测至少使用两种空间频率视标：1°和 15′方格或 1.0 周/度（cycles per degree，cpd）和 4.0cpd 的光栅。方格或光栅的大小可根据需要进行调整。对比度≥75%，平均亮度接近 $30cd/m^2$，图形中白方格或白光栅的亮度不应小于 $80cd/m^2$，瞬态反应的图形翻转频率为 2Hz，稳态反应一般在 7.5Hz 或以上。

视角的计算公式：$B = 180/3.14 \times (W/D)$

B = 视角

W = 方格或条栅的宽度（mm）

D = 刺激屏到角膜顶点的距离（mm）

视角通常以度为单位。按上列公式计算可知：宽度为 10mm 的方格在 573mm 距离处所成的视角为 1°。视角小于 1°时以分为单位，以分为单位时计算方法是将上述公式乘以 60。对于所采用图形，其刺激野应以视角的度数来表示，且要表示出刺激野的形状，如长方形刺激野的表示为：a°×b°，圆形刺激野的表示为：c°直径（或半径）的圆。

3. 图形给 / 撤刺激（pattern onset/offset）　是指图形与等亮度的漫射背景以突然转换的方式出现或消失，交替显示所形成的刺激模式。图形出现或消失（给或撤）时，刺激屏的平均亮度必须保持不变。图形每显示 200 毫秒后，间隔以 400 毫秒的空白屏幕，以此作为标准的图形 / 空白屏幕转换次序。

（三）记录参数

低频截止≤1Hz，高频截止≥100Hz，放大倍数为 20 000～50 000 倍，前置放大器的输入阻抗≥10MΩ。模拟信号的数字化采样频率最小应为每通道每秒 500 次，最小分辨率至少 8位。每次测试的最小平均次数应为 64。若 VEP 与背景噪音之间的信噪比较低，可增加平均次数，但在婴幼儿检测时，由于被检者的注意力不能持久，增加平均次数不一定能获取更好的波形，而平均次数较少一点反而可能产生比较清晰的反应。

笔记

二、临床检测

被检者在自然瞳孔下进行检测。对于图形刺激,应先了解被检者的屈光状态,并根据距刺激屏的检查距离将视力矫正至最佳。采用单眼刺激,用眼罩遮盖非刺激眼,保证没有光进入非刺激眼。

电极安放后,要对电极间的电阻进行测定,通常要在5kΩ以下,过大的电阻可增加噪声。

记录 PVEP 时,要求被检者保持眼球固视,并集中注意力注视刺激图形的中心点;记录 FVEP 时应固视视屏的注视点。

检测视交叉前、视交叉和视交叉以上功能可采用不同的刺激方式和电极安放位置。

第二节 视觉诱发电位的波形及分析

一、闪光视觉诱发电位

FVEP 是由5～7个正波和负波组成的复合波(图 13-2),开始于 30 毫秒左右,结束于 300 毫秒左右。在波成分的命名中,正波标示为 P 波,负波标示为 N 波,然后以 1,2,3⋯⋯等数字下标分别表示正波或负波分别出现的先后次序(如 N_1,P_1,N_2⋯⋯)。

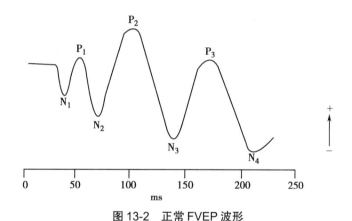

图 13-2 正常 FVEP 波形

FVEP 早期成分如 N_1 和 P_1 变异较大,且易受主观因素及记录参数如电极的放置、刺激状态等的影响,但 P_2 成分相对较稳定。总的说来,由于 FVEP 的视觉刺激为非图形的弥散性闪光,其波形变异较大,特异性不高,不仅个体之间差异较大,而且同一个体在不同时间里其记录结果亦存在较大不同,故而在临床应用时有一定局限性。不过若同一个体其双眼的 FVEP 有明显的不同,则属于病理现象。因此,对 FVEP 的评价应特别注意双眼比较。此外,对视力严重损害、屈光间质明显混浊或因检查配合差不能做 PVEP 的病人,FVEP 有助于了解患眼视网膜至视皮层的功能状态。FVEP 的峰时测量是从刺激开始到反应波峰的时间,振幅测量是从前一个波峰(或波谷)到相邻的后一个波谷(或波峰)之值。

二、图形翻转视觉诱发电位

典型的 PVEP 由三相复合波组成。第一个波为较小的负波,峰时约在 75 毫秒。第二个波为大而稳定的正波,峰时约在 100 毫秒。第三个波为负波,该波欠稳定,易受多种因素影响,其峰时约在 135 毫秒。这三个波又称为 NPN 复合波,是临床上最主要用于观察和分析的波形。PVEP 的命名法是按照反应波的极向及各自的平均峰时而定,因此波依次命名为

笔记

N_{75}、P_{100} 和 N_{135}（图 13-3）。PVEP 的峰时和振幅的测量与 FVEP 的一样。PVEP 的 P_{100} 成分是 NPN 复合波的代表成分，其振幅最高且最稳定，而且其峰时在个体间或个体内的变异很小，是临床评价的最常用指标。

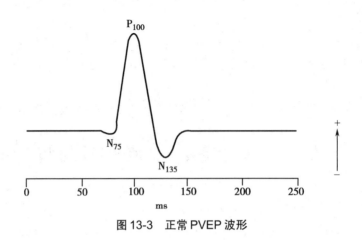

图 13-3　正常 PVEP 波形

通常所说的图形翻转 VEP 是指全视野刺激的 PVEP，全视野刺激的 VEP 反应是每个半野反应的代数和。当两个半野同时被刺激时，由于对侧的负向成分在枕部中点具有最低的振幅，致使在枕极上记录到的正向成分因较少被对侧负向成分所抵消而变得最大，而在枕部侧位电极，由于在那里两个对侧负成分处于它们的最大值，导致正向成分反应降低得最明显。因此，当全视野刺激的图形翻转 VEP 利用前额正中作为参考时，其在枕部中间电极的反应振幅最大，并向两侧扩展，反应的振幅在枕部侧位（即在国际 10-20 系统的 O_3 和 O_4 位置）发生相对急速的降低，但全视野反应相对于中线呈对称性分布。

视屏的半边显示图形翻转刺激，另外半边没有视觉刺激，被检者仍然注视视屏中心，这时诱发出来的反应称为半侧刺激野 PVEP。当采用大于 15° 的垂直半刺激野刺激，记录电极放置在横过中线 Oz 位的枕部侧位头皮上（O_3 或 O_4）时，在与半刺激野同侧的头皮电极处可记录到与负正负（N_{75}、P_{100} 和 N_{135}）复合波，而在对侧的头皮电极上记录到一个峰时与 NPN 复合波相近，但极性相反的正负正（P_{75}、N_{100} 和 P_{135}）复合波，PNP 复合波各波的振幅较对侧 NPN 复合波的要小。这种应用半侧刺激野刺激，在中线 Oz 位左右两侧记录到的刺激野同侧反应较强的 NPN 复合波，而对侧为极性相反的反应较弱的 PNP 复合波现象与视觉正常解剖通路在视皮层的投射分布不一致，称为半侧刺激野 PVEP 的"不对称分布"或"矛盾的不对称"现象。半侧刺激野 PVEP 的检测，有助于评价视交叉和视交叉后病变的功能状况。

三、图形给 - 撤视觉诱发电位

在平均亮度不变的情况下，全刺激野的图形以一定的时间间隔（大于 100 毫秒）出现或消失，视觉刺激以图形出现所诱发出的反应称为给反应（onset response），图形消失所诱发的反应称为撤反应（offset response）。撤反应与图形翻转反应很相似。给反应由 3 个主要成分组成：约 75 毫秒处的一个正向反应（C_1）、约 125 毫秒处的负向反应（C_2）和约 150 毫秒处的一个正向反应（C_3）。在图形给 - 撤 VEP 的检测中，应注意图形给 - 撤反应的个体间差异比图形翻转反应要大，但其个体内差异非常小。因为在检测过程中对图形给 / 撤这种类型的刺激很难故意离焦，所以给予图形给 - 撤刺激是检测视力或客观验光最有效的视觉刺激方式。

笔记

第三节　视觉诱发电位的影响因素

一、刺激和记录参数的影响

（一）对比度和亮度

黑白棋盘方格或黑白光栅之间对比度变化可影响 PVEP 的振幅和峰时，对比度降低（低于 20%～40%）可导致 PVEP 峰时延长、振幅降低，故国际临床视觉电生理学会（ISCEV）建议临床检测时采用≥75% 的高对比度。

亮度是诱发 PVEP 的重要刺激参数之一，亮度越强对视网膜的刺激也越强，反之则弱。因此，亮度改变会对 P_{100} 的峰时和振幅产生较大影响。一般情况下，对于棋盘格翻转 VEP，图形的平均亮度每减少一个数量级，P_{100} 的峰时将延长 10～15 毫秒，而振幅则降低约 15%。

（二）空间频率和时间频率

研究表明视觉系统中可能存在两个分别对高空间频率和低空间频率敏感的独立信息通道，称之为持续通道（sustained channel）与瞬时通道（transient channel）。持续通道对高空间频率的静止图形较敏感；而瞬时通道对低空间频率、高时间频率或移动的图形较敏感。黄斑中心凹区域的信息主要由持续通道传递，因此采用高空间频率的图形刺激（如小方格）可较敏感反映黄斑中心凹的功能改变。而中心凹旁区域的信息主要由瞬时通道传递，因此采用低空间频率刺激（如大方格）可较好反映中心凹旁区域的功能状态。采用 30′ 左右的方格能诱发出振幅最高的图形翻转 VEP，而大方格（30′～60′）在偏心 6° 左右处产生最大振幅。随着空间频率的增高（如方格由大变小），P_{100} 峰时延迟。

在低时间频率刺激范围内，时间频率可对 PVEP 的峰时和振幅可产生一定影响。当时间频率从 1Hz 增至 4Hz 时，P_{100} 的峰时延长，而当时间频率低于 1Hz 时，P_{100} 的峰时缩短，振幅增加。

（三）刺激野大小和部位

刺激野的大小和部位决定视网膜上受刺激部分的面积和范围。全视野刺激时，其刺激野的减小将造成 P_{100} 的振幅下降、峰时延长，其中振幅的下降远比峰时延长明显得多。刺激野增加时，P_{100} 振幅相应增大，同时产生最明显 VEP 所需的方格大小也增大。P_{100} 振幅的这种因刺激野的半径大小不同而改变的特征在枕部外侧电极导联的记录上表现得不明显。

（四）图形清晰度

图形在视网膜上成像的清晰度、图形边缘的对比度及图形运动的速度是决定 PVEP 特征的关键因素。模糊的图形边缘可对 VEP 产生明显的影响，尤其在小方格刺激时该影响更大。如采用 14′ 视角的小方格刺激，偏离正常屈光状态 2 个屈光度所引起的图形模糊将造成 PVEP 的 P_{100} 峰时延长 5～8 毫秒。因此，PVEP 检测时，应根据距刺激屏的检查距离将视力矫正到注视图形最清晰状态。

（五）电极位置

由于 VEP 各成分来源于多个脑皮层区域的电活动，因此任何记录电极安放位置的偏移都将对 VEP 波形产生重要影响。电极位置的安放应遵循国际脑电图学会制定的 10-20 系统电极放置法，该系统所有的测量都基于下面的几个骨标记：鼻根、枕骨粗隆和两个耳前点，并且要考虑到头颅大小和形状的不同，采用百分数表示距离（10% 与 20%），以百分数来计算电极的放置位置。此外，在 VEP 记录中最常遇到的外源性伪迹是由电极移动、电极与皮肤的接触不良或出汗等因素造成皮肤电极界面改变，这些伪迹大都表现为 VEP 基线突然的大幅度移动。电极间的电阻还可直接影响输入到放大器的信号的衰减。在记录系统和记录条件确定的情况下，要获取较好的 VEP 波形，检查者所能做的唯一努力只能是把电极安放好，将伪迹和电极间电阻对 VEP 的影响降低到最低程度。

二、个体因素的影响

（一）年龄和性别

年龄对 VEP 有一定的影响。新生儿的 P_{100} 峰时最长，随着年龄的增长其峰时迅速缩短，2 岁左右接近成年人水平。青少年期 P_{100} 的峰时仍然比成年人的长，18～49 岁之间 P_{100} 峰时较稳定，但年龄大于 50 岁后，峰时又有所延迟。年龄对 P_{100} 的振幅也有影响，从儿童期到青少年期，P_{100} 的振幅明显低于成年人，但青少年期以后振幅趋于稳定。

性别对 VEP 也有影响。对于 PVEP，女性的 P_{100} 峰时一般比男性略短。振幅也略高于男性。同样，在 FVEP 中也存在性别差异。男女性别间 VEP 的差异可能与男性的头颅较大，颅骨较厚或女性脑内部的温度较男性高等因素有关。

（二）瞳孔大小

缩小瞳孔直径可因视网膜照度下降而致 P_{100} 峰时延长。当瞳孔直径从 1mm 增大到 9mm 时，峰时可缩短近 20 毫秒，但瞳孔的散大可导致视力下降，影响 P_{100} 的振幅。因此，使用散瞳药后，不要进行 VEP 检查，以免影响检测结果的准确性。

（三）个体差异

VEP 在不同个体之间存在较大差异。相对于振幅来说，个体间峰时的变异较小，变异范围在 2%～5% 之间，但个体间振幅的变异可高达 25%。对于同一个体，VEP 的变异很小，其中峰时的变异比振幅更小。无论是不同个体间，还是同一个体内，FVEP 的变异性均较 PVEP 的要大。因此，同一个体双眼间的比较在 FVEP 和 PVEP 振幅的临床评价中具有重要意义。

（四）心理因素

被检者注意力、固视、合作等心理因素可对 PVEP 产生显著影响，导致 P_{100} 峰时延长或振幅降低。因此，在进行 VEP 检查时，应嘱被检者集中精力接受检查。

第四节　视觉诱发电位的临床应用

VEP 的两大特性使其在临床上获得了较广泛的应用：① VEP 可反映视觉信号从视网膜神经节细胞到大脑枕叶视皮层的传导功能，因此对视路疾病包括青光眼、弱视等的功能评价有重要价值；② VEP 主要反映中央视野 10° 内的视网膜功能改变，50% 以上的视皮层细胞接受来自中央视野 10° 内的反应。其原因是中央视野 10° 内的神经纤维在视皮层的投射区域位于枕叶视皮层的最表面，而中央视野 10° 外的神经纤维投射于视皮层的内面而深入视皮层距状裂附近。据估计黄斑区在视皮层的投射区约占整个视皮层面积的 50% 以上。因此，VEP 可较好地反映黄斑疾病或累及黄斑区的视网膜脉络膜疾病的视功能变异情况。

一、视路病变

视神经经过眼眶、视神经管及颅内等一段较长的路径，易受到炎症、肿瘤、外伤、血管性病变及神经系统的病变的影响。临床上常结合计算机断层扫描（computed tomography，CT）、磁共振（magnetic resonance imaging，MRI）、视野及 VEP 等形态学与视功能检查方法对视路疾病进行诊断及定位。VEP 在视路病变的诊断、病情严重程度的判断、预后的评价及神经系统变性程度和髓鞘状态等方面有重要的应用价值。

笔记

（一）视神经炎

尽管视神经炎病人 PVEP 的峰时和振幅均可表现异常，但以峰时的改变尤为明显（图 13-4）。

约 80%～100% 的视神经炎患眼的 P_{100} 峰时延长,部分病人即使在视力和 VEP 振幅恢复正常后,其 P_{100} 峰时仍表现延长。因此,VEP 检测在视神经炎的诊断、功能评价及预后判断方面都有重要的价值,临床上常与视野检查互相补充。

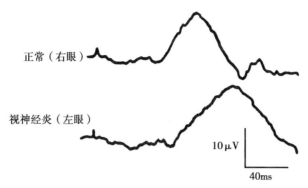

正常（右眼）

视神经炎（左眼）

10 μV

40ms

图 13-4　视神经炎的 PVEP

（二）多发性硬化

多发性硬化症(multiple sclerosis,MS)是侵犯中枢神经系统白质,以神经系统脱髓鞘改变为主的一种疾病。随着有髓神经纤维髓鞘的脱失,其动作电位由跳跃式传导逐渐变为连续性传导,降低了有髓神经纤维的传导速度,从而导致一系列运动和感觉系统功能障碍。在多发性硬化症中,视神经是最重要而常见的受累部分,约 70% 的病人有视神经炎征象。VEP 已成为诊断多发性硬化症必不可少的检查方法,其敏感性比磁共振、对比敏感度及视野检查要高。多发性硬化的 PVEP 改变主要表现为峰时延长,部分患眼可有振幅下降。但由于振幅易受多种因素影响,其变异较大,因此在多发性硬化诊断上观察 PVEP 峰时变化要较观察振幅改变敏感。PVEP 的峰时异常不仅发生在有视力下降的多发性硬化病人上,在那些视力正常的患眼也可表现异常,约有 50% 临床上尚无异常表现的早期多发性硬化病人,其 PVEP 峰时就有延长。多发性硬化的 VEP 改变机制与其他视神经病变不同,后者 VEP 峰时延迟与神经纤维数目的减少或轴突的变性等因素有关,而多发性硬化的 VEP 峰时延迟直接与视路中的有髓神经纤维发生脱髓鞘病变而致传导障碍有关。

（三）前部缺血性视神经病变

前部缺血性视神经病变(anterior ischemic optic neuropathy)的 VEP 表现为振幅明显下降,而峰时一般无异常改变。该 VEP 特点有助于前部缺血性视神经病变与视神经炎的鉴别诊断。

（四）外伤性视神经病变

对于这类病人进行 VEP 并结合 X 线或 CT 等检查,有助于确定受损部位及对视路功能受损状况进行评价。当病人不能配合医生进行其他视功能检查时,FVEP 所提供的患眼视神经完整性的重要信息,对临床诊断及功能评价更有意义。外伤后如果 ERG 正常,而 VEP 异常则高度提示视神经功能可能受损。根据外伤性视神经病变的严重程度,其 VEP 可表现为振幅降低或伴峰时延长。VEP 凭借其可客观检测外伤后视功能改变的特性,已成为外伤后视功能评价及诊断伪盲必不可少的检查项目,对于甄别外伤后伪盲与否的病例,VEP 与 ERG 两者结合检测更能提高伪盲判定的敏感性。

（五）中毒性视神经病变

1. 乙胺丁醇中毒性视神经病变　乙胺丁醇是抗结核药物,长期服用可发生双眼对称性、类似球后视神经炎的乙胺丁醇中毒性视神经病变。视野检查可出现各种不同的暗点,ERG 和色觉也可出现异常,但最敏感的是 VEP 检查。该病的 PVEP 表现为峰时延长和振幅降低,其中峰时的改变比振幅明显。一些视力尚未受累的临床前期病人,如出现 PVEP 峰时延长,提示应尽早停药,防止病变发展。

笔记

2. 烟草中毒性视神经病变　常发生于长期大量吸烟、全身消瘦及营养不良病人，最主要危害的是烟草中毒性弱视。双眼视力呈缓慢下降，视野检查有中心、旁中心暗点，或与生理盲点相连的哑铃状暗点，还可出现夜间视力下降，眼底早期可无异常改变，晚期可见视盘颞侧苍白。PVEP 改变以峰时延长为主，尤以小方格的异常率最高。

（六）Leber 遗传性视神经病变

目前认为是一种通过女性传递的线粒体遗传性疾病。PVEP 可表现为峰时延长和振幅降低。某些女性携带者和早期无症状病人，也可出现 PVEP 的异常。

（七）视交叉病变

视交叉病变典型视野改变为双颞侧偏盲。对于视交叉前视神经病变，应记录单眼全视野 VEP，而对视交叉及交叉以上病变，尽量记录多通道半侧视野或者 1/4 象限视野 VEP，并结合全视野图形刺激多通道记录进行综合分析。视交叉病变的 PVEP 改变特点为"交叉性不对称分布"，即与视野偏盲损害同侧的视中枢，可记录到最明显的异常 PVEP 反应。多通道全刺激野 VEP 改变以与视野偏盲同侧视中枢的 P_{100} 波振幅降低为主；而垂直半侧刺激野 VEP 以偏盲同侧视中枢的 PVEP 波形消失为主。当多通道全刺激野 VEP 检测正常时，应用半侧视野图形刺激可记录到异常的 VEP 反应。

（八）视交叉以上病变

视交叉以上病变的典型视野改变为双眼同侧偏盲。视交叉以上病变的 VEP 检测方法同视交叉病变，其敏感性要低于视交叉病变。双眼半侧刺激野 PVEP 的波形呈"非交叉性不对称分布"，即异常的 VEP 波形见于双眼视野同侧偏盲一侧的视中枢，而非偏盲一侧视中枢可记录到正常不对称分布的 PVEP 反应。同一眼比较，当半侧视野在偏盲区，则在各通道均记录不到反应；当半侧视野在非偏盲区，则可记录到该区的半侧视野的 VEP 反应。视交叉以上病变 PVEP 检查的异常可达 80%～90%，半侧刺激野 PVEP 的异常率要高于全视野 PVEP 的异常率。

二、黄斑病变

由于来自黄斑部的投射纤维在视皮层中枢的投射范围要占整个视皮层面积的 50% 以上，因此可用 VEP 检测来反映黄斑病变的功能改变。PVEP 改变以振幅降低为主，还有波形的异常，但峰时也有轻度延长。小方格刺激更为敏感。

（一）中心性浆液性脉络膜视网膜病变

PVEP 表现为以峰时延长为主，振幅变化不明显，当视力恢复正常后 VEP 峰时可恢复正常，而视神经炎的峰时在视力恢复后仍表现延长。

（二）黄斑裂孔

PVEP 表现与中心性浆液性脉络膜视网膜病变的 VEP 改变不同，主要以振幅降低为主，其中小方格异常率更高。

（三）年龄相关性黄斑变性

PVEP 可出现峰时延长、振幅降低，湿性型异常率明显高于干性型。但 PVEP 对本病的检测不如 PERG 敏感（详见第十一章）。

三、青光眼

青光眼 VEP 异常主要表现为峰时延长。早期青光眼 PVEP 异常率较低，中晚期 PVEP 异常率较高。目前认为 PVEP 不宜单独作为早期青光眼的诊断指标，应与 PERG、自动视野检查、视盘及视神经纤维缺损的测量结合分析，才能提高青光眼早期诊断的敏感性。采用低空间频率、高时间频率、低对比度的图形刺激时，青光眼的 PVEP 可出现较高的异常率。

笔记

对青光眼病人进行 PVEP 检查时，应注意有否使用缩瞳剂，避免瞳孔大小影响 PVEP 的检测结果。

四、弱视

由于弱视眼的视皮层中枢存在对图形运动感觉及边界对比效应敏感的神经元功能异常，因此，PVEP 检测在弱视的诊断、疗效观察及发病机制方面都有重要的作用。弱视眼的 PVEP 主要表现为在小方格刺激下振幅的降低。弱视眼的 PVEP 的峰时也有轻度延长，但其敏感性不如振幅改变明显。

五、屈光间质混浊

屈光间质混浊的病人术前作 VEP 检测，结合 ERG、激光视网膜视力及超声波等检查，对其视网膜功能和形态做出较为综合的判断，可为临床诊断、治疗和术后视功能的预测提供依据。电生理检查首选 FVEP 和 FERG 联合检测。当采用的全视野闪光刺激的闪光强度足够大时，屈光间质混浊对进入眼内光亮度的影响很小，只要眼底及视路功能正常，仍可记录到正常的 FVEP 和 FERG 反应。当对侧眼的视功能正常时，双眼进行比较，则 FVEP 和 FERG 检测的意义更大。FVEP 和 FERG 联合检测时，如 FERG 正常而 FVEP 异常时，提示视网膜外层功能正常，但黄斑或视路传导功能异常，视力预后可能较差。

值得注意的是，必须正确看待玻璃体混浊病人术前 FVEP 对术后视力的预测能力，术前 FVEP 和 FERG 都正常，可以看做是整体视网膜及视路健康，但不能排除局部微小的病变引起的视功能改变。通常术前 FVEP 较好，也预示术后视力可能恢复较好；对于术前 FVEP 较差的病人，应根据临床其他检查综合评价，不要轻易地放弃手术治疗。

六、客观视功能鉴定

由于 VEP 可客观地测定外伤或医疗事故后视功能的改变，已成为有关视功能方面的工伤鉴定及医疗事故判定中必不可少的检查项目。如在原卫生部颁布的《医疗事故分级标准》中规定造成病人单眼球摘除或经客观检查证实无光感，另眼球结构损伤，FVEP 的 P_2 波峰时延长 >160 毫秒，矫正视力 <0.02，视野半径 <5° 者属于二级乙等医疗事故。该分级标准中还按病人 FVEP 的 P_2 波峰时延长大于 155 毫秒、150 毫秒、140 毫秒、130 毫秒及 120 毫秒，结合矫正视力与视野的改变分为不同等级的医疗事故。因此，VEP 检查在客观视功能鉴定方面发挥了重要作用。

（文　峰）

二维码 13-3
扫一扫，测一测

参 考 文 献

1. Odom JV，Bach M，Brigell M，et al. ISCEV standard for clinical visual evoked potentials：(2016 update). Doc Ophthalmol，2016，133(1)：1-9.

2. Yap GH，Chen LY，Png R，et al. Clinical value of electrophysiology in determining the diagnosis of visual dysfunction in neuro-ophthalmology patients. Doc Ophthalmol，2015，131(3)：189-196.

3. Brecelj J. Visual electrophysiology in the clinical evaluation of optic neuritis，chiasmal tumours，achiasmia，and ocular albinism: an overview. Doc Ophthalmol，2014，129(2)：171-184.

4. Odom JV，Bach M，Brigell M，et al. ISCEV standard for clinical visual evoked potentials(2009 update). Doc Ophthalmol，2010，120(1)：111-119.

5. McCulloch DL，Marmor MF，Brigell MG，et al. ISCEV Standard for full-field clinical electroretinography (2015 update). Doc Ophthalmol，2015，130(1)：1-12.

笔记

6. Hood DC, Bach M, Brigell M, et al. ISCEV standard for clinical multifocal electroretinography（2011 edition）. Doc Ophthalmol, 2012, 124（1）: 1-13.

7. Bach M, Brigell MG, Hawlina M, et al. ISCEV standard for clinical pattern electroretinography（PERG）—2012 update. Doc Ophthalmol, 2013, 126（1）: 1-7.

8. Marmor MF, Brigell MG, Westall CA, et al. ISCEV standard for clinical electro-oculography（2010 update）. Doc Ophthalmol, 2011, 122（1）: 1-76.

9. Brigell M, Bach M, Barber C, et al. Guidelines for calibration of stimulus and recording parameters used in clinical electrophysiology of vision. Doc Ophthalmol, 2003, 107（2）: 185-193.

10. American Clinical Neurophysiology Society. Guideline 5: guidelines for standard electrode position nomenclature. J ClinNeurophysiol, 2006, 23（2）: 107-110.

笔记

第十四章

眼 电 图

眼电图（electrooculogram，EOG）是一种测定在明、暗适应条件或药物诱导下眼静息电位发生变化的技术，反映了视网膜色素上皮和光感受器复合体的功能。

第一节 眼电图记录的基本原理

静息电位（resting potential）在眼球周围形成一个电场。眼球运动时，在其前后两端可测到一个约 6mV 的眼静息电位，角膜端为正极，眼底端为负极。记录 EOG 时，将两个记录电极分别安置在靠近内、外眦的皮肤上。当眼轴位于正位时，两记录电极间的电位相等，即不存在电位差；当眼球向内或向外转动时，就可产生电位差。当眼球向外眦方向转动时，由于外眦部的电极靠近角膜而显正电位，内眦部电极靠近球后而显负电位。当眼球由外眦转向内眦时，内眦部的电极从远离角膜变成靠近角膜，电位相应从负变成正；而外眦部电极从离球后变成接近球后，电位也就从正变成负。这样就因眼球左右转动而形成了两个电极之间的电位差（图 14-1）。这个电位差构成了 EOG。EOG 随明暗适应状态改变而发生明显变化。

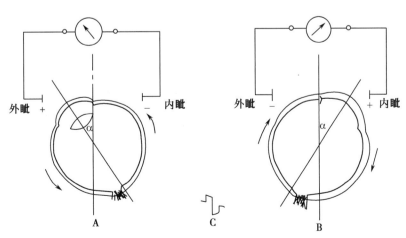

图 14-1 EOG 的记录原理

暗适应过程中电位值缓慢下降,随后又稍上升,下降至最低位时称为暗谷(dark trough);明适应过程中电位值慢慢上升,随后稍下降,升至最高的电位值称为光峰(light peak)。光峰和暗谷的变化与视网膜色素上皮 - 光感受器复合体功能状态相关。

第二节　眼电图的记录和分析

一、眼电图的记录

为了尽量减少各实验室因记录条件不同而造成的差异,保证检查结果的可信性及可比性,各实验室应参照国际临床视觉电生理学会 2017 年更新的 EOG 标准化建议,进行 EOG 的各项记录和测定。

（一）基本技术

1. 光刺激　采用全视野刺激球,诱导眼球运动的两个固视视标为水平子午线中心左右 15° 视角的红色发光二极管,交替发光间隔为 1~2.5 秒。

2. 电极　采用皮肤电极(银 - 氯化银电极或金电极),在 30~200Hz 的频率范围内电阻应小于 5kΩ。

3. 光源　全视野刺激球的白色光源至少能均匀照射眼后极部 60° 范围的视网膜。

4. 记录设备　从电极获得的电信号经前置放大器后输入直流放大器或交流放大器,交流放大器的低频截止≤0.1Hz,高频截止≥20Hz(最好在 50~60Hz 以下,以减少干扰)。

（二）临床检测

检测前应充分向被检者解释操作流程,嘱咐受检查者注意头部位置不能改变,眼球运动时头部不要随之运动,更不要去预测固视灯的交替而提前转动眼睛。可让被检者先练习记录系统流程来训练其受检眼眼扫视的稳定性和记录质量。

1. 瞳孔　在测试前应将瞳孔散至最大并记录瞳孔大小,若瞳孔散不大,就需增加明适应照度以维持相同的视网膜照明。

2. 电极安放　两个记录电极安置在内外眦皮肤上,地电极放在前额正中。

3. 眼球扫描运动　检查前应先教会被检者,使其眼球跟随光标或声刺激器以稳定的速率做规律的转动。检查时眼球每 1~2.5 秒转动一次。

4. 预适应　应在普通室内照明中预适应至少 15 分钟,角膜平面照度在 35~70lx 之间。检查前 60 分钟内应避免强光刺激(如眼底照相、检眼镜检查)。如进行了此类检查,至少应预适应 30 分钟。

5. 眼扫视　固视灯的交替应每秒一次,每分钟持续 10 秒。EOG 电位只能在此时间段内才能记录到。每个记录时间段应该有一个口头的或者自动的即将开始指令,保证被检查者和操作者都同时准备好。但在固视灯的每一交替中不应有听觉提示,以避免引起无序眼球运动。

6. 暗适应　根据不同的 EOG 检测参数,暗适应期有所不同:①暗谷测定:关闭室光,除了暗淡的固视灯外,保持 15 分钟完全黑暗。在黑暗中记录 EOG 值 15 分钟,检测到的最小振幅即为暗谷,常于 11~12 分钟之间出现;②暗基线测定:暗适应 40 分钟,在明适应前 5 分钟就开始检测以建立一个稳定的暗适应基线。操作者应当同时观察记录质量以监测被检者的依从性和发现有无噪音或者超射等干扰信号。

7. 明适应　开启亮光进行刺激,记录 EOG 直到光峰出现,当反应振幅已开始下降时便可结束记录。每分钟连续记录 10 秒,持续至少 15 分钟来记录光峰的出现或缺失。检查过程中确保病人前额向前固定于 Ganzfeld 球圆顶的头托中并保持眼睛睁开。

笔记

被检者的依从性好差关系到 EOG 检测可靠性与否。中心视力较差、复视、眼球运动障碍、幼儿或学习障碍者，常常难以完成可靠的 EOG 记录。即使是"正常"受试者，由于疲劳或者注意力不集中，其依从性也会发生改变。常见的问题是前额从圆顶头托向后移位，记录过程中眼球不规则运动或在明适应期闭上眼睛等。不可靠的记录常常使得结果的解释变得困难，但却并不代表不能获得有用的信息，只要在暗谷和光峰附近有一个或者两个可靠记录就能足以显示这里是否有一个光升。这对儿童来说尤其重要，因为儿童依从性通常是变化的，但年龄在 7～8 岁的许多儿童经训练后往往能够较好的配合，从而记录到有效的信息。

二、眼电图的测量指标

从记录的 EOG 各数值中可获得包括由暗谷和光峰组成的电位 - 时间曲线（图 14-2）。从中可获取以下几个指标：

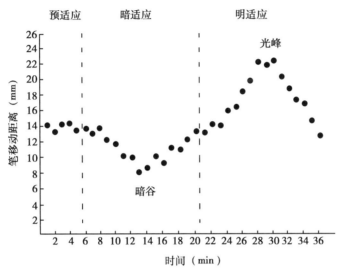

图 14-2　EOG 曲线的暗谷、光峰

（一）电位振幅性指标（μV）

1. 暗谷电位（dark trough potential，DTP）　在暗适应过程中测得的眼静息电位的最小值。

2. 光峰电位（light peak potential，LPP）　在明适应过程中测得的眼静息电位的最大值。

3. 基值电位（basic potential，BP）　预适应过程中测得的眼静息电位的平均值。

4. 电位差值（potential deviation，PD）　光峰电位与暗谷电位之差。

（二）电位比值性指标

1. Arden 比（LPP/DTP）　Arden 比 =（光峰电位 / 暗谷电位）。

2. Gliem 比（PD/BP）　电位差值与基值电位之比。

（三）电位时值性指标

1. 光峰时间（light peak time，LPT）　从预适应开始至光峰出现的时间。

2. 暗谷时间（dark trough time，DTT）　从预适应开始至暗谷出现的时间。

临床报告中应用 Arden 比、暗谷振幅值、明适应期开始到光峰的时间、瞳孔大小和明适应采用的光源类型。同时还应注明在测试过程中遇到了可能影响结果可信度的一些情况，如头部的移动或者不一致的眼球扫视运动。

目前 EOG 还没有一个标准的正常参考值。在上述 EOG 检测指标中，Arden 比是应用最多且最有价值的一个指标，一般认为，Arden 比 < 1.5 为异常降低，> 2.0 为正常，介于 1.5 和 2.0 之间为临界值。建议 EOG 使用者在检测过程中建立自己的 EOG 标准。

笔记

第三节　其他眼电图检查法

在 EOG 的临床应用过程中，发现常规的全视野 EOG 对某些病变的检测并不敏感，因此出现了局部 EOG、色光 EOG、非光刺激 EOG、EOG 快振荡电位等一些 EOG 检查方法，以弥补常规 EOG 的某些不足，但临床上这些方法并不常用。

局部 EOG 就是用非全视野刺激的方法，将明适应的光投射到视网膜的某一局部区域，记录该局部区域的静息电位。局部 EOG 可用于检测黄斑区的功能。色光 EOG 是指采用不同的颜色光（如红光、蓝光）作为明适应光，以更好分离视锥细胞和视杆细胞的反应。非光刺激 EOG 包括高渗透压反应和乙酰唑胺（diamox）反应，是指采用非光刺激（如高渗透压、乙酰唑胺）视网膜色素上皮所诱发的眼静息电位变化。这种通过非光刺激所诱发出的视网膜色素上皮反应可避免在常规光刺激 EOG 中出现的视网膜色素上皮病变与视网膜损害相混淆的问题。因此，非光刺激 EOG 能独立于光感受器仅特异地提供了视网膜色素上皮本身的信息。

常规 EOG 检测的是眼静息电位在不同适应（光照）状态下发生的变化。按刺激的时间周期的不同，可诱发出慢振荡电位（slow oscillatory potential，SOP）和快振荡电位（fast oscillatory potential，FOP）两种成分，分别是眼静息电位对不同频率的光照改变而发生的反应。常规 EOG 记录的是由 15 分钟暗适应和 15 分钟明适应所引起的慢振荡电位。快振荡电位是由明暗各 60～80 秒交替刺激的循环光所引起的静息电位的快振荡变化，代表了光照后视网膜色素上皮基底膜产生的超极化电位。快振荡电位在明适应时静息电位下降，暗适应时上升，因此，明适应时的静息电位最低值为光谷电位，而暗适应时静息电位最高值为暗峰电位。快振荡电位的检测指标主要为平均峰/谷比值、峰平均峰时或相位值，其中平均峰/谷比值较稳定。

第四节　眼电图的临床应用

由于 EOG 反映视网膜色素上皮 - 光感受器复合体的功能，是眼科临床和研究中判断视功能的一种方法。临床上导致视网膜色素上皮、光感受器组织损害的疾病，其 EOG 检查均可表现异常。

一、黄斑疾病

（一）卵黄状黄斑变性（Best 病）

卵黄状黄斑变性的 EOG 有特征性改变，在病变前期 EOG 就有明显异常，表现为光峰电位降低或消失，Arden 比明显降低，基值电位减小，光峰时间明显延长（图 14-3）。EOG 异常也可以在没有临床表现的携带者身上发现，因此 EOG 的改变对卵黄状黄斑变性的早期诊断及确定遗传携带者具有重要意义。

（二）Stargardt 病

Stargardt 病的早期 EOG 无明显异常，而卵黄状黄斑变性的早期 Arden 比就明显降低，因此 EOG 有助于这两种疾病的鉴别诊断。Stargardt 病的晚期 EOG 的 Arden 比和基值电位均降低，而全视野 ERG 保持在正常范围。

（三）年龄相关性黄斑变性

部分干性型和湿性型年龄相关性黄斑变性的 EOG 可表现为异常，主要呈现 Arden 比和（或）基值电位降低，但有时 EOG 检测的结果与眼底形态学改变并不一致：黄斑区仅有玻璃

笔记

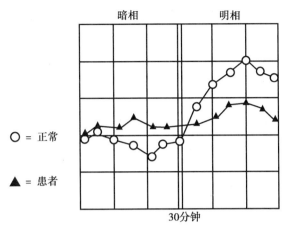

图 14-3　Best 病的 EOG

膜疣等轻微病变时 EOG 可明显异常,而黄斑区有大片视网膜下出血、渗出等较严重损害时的 EOG 却呈现正常。因此,对疾病的评价除了观察 EOG 结果外,还应结合荧光素眼底血管造影及其他临床资料来综合判断。

二、脉络膜疾病

(一)脉络膜炎

EOG 改变常出现在 ERG 改变之前。在脉络膜炎活动期,EOG 的光峰电位和(或)基值电位降低,Arden 比异常。在脉络膜炎的恢复期,EOG 的光峰电位升高。即使在脉络膜炎治愈后留有大量脉络膜瘢痕及视网膜色素上皮损害的患眼,EOG 仍可保持较高电位,此可与原发性视网膜色素变性的 EOG 改变不同。

(二)脉络膜脱离

各种原因引起的脉络膜脱离,EOG 可提供诊断依据。脉络膜脱离时 EOG 有明显改变,其基值电位几乎下降到零,但光照后仍可见电位有轻微上升。脉络膜复位后,EOG 可恢复正常。

(三)无脉络膜症

无脉络膜症的 EOG 特征是基值电位明显降低,其下降程度比原发性视网膜色素变性更为严重。在疾病早期,EOG 呈现光峰电位和基值电位逐渐下降,病变后期,基值电位几乎检测不到,光峰也完全消失。

(四)脉络膜恶性黑色素瘤

EOG 有助于脉络膜恶性黑色素瘤的诊断与鉴别诊断。无论在伴有或不伴有视网膜脱离的脉络膜恶性黑色素瘤患眼,或占位范围尚较小的肿瘤,就存在 EOG 的明显异常,主要表现为 Arden 比的严重降低。而脉络膜痣的 EOG 在正常范围内。

三、视网膜疾病

(一)原发性视网膜色素变性

即使在疾病的早期眼底检查尚无明显改变时,病人的 EOG 就呈现明显异常,并随疾病的加重各检测指标的异常加重,其 EOG 异常主要表现为:Arden 比消失或降低,基值电位明显下降。在非光刺激 EOG 的高渗透压反应检测中,原发性视网膜色素变性患眼的平均振幅显著下降。

(二)氯喹性视网膜病变

氯喹是一种亲黑色素药物,它对视网膜毒性的作用,表现为与黑色素结合后沉积在脉络膜和视网膜色素上皮内。氯喹性视网膜病变的发生与用药剂量有关。电生理检查的目的

笔记

就是尽可能早地发现氯喹类药物所引起的视网膜中毒改变。EOG 对监测氯喹类药物所引起的进行性视网膜损害有重要价值。氯喹性视网膜病变的 EOG 表现为多变的静息电位振幅、Arden 比降低或偶然升高及基本正常的暗谷。用氯喹治疗的病人每年至少应作一次 EOG 检查,以早期发现可逆性的视网膜中毒性损害。

(三)视网膜脱离

视网膜脱离导致的视网膜色素上皮与光感受器细胞的分离可对 EOG 的光依赖部分产生较大影响,因为静息电位的光升需要有正常的光感受器与视网膜色素上皮的接触。视网膜脱离范围越大,Arden 比的降低也越明显。但基值电位代表了静息电位本身的相对振幅,主要由视网膜色素上皮所产生。因此,当视网膜全脱离时间不久时,仅光依赖部分消失,而基值电位仍存在。在陈旧性视网膜全脱离患眼,EOG 的基值电位也消失。视网膜脱离成功复位后,EOG 仍不能完全恢复正常,这可能与手术创伤及视网膜色素上皮功能仍有异常有关。

(四)视网膜血管性病变

视网膜动、静脉阻塞和糖尿病视网膜病变的 EOG 也可呈现 Arden 比值的下降。在一些尚无视网膜病变的糖尿病患眼,非光刺激 EOG 的高渗透压反应就可出现异常。这表明 EOG 除主要反映视网膜色素上皮与光感受器复合体功能外,还可能与缺血缺氧导致视网膜内层细胞活动异常有关。

(五)白化病眼底

本病因遗传性酪氨酸酶缺乏而导致的先天性色素缺乏病。眼底由于缺乏色素而呈现橙红色,视网膜和脉络膜的血管在白色巩膜背景衬托下显露明显。白化病眼底的 EOG 表现为光峰电位高于正常平均值,Arden 比值可高达正常的两倍。其原因可能是由于眼底色素的缺乏导致光感受器可获得比正常眼更强的光刺激有关。

(六)急性区域性隐匿性外层视网膜病变

急性区域性隐匿性外层视网膜病变(acute zonal outeroccult retinopathy,AZOOR)是急性视网膜外层功能障碍而出现的一个或多个区域视野缺损的症候群,好发于青年女性,临床表现为单眼或双眼因视网膜光感受器细胞特异性受累而出现视功能障碍,常伴眼前闪光,但眼底多数表现正常,有一个或多个区域视野缺损,电生理检查有重要辅助诊断价值,表现为 ERG 异常,EOG 明显降低。

(文 峰)

二维码14-2
扫一扫,测一测

参考文献

1. Marmor MF,Brigell MG,McCulloch DL,et al. ISCEV standard for clinical electro-oculography(2010 update). Doc Ophthalmol,2011,122(1):1-7.

2. Arden GB,Constable PA. electro-oculography. Prog Retin Eye Res,2006,25(2):207-248.

3. Marmor MF,Zrenner E. Standard for the International Society of Clinical Electrophysiology of Vision Standard for clinical electro-oculography. Doc Ophthalmol,1993,85(2):115-124.

4. Brown M,Marmor MF,Vaegan,et al. ISCEV standard for clinical electro-oculography(EOG)2006. Doc Ophthalmol,2006,113(3):205-212.

5. Brigell M,Bach M,Barber C,et al. Guidelines for calibration of stimulus and recording parameters used in clinical electrophysiology of vision. Doc Ophthalmol,2003,107(2):185-193.

6. Marmor MF,Fulton AB,Holder GE,et al. ISCEV standard for clinical electroretinography(2008 update). Doc Ophthalmol,2009,118(1):69-77.

7. Marmor MF,Fulton AB,Holder GE,et al. ISCEV standard for clinical multifocal electroretinography(2008 update). Doc Ophthalmol,2009,118(1):225-231.

笔记

8. Holder GE，Brigell MG，Hawlina M，et al. ISCEV standard for clinical pattern electroretinography（2007 update）. Doc Ophthalmol，2007，114（3）：111-116.

9. Odom JV，Bach M，Brigell M，et al. ISCEV standard for clinical visual evoked potentials（2009 update）. Doc Ophthalmol，2010，120（1）：111-119.

10. Scholl HP，Zrenner E. Electrophysiology in the investigation of acquired retinal disorders. Surv Ophthalmol，2000，45（1）：29-47.

第十五章

神经眼科病理生理基础

本章学习要点

- 掌握：视神经炎与脱髓鞘性疾病的国际分型和临床表现；外伤性视神经病变的致病机制和临床特征；典型垂体腺瘤的视野改变；瞳孔对光反射和近反射的定义和反射通路；相对传入性瞳孔障碍的临床意义；
- 熟悉：视盘水肿的常见病因；缺血性视神经病变的临床分类和表现；Leber 遗传性视神经病变的常见线粒体突变位点和临床表现；动眼神经麻痹和 Horner 综合征的瞳孔异常；Adie 瞳孔与阿罗瞳孔的瞳孔异常；核下性与核性眼运动障碍。
- 了解：有髓鞘视神经纤维和药源中毒性视神经病变的临床特征；核间性与核上性眼运动障碍；眼球震颤；视觉相关认知障碍。

关键词 视觉传入 视觉传出 视神经 瞳孔 瞳孔对光反射 近反射
　　　　 相对传入性瞳孔障碍

第一节 概　述

神经眼科（neuro-ophthalmology）是一门临床交叉学科，它涉及神经科学和眼科学两个领域，也是眼科学的一门分支。它主要关注与眼的知觉和运动相关的神经系统疾病。视知觉包括视觉接收和视觉认知，视觉接收系统与眼科学密切相关，视觉认知系统则与神经科学密切关联。眼是脑的延续，眶是颅的延伸，任何与脑、脊髓、颅和眼眶相关的眼科问题都是神经眼科的问题。

神经眼科主要分为视觉传入和视觉传出两大部分。从广义上理解，是指所有原发或继发的神经系统损害且临床表现为眼部症状和体征的疾病，包括中枢神经系统、周围神经系统、神经肌肉接头和肌肉。从狭义上理解，是指视感受系统（即视觉传入系统）和眼部运动系统（传出系统）的疾病，传入系统包括视盘、视神经、视交叉、视束、外侧膝状体、视放射直到枕叶视皮层，传出系统包括核上性、核间性、核性、核下性、神经肌肉接头和眼肌。

不少眼科症状和体征是全身神经病变的表现，神经眼科的常见主诉有视力下降、复视和眼球运动障碍以及瞳孔异常。视力下降的原因分为视觉传导通路上的光学部分异常和神经部分异常，神经部分异常是神经眼科传入系统的病变，可发生于视盘、视神经、视交叉、视束、外侧膝状体、视放射和枕叶视中枢。复视和眼球运动障碍是神经眼科传出系统的病变，表现为伴眼位偏斜或不伴眼位偏斜的眼球运动障碍，可发生于眼肌、神经肌肉接头、支配眼球运动的神经或者其脑干传导通路。瞳孔异常的原因有光反射传入障碍和光反射传出障碍，光反射传入障碍瞳孔异常的病因可发生于眼球、视神经、视交叉和视束前 2/3，光反射传

笔记

出障碍瞳孔异常的病因可发生于副交感通路和交感通路。通过神经眼科的检查，可以发现眼科症状和体征与全身神经系统疾病之间的相互联系，从而可以对疾病进行早期诊断和及时治疗。

分子生物学的迅猛发展与人类基因组计划的成果为神经眼科提供理论依据，影像学技术如头颅计算机扫描成像及核磁共振的开展已为神经眼科的诊断带来诸多信息，功能磁共振成像技术（functional magnetic resonance imaging，fMRI）和正电子扫描成像（position emission tomography，PET）也愈来愈多地被应用于神经科学研究，计算机技术引入眼球运动的检测和观察，瞳孔检测的开展，有关前庭功能障碍、大脑视觉功能与眼球运动之间的关系等方面的研究极大丰富了神经眼科的内容。

第二节　神经眼科传入路病变

神经眼科传入路病变的主要表现是视力障碍，其病变部位可以在视盘、视神经、视交叉、视束、外侧膝状体、视放射和枕叶视中枢，其原因有炎症、缺血、肿瘤、外伤、遗传等。

一、视盘病变

视盘（optic disc），又称视乳头，是视神经的起始部分，也是视网膜上的重要标志。视盘距黄斑鼻侧约 3mm，大小约 1.5cm×1.75cm，为境界清楚、橙红色竖椭圆、盘状结构。视盘中央有小凹陷区称为视凹或视杯。视网膜神经节细胞轴突经过视网膜神经纤维层在视盘处汇集转折，视盘上无视细胞，在视野上形成生理性盲点。视盘上有视网膜中央动、静脉通过，走行分布于视网膜上。

视网膜神经节细胞轴突内充满轴浆，轴浆内成分由胞体至轴突末梢的运输成为顺向运输（orthograde），反之成为逆向运输（retrograde），这种双向运动成为轴浆传输（axoplasmic flow）（彩图 15-1）。轴浆流动有赖于眼内压和视神经内压二者形成的生理性压力差，而视神经轴浆流的运输阻滞会导致视盘水肿等病理现象。

（一）视盘先天性发育异常

视盘发育异常属于罕见疾病，常伴有全身异常，对常见的几种视盘发育先天异常分述如下。

1. 视盘小凹　视盘小凹（optic disc pit）为神经外胚叶发育缺陷所致，是在视盘实质内的先天性不典型缺损，可为圆形或椭圆形陷窝，也可呈裂隙样、三角形、多角形或长方形。颜色常为灰色或灰黄色、蓝色。多发于单眼，双眼发病占 15%。

病人一般可无任何症状，在常规检查中发现。视力损害主要是与其伴发的视网膜脱离和黄斑并发症有关。大约 40% 病人于 20～40 岁可发生后极部浆液性视网膜脱离。

视野缺损可有多种改变，如弓形暗点、垂直向缺损、旁中心暗点等。视盘小凹在荧光素眼底血管造影下可见，早期视盘颞侧呈现一境界清楚的弱荧光区，静脉期后染料由小凹边缘逐渐蔓延至小凹内而呈现强荧光，后期像可见荧光素自小凹外溢，但一般不漏于视网膜下。

视盘小凹的诊断相对比较容易，但应与青光眼性视盘凹陷鉴别，青光眼性的小凹在视盘凹陷的底部常可见筛板。色素性小凹则应注意与隆起的视盘黑色素瘤进行分辨。

2. 牵牛花综合征　牵牛花综合征（morning glory syndrome）为一种包括视盘在内的眼底后极部漏斗形凹陷。Kindler（1970）因其畸形的视盘形状外观如一朵盛开的牵牛花而命名。Pollck（1987）认为以胶质和血管组织异常为特征的牵牛花综合征是由于在胚胎发育过程中，原发性神经外胚层发育不全，继而影响中胚层的形成所致。母亲为糖尿病，其子女易患该病。

牵牛花综合征比较少见，常侵犯单眼，但也有双侧病例的报道。检眼镜下可见视盘范围明显增大，连同视盘周围的灰白色隆起环，约相当于4～6个正常视盘大小；周边带粉红色，有漏斗形深凹陷，视盘中心表面覆盖有成簇的白色神经胶质组织如花蕊，并遮蔽深部血管走行的形态。视盘周围有典型的灰白或灰黑色的突起环，并伴有散在的色素沉着或视网膜脉络膜萎缩。视盘上有20～30支血管发出于盘周边缘，呈放射状分布，从视盘发出时常呈突然弯曲，当走行至周围视网膜时变直行，一般难以区分动脉和静脉。CT显示视神经与眼球连接部呈漏斗形扩大。

牵牛花综合征的病人视力常在眼前指数与0.02之间，很少有超过0.1以上者。有的可以无光感，但也有20/20（1.0）。本病以女性多见，黑种人很少发生。牵牛花综合征的最常见并发症为孔源性视网膜脱离，典型的脱离发生于深凹陷视盘的四周，并常局限于视网膜后极部，偶尔发展为视网膜全部脱离，被认为是由于病变内异常的神经胶质牵连所致。牵牛花综合征可合并其他异常，需谨慎鉴别。

3. 玻璃膜疣　视盘玻璃膜疣（optic disc drusen），是一种与视网膜玻璃膜疣名称相同但病理改变及发病机制迥然有异的疾病。

视盘玻璃膜疣的发病原因不明，根据病变位置的深浅，分为表面性玻璃膜疣（superficial drusen）和埋藏性玻璃膜疣（buried drusen）。表面性者在视盘可见结节状胶状隆起块，并可融合为不规则的较大团块向玻璃体内突出如桑葚状，易诊断；埋藏性者易误为视盘水肿，可以变为可见性玻璃膜疣。本病病人一般无自觉症状，大多数学者都认为视盘玻璃膜疣引起单独的视力损害极为少见，中心视力损害仅仅为轻度，很少下降到0.4以下。眼底检查：视盘玻璃膜疣的大小和可见性可随年龄增加。儿童视盘玻璃膜疣大多表现为视盘饱满隆起，视杯消失，视盘周围可有出血，但不出现视神经纤维层水肿，这是与视盘水肿的不同之处。成人视盘玻璃膜疣的特征是视盘上粗糙的、边缘凹凸不平的、发亮的不规则结晶样体，通常位于视盘的鼻侧。有些表现为假性视盘水肿，少数情况下视盘高度隆起，甚至像假性肿瘤。视盘玻璃膜疣常可见到眼底出血。

视盘玻璃膜疣病人的荧光素眼底血管造影（FFA）可见视盘自发荧光。埋藏性者表现为弥散的、较弱的自发荧光，也可无自发荧光；而表面性者表现为较亮的结节状自发荧光。FFA对诊断埋藏性玻璃膜疣具有极其重要的价值。B超被认为是本病最可靠的诊断方法，CT检查也可作为视盘玻璃膜疣内钙化诊断手段。视野检查、相干光断层成像（OCT）及激光扫描偏振仪（scanning laser polarimetry，SLP），有助于评估病情严重程度和跟踪病情变化。

本病可以并发视网膜中央动脉阻塞、视网膜中央静脉阻塞、前部缺血性视神经病变及视网膜脉络膜新生血管等。另外视网膜色素变性、假性黄瘤及血管样条纹等病人的视盘玻璃膜疣的发病率均较正常人高很多。

（二）视盘水肿

视盘水肿（papilloedema）是视盘的一种充血隆起状态，常指各种局部或全身疾病累及视盘所出现的视盘形态学改变。是视盘无原发炎症的被动性水肿，早期无视功能障碍。通常情况下眼压高于颅内压，一旦此平衡破坏，则可引起视盘水肿。视神经外面的3层鞘膜分别与颅内3层鞘膜相连续，颅内增高的压力可以经由脑脊液通过蛛网膜下腔传导至视神经鞘间隙，使后者压力也增高，从而压迫中间的视网膜中央静脉，使之回流受阻，引起视盘水肿。另外，轴浆流运输受到阻滞，也是视盘水肿的重要原因。

常见病因为颅内占位性病变如脑肿瘤引起的颅内压增高，其他原因见于急进性高血压、肾炎、严重贫血、血液系统疾病、肺气肿、右心衰竭等。视神经炎、视神经视网膜炎、视网膜中央静脉阻塞、视神经原发性或者转移性肿瘤、葡萄膜炎、眼外伤以及手术后持续性低眼压等都可引起视盘水肿。

笔记

临床上视力多无影响或仅有轻度模糊，可有短暂、一过性黑矇和注视性黑矇等，病人可有精神症状、癫痫发作、头疼、复视、恶心、呕吐等。当水肿波及黄斑部且已有早期继发视神经萎缩变化时，视力可受影响。根据临床表现和视盘水肿进展速度，常分为早期型、中期发展型和晚期萎缩型。早期主要的病理生理改变为神经纤维的肿胀、细胞外液积聚和视盘血管扩张。眼底可有视网膜中央静脉轻度扩张、视盘周围青灰色，彩色立体摄影可见视盘周围神经纤维层肿胀混浊，荧光素眼底血管造影可见视盘表层放射状血管明显扩张、微动脉瘤等。需与高度远视等所致的假性视盘水肿、埋藏性视盘玻璃疣等疾病鉴别。病情发展至晚期，视盘色泽由红色变为灰白色或者白色，为长期水肿引起纤维的退行性改变和胶质增生，临床表现为视力减退、色觉障碍、视野向心性缩小等。

（三）视盘炎

视盘炎可由局部炎症、全身疾病或中毒性疾病引起，如脑膜炎、肺炎、败血症、病毒感染、铅中毒、中枢神经系统脱髓鞘病变等。临床表现可有急剧明显的视力减退，若视神经的肿胀影响附近肌群，可以引起眼球后部胀痛，或眼球转动痛等。视盘周围出血渗出较少，视网膜动静脉可有轻度扩张。视野早期即可出现中心暗点，周边视野向心性缩小，色视野缺损明显。

视盘血管炎是一种可能与过敏相关的视盘疾病，多表现为单眼视力轻度下降或突然减退，视网膜动静脉可以有迂曲扩张，视野出现向心性缩小，生理盲点可以有扩大，视力一般恢复较快。

二、视神经病变

视神经（optic nerve）是指视盘到视交叉的一段视神经，由视网膜神经节细胞的轴索构成。视神经是中枢神经系统的一部分，为大脑纤维束的白质向外延伸部分。视神经纤维在筛板前无髓鞘，神经节细胞轴突在筛板处集合成神经纤维束穿过，形成视神经。在筛板后开始有髓鞘形成，髓鞘由少突胶质细胞组成（彩图 15-2），而非施旺细胞，所以髓鞘损伤后无法再生。视神经轴索离开巩膜筛板时有鞘膜包绕，视神经外的 3 层鞘膜与脑的 3 层鞘膜直接相连续（彩图 15-3），由外到内依次为硬脑膜、蛛网膜和软脑膜。在 3 层鞘膜间有 2 个间隙，即硬脑膜下腔和蛛网膜下腔，两间隙向前终止于眼球后形成盲管，向后直接与大脑各间隙沟通，腔内充满脑脊液（彩图 15-4）。

解剖上，根据部位将视神经划分为 4 段，包括：眼内段、眶内段、管内段和颅内段。眼内段包括神经纤维层、筛板前层、筛板和筛板后区；眶内段约为 25mm，外有 3 层鞘膜包绕；管内段即为视神经通过视神经管的部分；颅内段为视神经离开视神经管到视交叉前的部分，约为 10mm，由眼动脉和颈内动脉供血。视神经纤维在视路中的走行有一定的规律性，视盘黄斑束在视盘颞侧，占视神经横断面 1/4 之多，而且生理上具有维持敏感中心视力的功能，对病理损害有较高的敏感性，在视神经炎中最常受累，导致视盘颞侧变白或苍白。

引起视神经疾病的病因有遗传、炎症、血管性病变和肿瘤等。凡是可引起轴浆运输异常、视神经鞘间隙压力改变、脱髓鞘性改变的病因，都可以引起视神经疾病。不同解剖部位视神经受损亦可以根据各个解剖部位的特点出现相应的临床症状。

（一）有髓鞘神经纤维

一般视神经纤维在视盘集中后，穿过巩膜筛板时才被髓鞘包裹，因此正常视网膜内的神经纤维是没有髓鞘的。然而少数情况下，视神经纤维在进入视盘以前，一部分神经纤维就被髓鞘包裹。检眼镜下表现为邻近视盘处，有一块白色羽毛状的不透明区域，遮盖了附近的血管和视网膜的红色反光，这就是有髓鞘神经纤维（myelinated nerve fibers）。多数情况下有髓鞘神经纤维位于视盘的上方或下方，并与视盘相连，然而也有范围广泛者，可以是整

笔记

个视盘均被包绕;有时也可见到这种不透明的有髓鞘纤维,距离视盘还有一段距离,中间还间隔了一段正常的视网膜组织。

有髓鞘神经纤维,一般在出生时并不存在,多于生后数月内逐渐形成,所以这是一种出生后发育异常,一旦形成,则终生不变。本病比较常见,男性多于女性,多数为单侧,双眼发生者约占20%。本病一般不影响视力,病人也没有任何自觉症状,视野检查可见生理盲点的上方或下方有一块相应的盲区。

（二）视神经炎与脱髓鞘性疾病

视神经炎(optic neuritis,ON),泛指累及视神经的各种炎性病变,为青中年人最易患致盲视神经疾病。高发年龄20~50岁,平均30~50岁;女性病人多见,男女比例约为1∶3。

视神经炎按受累部位可分为4型:球后视神经炎、视盘炎、视神经周围炎及视神经网膜炎。目前国际上对于视神经炎诊断通常根据病因进行分类,可分为特发性脱髓鞘性视神经炎(idiopathic demyelinating optic neuritis,IDON)、感染性和感染相关性视神经炎、自身免疫性视神经炎和其他原因的视神经炎。特发性脱髓鞘性视神经炎是最常见类型,与中枢神经系统脱髓鞘疾病多发性硬化(multiple sclerosis,MS)或视神经脊髓炎(neuromyelitisoptica,NMO)密切相关。感染性视神经炎可因全身和局部感染累及视神经所致;自身免疫性疾病,如红斑狼疮、结节病等,也可以引起视神经的非特异性改变。

IDON的病理生理机制可能是由于某些前驱因素如上呼吸道或消化道病毒感染、精神打击、免疫接种等引起的机体自身免疫,产生自身抗体攻击视神经的髓鞘,导致髓鞘脱失致病。因为完整的髓鞘结构是保证视神经电信号快速跳跃式传递的基础,典型病理改变为免疫介导的视神经脱髓鞘改变,急性期为髓鞘脱失,部分病例可见视神经的视觉电信号传导明显减慢,从而导致视觉受损。随着病程推移,髓鞘逐渐修复,视功能也逐渐恢复正常。病理改变可见巨噬细胞、淋巴细胞和浆细胞浸润,慢性期表现为视神经萎缩、胶质增生、瘢痕空洞形成等。

临床上90%以上视神经炎病人表现为视力急剧下降,可在一两天内中心视力严重下降,甚至无光感。还可表现为色觉障碍或者仅有视野损害,色觉减退;可伴有闪光感、眼眶痛,特别是表现为眼球转动时痛。部分病人病史中可有一过性麻木、无力、膀胱和直肠括约肌功能障碍及平衡障碍,提示多发性硬化。儿童视神经炎与成人视神经炎稍有不同,儿童视神经炎半数为双眼发病,而成人视神经炎双眼累及明显较少。儿童视神经炎发病急但预后较好。感染性视神经炎和自身免疫性视神经炎临床表现与脱髓鞘性视神经炎类似,但无明显的自然缓解和复发,通常可随着原发病治疗而好转。

患眼视力损害程度可以从轻微视物模糊到完全无光感;视野缺损可轻可重,典型表现为中心暗点。患眼瞳孔散大,出现典型的相对性传入性瞳孔功能障碍(relative afferent papillary defect,RAPD)。眼底见视盘充血或水肿,视网膜静脉增粗,动脉一般无改变。

视野(visual field)检查为中心暗点或者视野向心性缩小。视觉诱发电位(VEP)可见 P_{100} 波潜伏期延长、振幅降低。眼眶 MRI、脑脊液检查等亦有重要意义,水通道蛋白4(aquaporin 4,AQP4)是一个对 NMO 特异的血清自身抗体,有助于诊断。

（三）缺血性视神经病变

缺血性视神经病变(ischemic optic neuropathy)是指视神经的营养血管发生急性循环障碍所致。临床上分为前部缺血性视神经病变(anterior ischemic optic neuropathy,AION)和后部缺血性视神经病变(posterior optic neuropathy,PION);又可以根据病因分为动脉炎性缺血性视神经病变和非动脉炎性缺血性视神经病变,多见于老年人。

高血压、动脉硬化、心血管疾病为常见病因,供应视盘的前部及后部睫状血管动脉粥样硬化所致的血管狭窄或者梗死是发生 AION 常见原因。颈总或者颈内动脉狭窄亦可以引起

二维码 15-1
动画 相对性传入性瞳孔功能障碍

笔记

相对低血压、低脉压，对视神经供血亦有一定影响。病理上，主要是位于筛板前或者筛板后部的视神经纤维坏死，并可以伴有少量炎性细胞或星形细胞反应。视神经萎缩早期，坏死神经纤维内含有酸性粘多糖，晚期显示视神经纤维消失、胶质细胞大量增生。颞动脉炎病理改变以动脉壁中层、弹力层明显，动脉管壁内含有巨噬细胞、淋巴细胞、浆细胞、大单核细胞浸润，中层可以有肉芽组织增生、坏死致血栓形成阻塞。

临床表现常为突然视力减退，严重者可以致盲。早期视盘水肿为淡红或者灰白色，多局限在视盘某一象限，同时可以伴有出血点。视野缺损常常与生理盲点相连。荧光素眼底血管造影早期可以见到视盘区域性弱荧光或者充盈延缓缺损，后期可为明显视盘凹陷、苍白。由于近年来的影像学发展，彩色多普勒超声测量颈内动脉、眼动脉、视网膜中央动脉以及睫状后动脉也有一定参考意义。

（四）压迫性与浸润性视神经病变

视神经的压迫病变是因视神经被占位性病变（肿瘤、动脉瘤、囊肿、脓肿等）压迫，主要包括视神经胶质瘤（glioma of optic nerve）、视神经鞘脑膜瘤（meningioma of optic nerve）等；浸润性病变是因恶性肿瘤扩散至蛛网膜下腔、浸润视神经所致，常见病因有白血病、淋巴瘤以及肺癌和乳腺癌。其主要表现为眼球突出和视力进行性减退。

1. 视神经胶质瘤（optic nerve glioma）　系由于视神经内部神经胶质细胞异常增生所致，属于良性或者低度恶性肿瘤，瘤细胞以星形细胞为主。多发生于10岁以下儿童，如发生于成人者常为恶性。临床表现因肿瘤部位而异，起于眶尖的肿瘤可以引起视力障碍、视神经孔圆形扩大；位于眶内者可见眼球向正前方突出，视力障碍、眼球运动障碍多发生于突眼前；肿瘤体积较大者可见眼底有放射状条纹，亦可以引起视网膜缺血性改变；位于视神经管附近肿瘤，可以向眶内和颅内发展，呈纹锤形；视交叉部胶质瘤可致双眼视力减退或者消失，视野缺损。

2. 视神经鞘脑膜瘤（optic nerve sheath meningioma）　系起源于视神经外蛛网膜纤维母细胞瘤或硬脑膜内的内皮细胞的一种中胚叶性肿瘤，又名为蛛网膜纤维母细胞瘤或硬脑膜内皮细胞瘤，属良性肿瘤。多见于40岁后的女性，年龄越小，恶性程度越高。

主要症状为进行性眼球突出，眶内者由于肿瘤生长，可以使眼球向正前方突出，临床特点是未发生眼突前视力可正常，眼突后视力才逐渐减弱，以致全盲。位于眼眶部肿瘤可引起眼球运动障碍；位于视神经管内者脑膜瘤常首先有视神经孔扩大，视野向心性缩小。起源于颅内者可有恶心、呕吐、颅内压增高。

（五）外伤性视神经病变

外伤性视神经病变（traumatic optic neuropathy）是外力冲击视神经造成的损伤，可导致受伤眼部分或者全部视力丧失。分为直接损伤和间接损伤，直接损伤是由致伤物直接损伤视神经所致，有开放伤口存在；间接损伤则无致伤物对视神经的直接损伤，而是由于力量传导至视神经所致。损伤可以发生于任何部位，约有95%发生于管内段视神经，多由于外力通过骨质或者眼球传递于视神经造成。最多见于交通事故，多发部位为额部眶板。

解剖上，视神经管段视神经鞘膜与骨膜紧密融合；病理上，视神经管骨折、出血所致血肿压迫可以造成视神经原发和继发性损伤。视神经损伤有机械和血管两种损伤机制。外力可造成视神经的原发性损伤和继发性损伤。

临床表现上，病人视力可以不同程度减退，甚至无光感，伤后立即出现视力减退或丧失多为原发性视神经损害，数小时至数日出现的视力丧失是视神经继发损伤的典型表现。直接对光反射迟钝（或）消失，间接对光反射存在，RAPD（+），早期眼底可无变化，晚期表现为视盘苍白。PVEP多见 P_{100} 潜伏期延长，波幅降低，为重要诊断依据。CT检查见视神经管骨折，以内壁中段多见。

笔记

（六）遗传性视神经病变

视神经的遗传性病变有常染色体显性视神经萎缩、Leber 遗传性视神经病变（Leber here-ditary optic neuropathy，LHON），此类病变在治疗方面尚无突破，遗传咨询有实用价值。

LHON 是遗传性视神经病变的常见类型。本病由 Graefe 等于 1858 年首先报告。1871 年 Leber 于 16 个家系中收集 55 例，确认为一独立的遗传性疾病。该病母系遗传，家族中女性的后代可能发病，男性后代不发病。1988 年 Wallace 等发现该病由线粒体 DNA（mtDNA）11778 核苷酸突变引起，可以存在其他原发性（3460，14484）或继发位点的突变。主要位于 ND1 和 ND6 基因。

该病临床表现为男性青少年双眼同时或先后急性、亚急性无痛性视力下降，单眼发病或双眼不对称者可以出现 RAPD（+），眼底表现分为急性、慢性、萎缩期。急性期视盘充血水肿，视野表现为中心暗点，伴有色觉障碍；慢性期视盘水肿充血可以逐渐减退、苍白，部分病人晚期可伴有视杯扩大，视盘周围血管白鞘。女性致病基因携带者可以不表现视力、视野、色觉异常，但眼底可呈急性期 LHON 表现。

根据家族史、病史及体征临床可以诊断，但与一般急性视神经炎及球后视神经炎临床鉴别上无特殊点，详细询问家族史和病史极其重要。线粒体 DNA 检查为临床诊断提供了实用诊断价值。阴性者也可以进行基因筛查，查找突变 ND1 和 ND6 基因序列。

（七）中毒性和营养缺乏性视神经病变

外来药物或毒素使视神经纤维受累而引起视功能障碍者称为中毒性视神经病变（toxic optic neuropathy），主要有乙胺丁醇和奎宁等药物、烟草、甲醇等。由于体内缺乏某种营养素而导致视神经障碍者称为营养缺乏性视神经病变（nourishment deficient neuropathy）。多见于 B 族维生素缺乏所致。慢性中毒和营养缺乏性视神经病变的临床表现均为视力逐渐减退为主，诊断关键在于详尽的病史及相应实验室客观诊断标准，同时结合全身症状和体征。

1. 药源中毒性视神经病变　心血管系统药物洋地黄（digitalis）可引起弱视。部分病人服洋地黄后可以出现视物模糊、视物变色，物体被视为黄、绿、红、白色等，也可以出现畏光感、闪光感，少见弱视和暗点，这些表现可能与药物引起球后视神经炎有关。抗结核药物乙胺丁醇（ethambutol）为抗结核药。少数病人长期应用后出现视神经炎（每日使用超 25mg/kg）、视交叉受损，后者可以引起双颞侧偏盲。若早期发现并停药，此症状可以恢复。避孕药（contraceptive pill）可在敏感个体诱发或加速眼血管阻塞疾病或视神经损伤，但目前因果关系尚未确定；建议此类药物仅用于健康的、没有血管性、神经性或眼疾病的女性。抗疟药氯喹（chloroquine）用于治疗疟疾急性发作，长期或大剂量应用，总剂量超过 100g 或长期服药超过 1 年，可引起眼部损害。羟氯喹（hydroxychloroquine）用于系统性红斑狼疮和类风湿性关节炎的治疗，可引起视神经药源性损伤，出现畏光、色觉异常、视力下降甚至失明。奎宁（quinine）是一种可可碱和 4- 甲氧基喹啉类抗疟药，24 小时内剂量大于 4g 时会直接损伤神经组织，早期可发生视网膜水肿，晚期视神经萎缩。急性奎宁中毒时，先出现瞳孔扩大，对光反应存在，随后视力完全丧失，多数病人视神经损害一过性，少数为永久性失明。长期使用药物且发现较晚者造成的损害为不可逆的，且有蓄积效应，故应在用药前、用药中、用药后进行视力、色觉、眼底、视野常规检查。

2. 烟草酒精中毒性视神经病变　烟草酒精中毒性视神经病变又因其引起的视力下降称为烟酒性弱视、营养性弱视（tobacco and alcohol induced amblyopia）。目前认为慢性烟草中毒性弱视病理变化主要为视神经的脱髓鞘变性，以视盘黄斑束受损最为明显，与烟草中氰化物、尼古丁等有害物质，体内氨基酸、蛋白质、维生素 B_{12} 水平以及肝功能的好坏有关。烟雾中的有毒物质可使视神经鞘分离、融合、部分节段变薄。酒精中毒可以分为急性和慢性两种。病变部位主要是视盘黄斑束，视网膜神经节细胞变性，特别是黄斑区的细胞呈空

笔记

泡样变性及视盘黄斑束变性。

临床表现为双眼视力逐渐减退，在傍晚或暗光下视力更差。急性期眼底可见视盘充血，慢性中毒者视盘颞侧色淡，晚期病人视盘可苍白萎缩。视野表现为双侧对称的中心盲点视野性缺损而周边视野正常。VEP 通常为 P_{100} 潜伏期延长，振幅下降。OCT 见视网膜神经纤维层变薄。

3. 甲醇中毒性视神经病变 甲醇中毒引起视神经受损、视功能损害称为甲醇中毒性视神经病。甲醇是一种无色透明有毒的挥发性液体，人体摄入 15g 以上可引起失明，甲醇引起的视功能损害主要为甲酸或甲酸盐所致，因该物质在体内排泄非常缓慢，聚集导致代谢性酸中毒。病理改变为甲酸盐对神经组织有选择性亲和作用，可以抑制氧化磷酸化过程，影响细胞呼吸，抑制线粒体 ATP 合成，导致组织中毒缺氧进而使细胞退行性变，少突胶质和星形细胞肿胀、脱髓鞘，视神经水肿，轴浆流淤滞，发生中毒性视神经病变。早期眼底血管持续痉挛，与内皮素等血管活性物质对血管作用有关，对眼部的损害，轻度中毒主要损害视盘视网膜、视神经、视交叉以上部位；重度病例损害除了上述部位，主要在视交叉以及以上。

急性中毒时最典型临床表现在于视神经的损害，除了视神经损害，还有神经系统损害、代谢性酸中毒等表现。最初可出现短暂的中枢神经系统抑制的表现，之后有 12 至 24 小时的无明显症状的潜伏期，随后出现甲酸酸血症、代谢性酸中毒、视力损害，严重者可以出现昏迷死亡。视力可有急剧下降，瞳孔散大，对光反应迟钝，严重者早期迅速失明，眼底视盘充血水肿，视网膜水肿，血管变细迂曲，VEP 及视野异常。典型甲醇中毒导致全盲，双眼受累。视野损害可有多种表现形式，包括生理盲点扩大、旁中心暗点、视敏度下降。眼底改变为视盘充血水肿、视盘周围视网膜水肿、视网膜动脉变细、血管痉挛。

检查时可见视盘充血水肿、视网膜水肿、视野损害及 VEP 异常，并伴有意识障碍等全身中毒表现。血清甲醇测定浓度超过 20mg/ml，血清甲酸盐水平升高等也有重要意义。PVEP 表现 P_{100} 潜伏期延长，CT 表现为双侧外囊 - 壳核密度减低、条形高信号等检查可有助于诊断。

（八）视神经萎缩（optic atrophy）

指任何疾病引起视网膜神经节细胞及其轴索发生的病变，一般为发生于视网膜至外侧膝状体之间的神经节细胞轴突变性。本病病因复杂，多种原因均可致病，如炎症、退变、缺血、压迫、外伤、中毒、脱髓鞘及遗传性疾病等。由于视神经纤维变性、坏死、髓鞘脱失而导致神经传导功能丧失，视盘苍白则由于视盘部位胶质细胞增生、毛细血管减少或消失所致。

根据眼底表现及视神经损害的部位，可分为原发性和继发性。原发性视神经萎缩（primary optic atrophy）：为筛板后视神经、视交叉、视束以及外侧膝状体的视路损害所致，其萎缩过程为下行性；视盘颜色苍白或淡红，边界清，视杯见筛孔，视网膜血管一般正常。继发性视神经萎缩（secondary optic atrophy）：系由长期的视盘水肿和长期严重视神经乳头炎引起，原发病变在视盘、视网膜、脉络膜，萎缩过程是上行性；视盘灰白、灰暗、边界不清，生理性凹陷消失。视网膜动脉变细，血管伴有白鞘；后极部视网膜残留硬性渗出或未吸收出血。根据病史，结合视力、眼底、视野、色觉、OCT 等改变，综合视觉电生理、CT、MRI 等检查，有助于早期发现视神经萎缩。

三、视交叉病变

鞍区包括鞍内、鞍上及鞍周区域，视交叉位于鞍膈上方，其后缘为第三脑室漏斗隐窝，下方为垂体，位于颅底的蝶鞍内。鞍区肿瘤可以从不同方向直接压迫视交叉或因肿瘤引起视交叉腹面中央区供血发生障碍，造成双眼视力下降和视野缺损。由于视交叉远离脑组织和脑室系统，故其病变早期可仅有眼征而无全身神经系统症状和体征。

导致视交叉病变的常见原因有多种，包括肿瘤性、炎症性、感染性、血管性、医源性和外伤性等,最常见是垂体腺瘤,其次颅咽管瘤、鞍结节脑膜瘤等,海绵窦肿瘤、空蝶鞍综合征等也可以引起视交叉损害。

（一）垂体腺瘤

垂体腺瘤(pituitary adenoma)是属于内分泌系统的一种肿瘤,其发病率居颅内肿瘤的第三位,仅次于胶质瘤和脑膜瘤。垂体瘤(腺瘤)主要起源于垂体腺的前叶(腺垂体)(起源于神经垂体的病人罕见)。体积小时一般呈灰白色或灰红色,实质性,与周围的正常组织分界明显;肿瘤长大后,往往将正常垂体组织挤向一旁,使之萎缩。

由于垂体位于视交叉下方,当鞍内肿瘤突破鞍膈由下向上发展压迫视交叉时,会引起视力减退,可为眼部首发症状,早期眼底无异常,且因无其他神经系统体征和内分泌体征,故难以诊断且易误诊。垂体腺瘤如未压迫视交叉时可无眼征,但如影响视交叉血液循环,也会出现视功能障碍。这是因为供应视交叉中下部的微血管数量比外侧部稀疏,中前部比中后部更薄弱。高灌流状态的微腺瘤,通过它与视交叉的共同供应血管"窃取"或干扰视交叉正常血供,从而引起视功能障碍。

绝大多数垂体腺瘤病人因视野缺损首诊于眼科,故眼科医师在早期诊断中有重要作用。视交叉病变的典型体征是双眼颞侧偏盲(binocular temporal hemianopsia),但临床上并非一开始就出现双眼颞侧偏盲,多从不完整的象限缺损开始,这与视交叉受压部位有关。例如,发生在视交叉下方的垂体腺瘤,首先压迫视交叉鼻下纤维,引起颞上象限视野缺损,再随后引起颞下、鼻下、鼻上象限视野缺损。视野缺损在右眼按顺时针方向进行,左眼按逆时针方向发展。由于解剖上变异临床上可出现非典型视野改变,如表现为单眼视力减退或全盲。

垂体腺瘤除了引起视交叉综合征(chiasmatic syndrome)(视力障碍、视野缺损及原发性视神经萎缩)外,还有肥胖、性功能减退、男子无须、阳痿、女性月经失调等内分泌障碍表现。影像学技术如头颅CT及MRI,为诊断提供极大帮助。

（二）颅咽管瘤

颅咽管瘤(craniopharyngioma)是少见的先天性肿瘤,系一种先天性囊肿,该病多发于幼儿或青少年,男性较多见。

依肿瘤所在部位和大小可产生内分泌征和压迫征两大类临床表现,视力视野障碍,颅内压增高的表现(头疼、呕吐),肿瘤向鞍旁发展可以有海绵窦综合征,向前颅窝发展可有精神症状等。

该病常发生在鞍上部使视交叉后上方被压,颞下象限视野常首先受累,视野可呈象限性缺损,同向性偏盲型暗点等,无一定规律性。如双眼颞下象限性偏盲,说明压迫由下而上,以鞍上型颅咽管瘤可能性大。鞍上型肿瘤向鞍上压迫视交叉,致视野缺损与垂体腺瘤类似,以双眼颞侧缺损开始较多见,但不如其典型,偏盲分界线很少恰好在正中线。鞍旁型肿瘤压迫一侧,视野可出现双眼同向偏盲。

视力可逐渐减退,亦可突然失明,可能因影响视交叉血液循环所致,有时因囊肿突破入第三脑室,使视力、视野有明显波动,此乃该肿瘤特征之一。多数表现原发性视神经萎缩,如肿瘤位于鞍上则可由于颅内压增高而致视盘水肿,最后发展为继发性视神经萎缩。

典型临床表现,结合头颅X线、CT和MRI等影像学检查的特征性改变有助于诊断。

（三）鞍结节脑膜瘤

鞍结节脑膜瘤(tuberculumsellae meningioma)可仅呈视神经炎的表现,而无眼底改变。临床表现单侧或双侧视力减退,逐渐发生,由于肿瘤位置可偏向一侧,因而视力障碍常先由一眼开始而后波及另一眼。肿瘤的直接压迫可出现视神经萎缩,亦可出现一眼视神经萎缩,另一眼因颅内高压出现视盘水肿。凡成年人出现进行性视力减退,有单眼或双眼颞侧偏盲,眼底正常或有原发性视神经萎缩者，应首先考虑该病的可能，必须行头颅 CT 或 MRI 检查，以便确诊。

（四）血管性病变

在视交叉病变中，由于颅底动脉环的解剖关系，可出现各种临床表现，如动脉瘤可压迫视交叉引起视力下降及不典型颞侧偏盲的视野改变，动脉硬化特别是大脑前动脉的硬化可压迫视交叉外上方引起鼻下方 1/4 视野缺损。

因其解剖位置的特殊性，视交叉病变诊断中要重视常规检查（包括视力、视野、眼底、VEP 等），另外，亦应结合内分泌改变，既要考虑占位性病变，又要考虑非占位性病变，对临床不典型病例应充分应用现代检测手段。

四、视束病变

常系邻近组织的肿瘤（主要为鞍区或鞍旁肿瘤）、血管病变（如颈内动脉瘤或后交通支动脉瘤）或脱髓鞘疾病所致损害。

视束病变特征是病变对侧同向性偏盲和下行性视神经萎缩。典型临床表现为位于病变对侧的非对称性同向性偏盲，因视束中交叉及不交叉的视神经纤维在两侧排列不十分对称，或在视束中各占有一定的部位。如病变位于视束前端即与视交叉后脚相连接处，由于该侧的鼻上纤维在视交叉后脚处（视交叉后膝）也受到损害，因而视野表现为患眼除有鼻侧偏盲外，还有颞下象限缺损、对侧眼颞侧偏盲。如视放射前部疾病出现不一致的同向偏盲提示视束同时受累。当一侧视束全部受累时即引起非完全一致性的同向偏盲，并伴有黄斑分裂为视束疾患的另一特点。由于视束的纤维紧密地聚集在一起，在受累时视网膜周围纤维及黄斑纤维常同时受损。

双眼视盘患侧半苍白也是视束病变的特征，视神经病变越靠近前部，视盘萎缩出现越早，临床上如不注意有时易疏忽。视野检查相对更重要。Wernicke 偏盲性瞳孔强直（Wernicke hemianopic papillary reaction）对于视束疾患的诊断有一定的定位价值。

视束近大脑脚附近病变可伴有锥体束障碍、垂体功能异常及尿崩症等，也可能合并第Ⅲ、Ⅳ、Ⅴ脑神经麻痹。

五、外侧膝状体病变

病变在单独损害中极其少见。多由血管性疾病所引起，其中以大脑中动脉及其分支的动脉瘤出血最多见，或因血栓形成、栓塞等引起。

视野改变为病变对侧的一致性同向性偏盲，无 Wernicke 偏盲性瞳孔强直，这是因为瞳孔对光反射纤维在到达外侧膝状体前已经离开视束，经上丘臂入中脑。如病变影响右侧外膝状体内侧时，即临床表现左侧同侧下象限的偏盲性缺损；如累及外侧即表现左侧同侧上象限偏盲；如两侧外膝状体的内侧同时遭受损害，则表现下半侧视野缺损，同时伴有黄斑回避，因其与视丘锥体束相邻，故常伴有锥体束征等。近年来，头颅 MRI 的应用已可清晰分辨外侧膝状体的构造，对于判断外侧膝状体病变有很大帮助。

六、视放射病变

视放射开始于外侧膝状体，通过顶叶、颞叶和枕叶，终止于纹状区皮层。自外侧膝状体发出的神经纤维呈放射状分布于侧脑室外侧壁外，先向外行走，继之折向上部，然后向后下部绕侧脑室下角形成梅尔（Meyer）环，然后再折向上或向下部纤维汇合而终止于枕叶距状裂上下唇。外伤、肿瘤和血管性病变等均可引起视放射病变。

如视放射前部受累，则双侧视野缺损可不一致，因双眼相应的部分纤维在此处未充分地彼此混合并列所致。病变越靠近视放射的后部，其一致性越明显。尚可见黄斑回避（即在偏盲视野内的中央注射区，保留 1°～3° 或更大一些的视觉功能区）、颞侧半月视野缺损，无视神经萎缩、无 Wernicke 偏盲性瞳孔强直及视动性眼球震颤阳性。同时，可伴有相应的大脑附近病变的症状和体征。

（一）内囊病变

视放射纤维自外侧膝状体发生后，向后通过内囊后肢部，位于视放射开始部，因纤维集中成束，该部病损多引起病灶对侧的双眼完全一致性的同向偏盲，对侧偏身感觉障碍以及伴有面、舌及肢体中枢性偏瘫，称为三偏征。临床上常因病人昏迷或意识不清而无法检查。

（二）颞叶病变

病变累及视放射下部纤维可引起病灶对侧视野的双眼上象限同侧偏盲。一般多由于颞叶后部病变引起，左颞叶病变时，如果病人为右利手常可伴有成形的视幻觉。

（三）顶叶病变

病变累及视放射下部纤维，可引起病灶对侧的视野双眼下象限同侧偏盲。若病变位于左侧优势半球的角回和缘上回（右利手），则有失读和视觉性领会不能。

七、枕叶视中枢病变

枕叶视中枢病变的原因以血管性病变最常见，其次是肿瘤和外伤。

视皮质中枢位于两侧大脑枕叶皮质的纹状区，每一侧的纹状区代表对侧一半视野，因此视皮质损害引起病灶对侧一致性同向偏盲并伴有黄斑回避。如果病变范围较广，损害了一侧的全部纹状区，则视野缺损表现为病灶对侧的双眼完全的同侧偏盲；如果病变仅损害一侧纹状区的最前端，视野则表现为病灶对侧眼的单眼颞侧最外周部的颞侧新月形的缺损；如病变位于一侧枕叶后极部，只损害黄斑部纤维，呈病灶对侧的双眼同向偏盲性中心暗点；如仅损害一侧楔叶或舌回，则表现为病灶对侧的双眼象限型视野缺损；双侧楔叶受累，可见双眼下方的水平性偏盲；如同侧偏盲先有黄斑分裂（垂直分界线将黄斑中心注视区一分为二），随后出现黄斑回避时，则提示为血管性病变；当视皮质受损时，即使所引起的视野缺损很小，也是两侧一致性的。

（江　冰）

第三节　瞳孔异常

虹膜中央环形组成了瞳孔（pupil），正常为圆形，边界整齐，在普通光线下其正常直径平均为 2.5～4mm。瞳孔的大小是由支配瞳孔括约肌的动眼神经副交感纤维，以及来自颈上神经节支配瞳孔开大肌的交感纤维共同控制的。正常人双侧瞳孔的大小基本相同。小于 2mm 为瞳孔缩小，大于 5mm 为瞳孔散大。光线的刺激可导致正常眼瞳孔的缩小，而光线的减弱会导致瞳孔散大。瞳孔的缩散，是反映眼球结构和视网膜视神经功能状态的重要动力学指标。

一、正常的瞳孔反射

（一）瞳孔对光反射

瞳孔对光反射（pupillary light reflex），又称瞳孔对光反应，是瞳孔的各种反应中最明显的一种。当光线照射入眼后，正常应引起瞳孔的缩小，光线减弱或消失时，瞳孔又逐步扩大至正常大小，这种随光线刺激变化的缩散反应迅速而灵敏。

光反射的神经通路，可分为传入弧、神经核及传出弧三部分（图 15-5）：瞳孔的光反射可

二维码 15-2
动画　瞳孔
对光反射

笔记

能起自视网膜视锥与视杆细胞，也可能起源于视网膜神经节细胞中的小细胞——W 细胞，其轴突（瞳孔纤维）与传导视觉的神经纤维一起，将神经冲动传导到视神经、视交叉和视束前 2/3，邻近外侧膝状体时，瞳孔纤维离开视束，经四叠体上丘上臂进入中脑顶盖前区，止于顶盖前核，换元后发出顶盖前 - 动眼束，或通过后联合的中间神经元，分成两部分纤维与同侧和对侧的动眼神经副核，即 Edinger-Westphal 核（E-W 核）联系。E-W 核为副交感神经核，其发出副交感神经纤维伴行动眼神经，入眶后随支配下斜肌的下支进入睫状神经节，换元后又经睫状短神经入眼，支配同侧瞳孔括约肌收缩，引起瞳孔缩小。

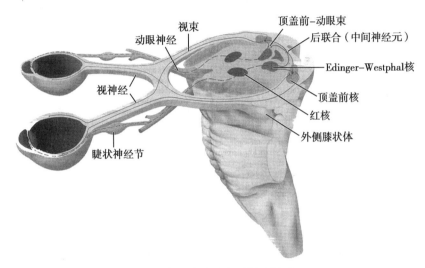

图 15-5 瞳孔对光反射反射弧

在正常人类和灵长类动物中，由于各眼接收的光信息，通过视神经传达至视交叉时，分别有鼻侧的 50% 冲动交叉至对侧，并保留了颞侧的 50% 继续传入，同时在顶盖前核和中间神经元处又一次可将两侧传入的冲动信号等量地传到双侧的 E-W 核，后者发出的等量冲动即可引起双侧瞳孔等量的缩小反应。因此，光反射又分为直接对光反射（direct light reflex）和间接对光反射（indirect light reflex）两种。光线照射一侧眼，同侧瞳孔缩小为该瞳孔的直接光反射，同时对侧未被照射的瞳孔也缩小是为对侧瞳孔的间接光反射，反之亦然（图 15-6）。当一侧视神经传导异常时，伴随一侧视神经传导的光信号可造成双侧瞳孔的收缩力下降，

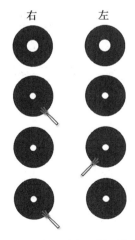

图 15-6 正常瞳孔对光反射手电交替试验
正常瞳孔双眼等大等圆，手电照射其中一只眼为直接光
反射，另一眼为等量的间接光反射；反之亦然

即光线照射受损眼,其直接光反射迟钝而减弱,同时健侧的间接光反射亦受损;而光线照射健侧眼,其直接光反射敏感而受损眼的间接光反射却如常。这对于神经系统疾病的定位诊断有着极为重要的意义。

正常人双侧瞳孔的大小基本相同,双侧瞳孔的反射程度也基本相同,即缩小扩大的幅度相同。如果这个基本的光反射出现异常,尤其是双眼的不对称,往往对于视路及中枢神经系统的疾病具有极为重要的定位和定性的诊断价值。但大约有 20% 的人,在没有任何异常的情况下,其双侧瞳孔直径不等大,而接受相同光刺激时可出现等量的缩小反应,视为生理性瞳孔不等大(physiological anisocoria),这种不等大的瞳孔直径差常在 1mm 以内,且常不恒定。

瞳孔除光照刺激减弱后的被动散大外,还可以主动散大,由交感神经纤维支配的瞳孔开大肌收缩所致。交感神经通路有三级神经元:一级神经元起自下丘脑后部,向下走行,经脑干到达 C_8 到 T_2 脊髓节段(Budge 睫脊反射中枢);换元后的二级神经元(节前)纤维离开脊髓进入椎旁交感链,经由肺尖绕行锁骨下动脉下方,向上到达下颌角水平,颈内外动脉分叉处内侧的颈上神经节;再次换元后的三级神经元(节后)纤维,沿颈内动脉向上走行进入颅内,在海绵窦汇入眼神经,通过眶上裂入眶,经过睫状长神经支配瞳孔开大肌致瞳孔散大,支配眼睑 Müller 肌致眼睑开大,其支配面部排汗和血管收缩的纤维伴随颈外动脉走行。这三级神经通路任何一个环节出现问题,都可出现不同程度的瞳孔缩小或散大异常。

在进行瞳孔反射检查时,还需要注意亮环境和暗环境结果的不同,这会提示瞳孔括约肌和开大肌的相对功能。在暗环境下瞳孔的不等大更为明显者,可见于各种情况导致的虹膜后粘连、毛果芸香碱等拟胆碱能药物或有机磷所致的瞳孔缩小、Horner 综合征或生理性瞳孔不等大。而瞳孔不等大在亮环境下更显著者,见于虹膜瞳孔括约肌的损伤、阿托品等抗胆碱能药物或肾上腺素等所致的瞳孔散大、动眼神经麻痹或 Adie 瞳孔等。

另外,注视远处时,如给予持续中等强度光照时,正常瞳孔可见对称性的无节律的瞳孔直径发生变化,但变化幅度小于 1mm,此称为瞳孔不静或虹膜痉挛。在光线照射后,正常瞳孔灵敏收缩,随后缓慢散大到中等程度,称为瞳孔逃逸(pupillary escape),此后可见瞳孔不静。上述这一过程依赖于周围照明环境光及照射瞳孔的光强度,每一个体的反应也各不相同,应用手电筒在两眼间交替试验可以进行双侧的对比,观察瞳孔收缩前大小、收缩潜伏期及反应灵敏度、收缩的强度,以及再次散大的潜伏期和灵敏度,有利于明确瞳孔反射有无异常。

(二)近反射

当双眼注视目标从远处移近到近点附近时,双眼可出现由于睫状肌收缩、悬韧带放松致晶状体变厚而增加屈光度的调节(accommodation),双眼内直肌同时收缩的集合运动(convergence),以及双眼缩瞳的三个视近联带运动,称为近反射(near reflex)。近反射保证了注视目标能够清晰成像在视网膜上,而且目标能够成像在双眼的黄斑中心凹。在相同的照明下,光反射性瞳孔缩小的程度和近反射中的瞳孔缩小相等,甚至较近反射要更强。如果瞳孔光反射正常,通常近反射无异常。

近反射的高级皮质中枢可能在枕叶距状裂上部末端的纹状区 19 区皮质,其接收到看近物的传入信息后发出指令,其通路绕过背侧中脑的顶盖前核,在导水管腹侧面直接下行至 E-W 核,后者指挥双侧动眼神经内直肌核发出神经冲动,经动眼神经运动支,到双眼内直肌收缩集合,同时经动眼神经副交感纤维到达睫状神经节,换元后经睫状后短神经到达眼内,使睫状肌收缩产生调节,瞳孔括约肌收缩产生缩瞳。

同光反射中枢的顶盖前区相比,近反射的反射路径更向前,靠近中脑导水管的腹侧面,因此背侧中脑顶盖前区出现病变时,近反射通路和 E-W 核并无受损,可出现光反射异常而

二维码 15-3
动画 集合反射

二维码 15-4
动画 眼的三联动

笔记

近反射正常的现象，称为光-近反射分离（light-near dissociation）。同时动眼神经的副交感纤维中支配睫状肌与支配瞳孔括约肌比例约为 30：1，可能出现各自的损伤，成为了在某些情况下光-近反射分离的解剖基础。在光-近反射分离时，往往是瞳孔光反射消失而近反射中瞳孔缩小如常甚至增强。可见于视神经病变或严重的视网膜疾病、Argyll-Robertson 瞳孔、背侧中脑综合征或 Adie 瞳孔等；还有可能发生于动眼神经损伤后的肌肉-瞳孔异常再生，即支配内直肌的纤维再生异常连接到瞳孔纤维导致眼球内转时瞳孔缩小。

二、异常的瞳孔反射

瞳孔反射受视网膜光照强度、视网膜光感受器和视神经传入功能、中脑顶盖前区、连接至 E-W 核的中间神经元，以及伴随动眼神经的传出性副交感神经通路和交感神经通路等多种因素的影响。除了先天性瞳孔异常，以及眼部疾病引起的瞳孔改变外，神经系统疾病常可导致明显的瞳孔运动障碍，称为瞳孔反射异常（dyscoria）。根据损害部位不同，可分为传入障碍和传出障碍，这里仅介绍和神经眼科相关的几类常见瞳孔异常。要注意的是，视束后 1/3 以及之后的视路，由于已经不存在瞳孔对光反射纤维，不会出现瞳孔对光反射的异常。

（一）光反射传入障碍性瞳孔异常

传入障碍见于从眼球到视束前 2/3 的病变，即整个前视路到顶盖前区等的病变。最常见的是相对性瞳孔传入障碍（RAPD 征）、黑矇性瞳孔强直、Wernicke 偏盲性瞳孔强直、Argyll Robertson 瞳孔征等。

1. 传入性瞳孔障碍　又称为 Marcus Gunn 瞳孔（Marcus Gunn pupil）。瞳孔反射的传入路径，从眼球到 E-W 核的任何病损，均可导致患侧的神经冲动不能正常传入，从该眼传入的光信息少于另一眼，产生的双眼瞳孔对于光线刺激的不对称光反射表现，可作为两侧视神经传导不对称时客观而敏感的诊断指针。当照射患侧眼时，该侧瞳孔的直接光反射异常，而对侧瞳孔的间接光反射也异常。患侧瞳孔的直接光反射异常表现为，照射时立即散大（Marcus Gunn 瞳孔程度 3+～4+），或开始无变化随后散大（1+～2+），或者开始收缩随后散大的程度较对侧更大（痕迹，Trace）。由于患侧的传出路径没有问题，当照射对侧眼时，对侧眼直接光反射正常，而患侧的间接光反射也没有问题，可灵敏收缩（图 15-7）。

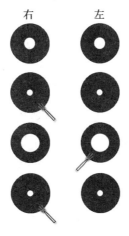

右　　左

图 15-7　Marcus Gunn 瞳孔手电交替试验

左眼为 Marcus Gunn 瞳孔，自然光线下双瞳可等大等圆；当手电照射右眼时，右眼直接光反射正常，而左眼间接光反射也正常，双瞳可正常缩小；当手电照射左眼时，左眼直接光反射迟钝或消失，瞳孔缩小后散大，或不缩小，甚至直接散大，而由于传入障碍，右眼的间接光反射也消失；当手电交替回右眼时，双瞳反应又恢复到前一状态

笔记

瞳孔的传入障碍可单眼发生，也可双眼发生，当双眼病变程度相当时，除可见瞳孔直接光反射上述表现外，间接光反射的表现不能说明问题。因此当单眼病变，或者双侧病变程度明显不等时表现出来的瞳孔上述变化，又可称为患病侧或严重侧的相对传入性瞳孔障碍（relative afferent pupil defect，RAPD），即 RAPD 征。

在瞳孔反射的传入路径中，眼球的屈光间质混浊，如角膜白斑、白内障或玻璃体积血等，或者视网膜如黄斑的病变等，除非病变严重且累及乳斑束者，否则足够的照射光线下，均查不出 RAPD 征象。视神经各类病变，如炎症、缺血、外伤、肿瘤压迫和晚期青光眼等，可表现出典型的 RAPD 征，其程度反映了受损的神经纤维数，辅以光感受度、色觉和视野检查，以及其他影像学证据，对于该部位病变的定位定性诊断十分有用。如果缺乏 RAPD 征，则诊断视神经病变应慎重。

由于交感神经支配的存在，孤立的单侧视神经病变并不会引起同侧瞳孔的散大，除非见于严重的盲眼所致的黑朦性瞳孔强直性散大（amaurotic pupil rigidity）。如当一侧眼球、视网膜或视交叉以前的视神经病变较为严重时，有些病人会出现该侧眼的黑朦，即完全失明，没有光觉，此时患眼瞳孔散大，直接光反射消失，健眼间接光反射也消失；而健眼直接光反射和患眼间接光反射则存在。这类病人瞳孔纤维无异常，故双瞳孔的近反射无异常。

视交叉和视束由于双侧纤维成分的改变，其病变所致的瞳孔变化与病变的部位、范围和程度有关，不表现为典型的 RAPD 征。当光反射传入纤维离开视束后到达 E-W 核之间的环节出现病损时，由于没有损伤视觉纤维向枕叶视中枢的信息传递，可表现为没有视野或中心视功能损害的 RAPD 征，较为罕见。

2. Wernicke 偏盲性瞳孔强直　视束前段病变时，可导致偏盲性瞳孔强直，又称为 Wernicke 偏盲性瞳孔强直（Wernicke's hemianopic pupil）。

视束的前 2/3 视觉纤维是伴行有 15% 瞳孔纤维的，在进入外侧膝状体之前，瞳孔纤维即从视束的后 1/3 离开视觉纤维，经上丘进入中脑。以右侧病变为例，前 2/3 的右侧视束，含有来自右眼的视网膜颞侧纤维以及左眼的视网膜鼻侧纤维，此处病变，除引起双眼视野左侧同向偏盲外，还会产生与视野缺损同向的左侧偏盲性瞳孔强直，即来自左侧的光刺激左眼鼻侧或右眼颞侧视网膜纤维不能产生光反射，而来自右侧的光，刺激正常的左眼颞侧或右眼鼻侧视网膜纤维则有正常的光反射。值得注意的是，这类病人的双眼间接光反射和近反射均无异常。这一征象对于视交叉后前 2/3 视束病变的诊断有一定的定位价值。后 1/3 视束及其以后的视路，由于瞳孔纤维已离开视觉纤维，包括外侧膝状体、视放射、视皮质等，无论光源从偏盲侧还是非偏盲侧照射，均不会出现瞳孔运动的障碍，即都不会出现 Wernicke 瞳孔强直。

3. Argyll-Robertson 瞳孔异常　Argyll-Robertson 瞳孔（A-R pupil），又称阿罗瞳孔。表现为光反射消失，但近反射和调节反射仍存在，即典型的光 - 近反射分离。为中脑顶盖前区病变使光反射路径受损所致。这类瞳孔征以梅毒感染为最常见病因，可作为脑膜血管性梅毒、脊髓痨、麻痹性痴呆的特殊体征，说明中枢系统出现神经性梅毒，破坏了中脑顶盖前区至两侧 E-W 核之间的区域，产生典型的永久性双侧瞳孔缩小，常小于 3mm，形态不规则，直接和间接对光反射均消失或非常迟钝，尤其在暗室中瞳孔散大不良，而近反射时的瞳孔缩小反应并不减弱，甚至增强。

（二）光反射传出障碍的瞳孔异常

1. 副交感系病变

（1）动眼神经麻痹：动眼神经麻痹（oculomotor paralysis）最为常见。这一脑神经除支配眼外肌外，还支配产生调节的睫状肌和缩瞳的瞳孔括约肌。因此动眼神经麻痹，除瞳孔散大外，多伴有其他眼外肌的麻痹，表现为上睑下垂和除外展外的眼运动障碍等。动眼神经

二维码 15-5
动画　阿罗
瞳孔

笔记

麻痹所致瞳孔不等在亮光下最为明显。多系单侧病变，由于动眼神经在颅内的解剖走行特点，颞叶的海马钩回疝最容易发生此类麻痹。由于瞳孔纤维伴随动眼神经下支前行，其眶内段受损，尤其是下支受损会有瞳孔反射异常，而上支受损则无瞳孔障碍。对于孤立性、无反应性且不伴有动眼神经其他受累表现的瞳孔散大，常是因为动脉瘤或占位压迫脚尖窝处动眼神经所致，随着时间的推移，可能会在其后逐渐出现其他体征。需注意的是，当光反射中枢 E-W 核发生病变时，可引起瞳孔对光反射、集合反射、闭睑反射等全部消失或减弱，瞳孔散大。需与动眼神经麻痹或与散瞳剂引起的药物性散大相区别。

（2）Adie 瞳孔：Adie 瞳孔（Adie pupil），又称强直性瞳孔，是一种良性的瞳孔异常，为突发的副交感神经麻痹。该病常见于 20～40 岁女性，病人一般体健，常突然发病，主诉为瞳孔不等大，视近模糊，偶有轻度头痛畏光。如伴有膝跳反射消失，称为 Adie 综合征，或 Holmes-Adie 综合征，即瞳孔紧张症，偶伴有节段性无汗及直立性低血压等。

该病较为少见，发病机理至今不明，这种部分性调节麻痹在两年后会逐渐恢复。近来认为，可能与自主神经系统紊乱有关，有人认为是睫状神经节的病毒感染所致，但与中枢神经系统性梅毒无关。由于支配睫状肌调节纤维远多于虹膜括约肌的纤维，故在副交感神经纤维再生时，调节纤维异常再生，剥夺了虹膜括约肌支配纤维的作用。有些病人的病理检查提示有睫状神经节神经元退变，骶髓背根神经节细胞变性等，后者可能导致膝腱深反射消失。临床上常被误诊为颅内恶性疾病。

该征多在无意中发现，视力一般正常，出现双眼先后或轻重不等地受累。眼部表现大多为突发一侧瞳孔散大，是一种特殊的瞳孔紧张状态，室内常规照明下，瞳孔对光反射迟钝，近反射减弱。强光持续照射 30 秒以上，患侧瞳孔缓慢缩小，双眼集合 5 分钟亦可显示瞳孔缓慢地缩小。暗室环境下，健侧瞳孔迅速散大到大于患侧，而停留 15～40 分钟，患侧瞳孔可缓慢散大到与健侧相等，此时光线照射下，健侧瞳孔直接光反射灵敏，而患侧直接光反射迟钝，但数分钟后患侧瞳孔逐渐缩小，其程度比健侧更甚，患侧眼看近时瞳孔的强直性缩小和看远时瞳孔的强直性散大都极度缓慢而持久，即调节反射和集合反射更持久。这可能是由于变性的神经尚存部分神经末梢未被波及，尚有微弱而持久的功能。也有人认为这是通过反射的调节和集合作用所产生的乙酰胆碱进入前房，刺激瞳孔括约肌使瞳孔缓慢缩小所致。如果瞳孔对光反射完全丧失，则提示支配瞳孔的所有副交感神经纤维已经完全变性，裂隙灯下可见瞳孔领节段性虹膜细绳样运动，而非正常的向心性收缩，称为虹膜蠕动。

由于瞳孔散大而光反射迟钝，可能会和药物性散瞳、动眼神经麻痹、小脑幕裂孔疝、背侧中脑综合征，以及青光眼或眼外伤等相鉴别。Adie 瞳孔去神经支配后，对缩瞳剂的超敏感性，该强直性散瞳 80% 对超低浓度 0.1%～0.125% 毛果芸香碱的缩瞳作用十分敏感，而正常瞳孔对此浓度缩瞳剂无效，可作为该病诊断的药物试验。

2. 交感系病变　　交感神经受损时，瞳孔开大肌的功能受到影响，可引起瞳孔缩小的霍纳综合征（Horner's syndrome），又称为颈交感神经麻痹综合征。引起 Horner 综合征的病变原因极为复杂，凡上述交感神经自下丘脑至眼球之间三级神经元通路任何部位受损均可引起该综合征。

Horner 综合征的瞳孔缩小，可小于 2mm，常在数日后，瞳孔又逐渐散大，但最终仍小于健侧，这是因为失去了瞳孔扩大的主动作用，但其直接和间接光反射都正常存在。该瞳孔缩小在暗光下更为明显，表现为黑暗中瞳孔的扩大较健侧缓慢，而亮光下瞳孔不等的程度则减小或消失。另一方面，患侧轻度上睑下垂、睑裂缩小和眼球内陷也是该综合征的重要体征，其原因是由于交感神经支配的位于提上睑肌深层和下睑的 Müller 平滑肌瘫痪，导致上睑的轻度下垂，下睑的轻度上移，致使睑裂缩窄，但由于动眼神经支配的提上睑肌无异常，故上睑仍可正常上提。同时，交感神经还司面部排汗和血管收缩，故少数病人可表现为

笔记

早期颜面部温高潮红,而后期则面颈部无汗苍白,眼压下降等,先天性 Horner 综合征者可有虹膜褪色或色淡表现。这取决于交感神经损害的部位,因为支配发汗的交感神经纤维在离开颈上神经节换元后即离开瞳孔交感纤维。

由于瞳孔缩小,所以出现 Horner 综合征后,必须结合其他相关的伴随症状和体征,才能进一步判断其发病的原因及病损部位,尤其与 A-R 瞳孔相鉴别。在临床上,药物激发下观察双侧瞳孔的变化,对此病有诊断价值。

(1)4% 或 10% 的可卡因(cocaine):此药作用于神经肌连接处,通过阻止神经元末梢释放的去甲肾上腺素再摄入,产生拟交感的作用,延长去甲肾上腺素对瞳孔开大肌的作用使瞳孔散大。如交感神经任何一段的麻痹,去甲肾上腺素不能释放,瞳孔则没有正常反应的散大,可卡因滴眼后瞳孔亦无反应,或双侧不等大程度增大,表示小瞳侧存在 Horner 征。

(2)1% 羟苯丙胺(paredrine):此药也作用在神经肌连接处,通过促进神经元末梢释放去甲肾上腺素,产生拟交感作用以散大瞳孔。只要第三级神经元正常,即使第一二级神经元受损,羟苯丙胺也可使瞳孔正常散大。

(3)0.5% 或 1% 安普乐定(apraclonidine),或 0.1% 肾上腺素(epinephrine):此类药是α- 受体激动剂,直接发挥拟交感作用。对于交感神经支配正常的瞳孔不会散大,而任何部位病灶导致去交感神经支配会出现异常高度的敏感性,用此类药可使病灶侧瞳孔轻度散大,即用药 30~45 分钟后病变的小瞳会散大,出现瞳孔不等的反转。病变位于第三级神经元者瞳孔散大最明显,第一、二级神经元者瞳孔无反应。

因此,几种药物试验结合,可进行初步定位诊断,在可卡因无效的结果上,羟苯丙胺无效或安普乐定有效,则可确定病变部位在第三级神经元;羟苯丙胺有效或安普乐定无效,则病变为第一或二级神经元段病变。此基础上,再进一步行头颈胸的影像学检查以确诊。要注意的是,进行此系列试验时,双眼都应同时点药,以健侧的反应作为对照,同时每一样药物都要经过一天以上的洗脱后再完成下一步药物的试验。

第四节　神经眼科传出路病变

视觉系统不仅包括视觉信息的传入系统,还包括传出系统。后者的障碍可能导致眼位偏斜或不伴眼位偏斜的眼球运动障碍,进而出现最重要的体征——双眼复视(diplopia),即双眼不能同时运动,眼肌麻痹致患侧眼轴偏斜,目的物像不能像健眼那样投射到黄斑区,而是投射到黄斑区以外视网膜上,不对称的视网膜刺激在枕叶视中枢产生了两个映像的冲动,导致两眼同时看到的物像不能在视觉中枢融合,出现两个物像将严重影响病人的视觉生活。轻微眼肌麻痹时,眼球运动受限及斜视可能不明显,而仅有复视。

一、眼位与眼球运动

人眼球外各有 6 条眼外肌,包括 4 条直肌和 2 条斜肌,眼外肌在动眼神经、滑车神经和展神经的支配下,使双眼发生各向运动,并维持不同的眼位,这些解剖结构及其生理机能详见《斜视弱视学》,在此不再赘述。要强调的是,当双眼在各个注视方向维持运动的共同性,其双眼视轴是相对平行的,可以产生双眼单视;而由于部分眼外肌功能减弱或受限时,双眼运动不等量或不同步,出现非共同性运动,就会出现双眼复视。

(一)眼球运动神经支配

眼球运动分别有不同的脑神经支配,包括动眼神经、滑车神经和展神经,它们协同支配眼外肌司眼球运动,也发出副交感纤维支配眼内肌司调节和缩瞳,对形成清晰的视觉有重要作用。

笔记

动眼神经（oculomotor nerve）是最重要的眼运动神经，其躯体运动纤维起于中脑动眼神经核，一般内脏运动纤维（即副交感纤维）起于动眼神经副核（E-W核）。前者是由支配各眼外肌的运动核组成的核团，位于中脑上丘水平，导水管周围灰质的腹侧部。动眼神经自脚间窝出脑，紧贴小脑幕缘及后床突侧方前行，进入海绵窦侧上部，再经眶上裂入眶，立即分为上、下两支。上支支配上直肌和提上睑肌；下支支配下直肌、内直肌和下斜肌；由下斜肌支分出一个副交感神经小支，即睫状神经节短根，在睫状神经节换元后，分布于睫状肌和瞳孔括约肌，产生调节和缩瞳光反射。滑车神经（trochlear nerve）是颅内唯一发自脑干背面的脑神经，滑车神经核位于中脑下丘平面，自中脑背侧发出纤维后，在前髓帆处完全交叉到对侧，在小脑幕切迹动眼神经外下方进入海绵窦，与来自颈上神经节的交感纤维并行，转至动眼神经内上方，与三叉神经第一支眼神经伴行，经眶上裂入眶，支配对侧眼球的上斜肌运动。展神经（abducens nerve）起源于脑桥中分的展神经核，进入海绵窦后处于中央，较易受到损伤，同样经眶上裂入眶，支配同侧外直肌运动。

（二）眼球运动的核上控制系统

眼球运动除了上述各个运动神经核、运动神经及眼外肌外，还受运动神经核之上的脑干、小脑、基底神经节及大脑皮层的上位系统控制，这些中心通过核间通路连接，协调眼球运动，控制双眼注视目标的速度、位置和不同头位时的眼球运动。

1. 双眼水平共轭运动的控制　双眼水平共轭运动的核上控制中枢为脑桥旁正中网状结构（paramedianpontinereticular formation，PPRF），即侧视中枢。其接收来自前庭核、小脑、上丘和额视区等部位发来的信号纤维，而传出纤维大部分到达同侧的展神经核（外直肌核），展神经核输出兴奋冲动，通过核间神经元换元，越过中线在对侧内侧纵束（medial longitudinal fasciculus，MLF）内上升，到达对侧的动眼神经内直肌亚核，两运动核接收和发出等量的神经冲动，分别通过同侧的展神经和对侧的动眼神经，引起等量的同侧眼外转和对侧眼内转，使双眼向此PPRF侧水平共轭运动（图15-8）。这在双眼的共同运动中也是最重要的核上控制。

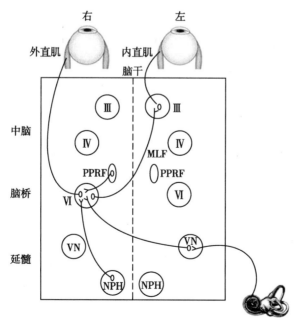

图15-8　双眼水平侧视中枢和神经通路

Ⅲ、Ⅳ和Ⅵ分别为动眼神经核、滑车神经核和展神经核，PPRF为脑桥旁正中网状结构，MLF为内侧纵束，VN为前庭神经核，NPH为舌下神经核。PPRF为水平侧视中枢，当PPRF和MLF附近病变时，可出现双眼不能同向侧视运动的核间性眼肌麻痹

笔记

2. 双眼垂直共轭运动的控制　双眼垂直共轭运动的核上控制中枢可能在中脑内侧纵束头端间质核（rostral interstitial nucleus of the MLF，riMLF），主要来自前庭核的兴奋性冲动越过中线后通过对侧 MLF 传到对侧的 riMLF，通过背侧和腹侧的后联合区（posterior conmissure，PC）与前庭核侧的 riMLF 相联系，此后，双侧的 riMLF 再发出呈网状联系的冲动到达双侧的动眼神经核和滑车神经核，最后控制双眼的垂直共轭运动（图 15-9）。对向下注视的控制主要来自于 riMLF，而对向上注视的控制则多来自于 PC 区。

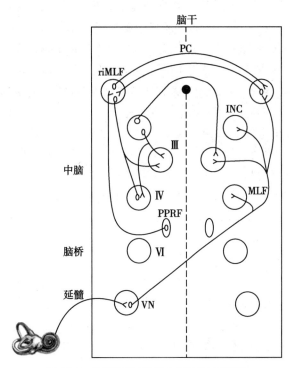

图 15-9　双眼垂直凝视中枢和神经通路

Ⅲ、Ⅳ和Ⅵ分别为动眼神经核、滑车神经核和展神经核，riMLF 为内侧纵束头端间质核，INC 为 Cajal 间质核，PC 为后联合区，PPRF 为脑桥旁正中网状结构，MLF 为内侧纵束，VN 为前庭神经核，NPH 为舌下神经核。对向下注视的控制主要来自于 riMLF，而对向上注视的控制则多来自于 PC 区。如上述中枢病变，可出现双眼不能同时向上或下运动

二、眼运动障碍

眼运动障碍，也称眼肌麻痹（ophthalmoplegia），系由于眼球运动神经或眼球协同运动的调节结构病变所致，临床可分为核下性、核性、核间性、核上性眼肌麻痹几种不同类型。与核下性周围性麻痹（peripheral ophthalmoplegia）相对，核性眼肌麻痹又和核间性眼肌麻痹、核上性眼肌麻痹统称为中枢性麻痹性斜视（central ophthalmoplegia）。

（一）核下性与核性眼运动障碍

核下性眼运动障碍，也称为核下性眼肌麻痹（infranuclearophthalmoplegia）、周围性眼肌麻痹，为眼球运动神经的神经干或神经束麻痹所致，可出现周围性麻痹性斜视，包括动眼、滑车与展神经的麻痹。核下性眼运动神经束支的病变详见《斜视弱视学》。

核性眼运动障碍，也称为核性眼肌麻痹（nuclear ophthalmoplegia），由脑干病变（血管病、炎症、肿瘤）导致眼球运动神经核受损所致，即动眼神经核、滑车神经核或展神经核的病变。它们可引起眼外肌的完全性或部分性麻痹，导致眼位偏斜和不同程度的眼球运动障碍，在不同注视方向的斜视度不同，尤其是向麻痹肌作用方向运动时其自主运动障碍最明显。临

床上，这些神经行径中的中枢神经系统病变常常是以眼位和眼动异常为首发表现。对眼球运动和眼位的详细检查，有利于中枢神经系统病变的定位诊断，进一步辅以脑干诱发电位、CT、MRI 等以明确诊断。

　　如何区别是核性还是核下性病变呢？例如动眼神经，动眼神经核团是一组细长的细胞核团，位于中脑上丘水平，大脑导水管腹侧的中央灰质中，双侧自上而下的分别排列着提上睑肌核、上直肌核、内直肌核、下斜肌核与下直肌核。由于核团间有一定距离，因此此核性病变多为双侧不完全性麻痹，可仅累及部分核团，导致某一眼肌或某几条眼肌受累，其他眼肌则正常，可出现分离性眼肌麻痹；而眼内外肌的核团也是分开的，所以眼外肌的运动障碍，可以和光反射、调节及近反射异常单独出现。同时，双侧的眼运动神经核都比较靠近脑干中央部位，故核性麻痹常累及双眼；而这些核团周围还邻近脑干其他结构，所以核性病变时可能出现其他结构的病变，产生不同的临床表现，出现不同的综合征，如动眼神经出中脑前要分别穿过红核、小脑上脚和大脑脚等，这些区域的病变可出现除动眼神经麻痹以外的其他表现，分别为 Benedikt 综合征、Claude 综合征和 Weber 综合征等；又如面神经出中脑前要绕过展神经核，此部位病变可出现两者异常的表现。

（二）核间性眼运动障碍

　　核间性眼运动障碍，即核间性眼肌麻痹（internuclearophthalmoplegia），是眼球共轭运动中枢 PPRF 及其联系纤维 MLF 病变所致。MLF 位于脑干中线两侧，上起丘脑下至脊髓颈段，它不仅使各外眼肌运动核之间互相联系，而且也使之与其他脑神经感觉、运动核及有关头颈运动的脊髓前角细胞相互联系，使各个脑神经的运动得以协调一致。由于运动神经核之间的联系中断，彼此的协同作用丧失，导致双眼共轭运动出现障碍，可造成眼球水平性同向运动（凝视）障碍，表现为单眼的内直肌或外直肌的分离性麻痹（侧视时单眼侧视运动不能），即向病灶对侧注视时，患侧眼球不能内转，而健侧眼球可以外转，同时其集合运动却正常，多合并分离性水平眼震。说明患侧内直肌麻痹并非动眼神经核或核下性麻痹，内直肌单独内转没有问题，但由于 MLF 病变，使其在对侧眼外转时不能产生共轭的同向运动。

　　MLF 受损多为脑干的血管病变或炎症病变，背侧脑桥梗死是 MLF 受损最常见的原因。年轻人或双侧病变常为多发性硬化，年老病人或单侧病变多为腔隙性梗死，罕见病因为脑干脑炎、脑干肿瘤、延髓空洞症和 Wernicke 脑病等。重症肌无力所致的眼球运动障碍颇似 MLF 病变，孤立的核间性眼肌麻痹需排除重症肌无力的可能。

　　按照病变部位和发生机理的 Cogan 分类法，核间性眼肌麻痹可分为以下三种：

　　1. 前核间性眼肌麻痹　病变在中脑，累及连接动眼神经内直肌亚核和展神经核之间的内侧纵束上行纤维。由于展神经核位于对侧，而内直肌核位于内侧纵束同侧的患侧，双眼向对侧注视时，患侧眼球不能内转，而对侧眼球可以外转，但双眼集合运动正常。不是真正的内直肌麻痹。另一方面，由于病损阻断了支配患侧内直肌的兴奋性纤维，致患侧内收麻痹，同时也阻断了支配对侧内直肌的抑制性纤维，对侧内直肌相对兴奋，从而出现向对侧注视时外展受限，出现外展性眼震。当双侧 MLF 同时受损时，两侧内直肌均麻痹，集合功能虽正常却变得迟缓，严重者出现双眼分离性外斜视。

　　2. 后核间性眼肌麻痹　病变在脑桥，累及内侧纵束的下行纤维。向患侧注视时，患眼不能外转，而对侧眼可以内转；向对侧注视时，则对侧眼外转和患侧眼内转功能均正常。此型麻痹易被误诊为单纯的展神经麻痹，需要进行影像学排查，而刺激前庭神经时，麻痹眼的外直肌却表现为正常的收缩外转可以与后者相鉴别。

　　3. 联合性核间性眼肌麻痹　病变在脑桥被盖部，PPRF 及展神经核和（或）束同时受累，发生麻痹性脑桥外斜视，又称"一个半综合征"（one and a half syndrome），表现为患侧眼球水平注视时既不能内转也不能外转，对侧眼球水平注视时不能内转，可以外转，但有水平眼震，即造成向患侧的凝视麻痹（gaze palsy）。向患侧注视时，患侧眼球不能外转，对侧眼球不能内转，即双眼均不能向患侧注视，表现为"一个"完全的患侧同向运动障碍；病变同时累及对侧已交叉过来的支配同侧内直肌核的内侧纵束，故向对侧注视时，患眼内转不能，但对侧眼外转正常，呈"半个"同向运动障碍。多见于脑干腔隙性梗死或多发性硬化。

（三）核上性眼运动障碍

与眼球运动有关的大脑皮层位于额叶和枕叶，核上性眼运动障碍或核上性眼肌麻痹（supranuclear ophthalmoplegia）即是发生在运动神经核之上的这些大脑高级皮层同向运动中枢或其传导束病变所致，使双眼出现同向注视麻痹，双眼不能协同向上、下或一侧转动。这一障碍主要影响两眼的协同运动，一般不出现复视和斜视，双眼虽不能随意向一侧运动，但突然出现声响时，双眼可反射性转向该侧。

如脑血管意外所致的额中回后部第8区病变所致的双眼水平同向运动障碍，破坏性病变可出现双眼向病灶侧凝视，而向对侧运动受限；刺激性病灶则引起双眼向病灶对侧的同向偏斜。皮质下侧视中枢PPRF的病变则与中枢病变刚好相反。

又如上丘的眼球垂直同向运动皮质下中枢损害，常见于松果体瘤等中脑上端病变，可致双眼向上垂直运动不能，即帕里诺综合征（Parinaud's syndrome）。刺激性病变可出现双眼发作性转向上方，称为动眼危象，可见于脑炎后帕金森综合征或因服用酚噻嗪类药物所致。

（四）神经肌连接功能障碍

神经肌肉接头处的乙酰胆碱受体，对于神经信号传递到肌肉引起肌肉收缩是必需的。体内出现抗乙酰胆碱受体的抗体与突触后膜的乙酰胆碱受体结合，导致乙酰胆碱失用，神经-肌接头兴奋性传递障碍，产生随意肌无力，即重症肌无力（myasthenia gravis，MG）。

MG可发生于任何年龄，特点是肌肉易疲劳，最常侵犯眼外肌，是眼肌麻痹的常见原因，另外，延髓支配的各肌或肢体的横纹肌也可受累。肌无力的临床表现多变而不固定，可出现斜视、眼运动障碍、眼睑无力和上睑下垂等。其眼肌麻痹可发生于任意方向，可与核间性眼肌麻痹相混淆。双眼的上睑下垂常不对称，向上注视2分钟可加重上睑下垂；人工抬起下垂较重的一侧上睑会导致另一侧上睑下垂更明显；而当病人从向下注视转到第一眼位时上睑会过度上抬，然后再回到通常位置，称为Cogan征。症状可晨轻暮重，因连续运动而加重，休息后减轻。由于眼内平滑肌不受累，故瞳孔光反射正常，即分离性眼肌麻痹。MG可同时伴有胸腺肿瘤、甲状腺疾病等。

除上述典型的症状体征外，本病必要时可作依酚氯铵（腾喜龙，tensilon）或新斯的明（neostigmine）试验，静脉注射后眼球运动和眼睑下垂可明显缓解，可以明确诊断。亦可用冰块置于下垂的眼睑表面2分钟，可以明显改善症状。这些都是因为增加了乙酰胆碱的摄取所致。另外，实验室测定抗乙酰胆碱受体抗体（anti-acetylcholine receptor，AchR），单纤维肌电图显示受累肌对重复刺激反应减少，或影像学发现胸腺异常、实验室发现甲状腺异常等都可作为诊断证据。

三、眼球震颤

眼球震颤（nystagmus）是一种双眼不自主节律性来回往复的眼球摆动或颤动，是视动性反应和前庭冷热水试验反射性眼球运动反应的正常成分。根据眼震的波形模式可分为：①冲动型眼震（jerk nystagmus）：最常见，慢相（缓慢漂移）后出现反方向快相运动（快速复位），快相为眼震的方向，向快相凝视时眼震幅度增大；②钟摆样眼震（pendular nystagmus）：如钟摆样以相同速度向两个方向以正弦波摆动，常见于婴儿期。

眼震可见于正常人随意凝视终结时，称为生理性眼震，如眼球首次水平运动到达眼眶最外侧时出现数次水平的终末眼震。不同的温度刺激半规管可产生温度性眼震，温水可致

二维码15-6
动画 冲动
型眼球震颤

笔记

慢相背离刺激侧的眼震,冷水可致慢相朝向刺激侧的眼震。持续的头部旋转可产生背离头位运动方向的慢相眼震,最后以和头位运动方向一致的快相所结束,称为旋转性眼震。当眼震发生于先天异常或后天病变时,称为病理性眼震。

（一）先天性眼震

先天性眼球震颤在出生即存在或婴儿后期发生。分为运动缺陷性眼震（motor defect nystagmus,MDN）、感觉缺陷性眼震（sensorydefectnystagmus,SDN）和隐性眼震（latent nystagmus,LN）。

MDN 可能与眼球运动中枢传出机制缺陷有关,但因未发现视觉系统或神经系统的损害,因此也称为特发性眼震,是双眼同向性眼震,以水平震颤为主,常以冲动型眼震为主,具有快慢相,可随精神紧张、试图努力看清注视目标而加重,闭目休息或精力不集中时可减缓。SDN 可能继发于视觉传入通路的异常,模糊的物像导致正常固视反射发育异常,引发眼震。常为水平钟摆型眼震,向侧向注视时可表现为冲动型震颤。LN 为一种水平冲动型眼震,双眼睁开时无眼震,当遮盖一眼时两眼可出现冲动型眼震,快相指向未遮盖眼,多见于先天性内斜视和垂直分离性斜视的病人。

除先天性眼震外,可为周围前庭器官、中枢前庭通路或小脑疾病体征,或由抗癫痫药或镇静药所致。应描述出现眼震时凝视位置、方向与幅度、诱发因素如头位、伴随症状如眩晕等。

（二）获得性病理性急动性眼震

临床两种常见的获得性病理性急动性眼震综合征是:①凝视诱发性眼震（gaze-evoked nystagmus）:向单一方向凝视诱发的眼震,是早期或残留眼肌麻痹的常见体征,而多方向凝视诱发的眼震常为抗癫痫病药或镇静药副作用,或小脑或中枢性前庭功能障碍所致;②前庭性眼震（vestibular nystagmus）:周围性前庭性眼震为单向性、水平性或水平与旋转性,伴严重眩晕、听力丧失或耳鸣;中枢性前庭性眼震可为双向性,纯水平性、垂直或旋转性,眩晕很轻,可伴锥体束征或脑神经异常。

第五节　视觉相关的认识障碍

一、失读症

看得见但不能认识和理解书写的或印刷的字词、符号、字母或色彩,即不能识别视觉信号的语言含义,称为失读症（alexia）。它与大脑优势半球枕额叶的脑回损害有关,在无视觉缺陷,无失语,无明显智能障碍等情况下,出现视觉意义丧失,即视而不见、见而不识。由于失读,朗诵和发音困难可形成一种语言障碍。累及视觉放射者可致同侧偏盲。

Belleson 将失读症分为失读伴失写、失读不伴失写、额叶失读症、失语性失读四种。

（一）失读伴失写

又称为中央失读症、皮质视觉性失语症、顶颞叶失读症。病变部位是大脑优势半球的角回,常在顶颞叶交界区。该类病人全部或部分丧失了阅读和书写能力,既不能认识字,也不能认识词;既不能通过视觉途径认知文字,也不能通过触觉、听觉或书写动作来理解。常伴有其他神经系统症状,包括枕叶失读症的部分症状、轻微命名性失读症、偏瘫、偏身感觉障碍、偏盲或象限盲、错语、Gertsmann 综合征等。

（二）失读不伴失写

又称纯失读、拼读性失读症、枕叶失读症。病变部位常在左侧枕叶距状裂或外侧膝状体至距状裂的视觉通路上,以及胼胝体压部或紧邻压部外侧的白质。病人表现为不理解

二维码 15-7
动画　隐性
眼球震颤

二维码 15-8
动画　钟摆
型眼球震颤

二维码 15-9
动画　周期
交替性眼球
震颤

笔记

文字,可读字母,但不能理解并联合成音节或词,常伴朗读障碍。非视觉途径有助于理解,如通过自己临摹字形、或将字母写在病人身上、或触摸突出的字形,或按顺序说出某字的字母排列,病人可拼出该字,即可通过听觉、动觉、触觉等其他感觉途径来达到理解文字的目的。此类病人一般不伴有书写障碍,自发书写或听写表现较好,而抄写表现较差,可以配色,但不能表达颜色名称。神经系统检查常伴有一些视觉系统症状,如偏盲或视野缺损。

(三)额叶失读症

又称前部失读症。临床特征为字母失读明显,词失读较轻,大多对检查者拼出的字母不认识。可理解一些文字材料,但仅限于个别字,特别是名词实词、动作动词和意义明确的修饰词。此类病人常伴有严重书写障碍,包括拼写障碍,遗漏字母,构字障碍。抄写虽相对好,仍较其他失读症要重。常伴有明显的右侧偏瘫和偏身感觉障碍。

二、失语症

在神志清楚,意识正常,发音和构音没有障碍的情况下,大脑皮质语言功能区病变导致的言语交流能力障碍,称为失语症(aphasia)。表现为自发谈话、听、理解、复述、命名、阅读和书写等能力残缺或丧失,如病人构音正常但表达障碍,肢体运动功能正常但书写障碍,视力正常但阅读障碍,听力正常但言语理解障碍等。不同的大脑语言功能区受损可有不同的临床表现。

大脑的语言中枢有两个:①语言运动中枢,位于优势半球的额下回后部。其损伤会使病人丧失说话能力,不会说话,但能理解别人说话的意思,常用手势或点头来回答问题,称为运动性失语;②语言感觉中枢,位于优势半球颞上回后部。其受损引起病人听不懂别人说话的内容,不理解问话,这类病人语言运动中枢完好,仍会说话,而且有时说起话来快而流利,但所答非所问,称为感觉性失语。

脑血管病中,最常见运动性失语,其次是感觉性失语,两者并存叫做混合性失语。这种病人自己不会说话,也不理解别人说话的意思,它是病变损及优势半球的额叶、颞叶所致。另外,当优势半球颞叶后部和顶叶上部受损时,可出现"命名性失语",病人能理解物品的性质和用途,就是叫不出名字。

三、皮质盲

皮质盲(cortical blindness)又称为大脑盲。是外侧膝状体以上,尤其是大脑枕叶皮质受到毒素影响或血管痉挛缺血,累及双侧广泛的视反射和枕叶视中枢时,可引起完全的双眼盲,是一种中枢性视功能障碍,以血管痉挛性损害最为常见。皮质盲表现为双眼无光感,需要和癔症、视觉失认症、球后视神经炎以及双眼疾病所致的视力丧失相鉴别。

皮质盲除了视觉完全丧失,即无光感或黑矇外,尚可出现其他一些特征性表现,如:①瞳孔及其反射正常;②眼底无异常;③眼球运动的眼外肌和支配的神经不受影响,因此眼球位置与各个方向运动正常,近反射存在;④强光照射或外界的各种刺激均不能引起眼睑的反应性闭合反射;⑤闪光 ERG 正常,但 VEP 检查传导功能障碍,波形异常;⑥可同时伴有中枢神经系统的其他临床表现,如偏身感觉障碍,偏瘫,失语等,有时有记忆和意识的障碍;⑦脑电图出现睁闭眼反应的消失,视动性眼震无反应。本病多数由血管性障碍引起,其他可见脑膜炎、中毒性菌痢、头部外伤等。不同病因所致的皮质盲,又具有不同的临床特征,比如:高血压脑病所致者,起病急,颅内高压,有高血压性眼底改变,双目失明和神经系统定位体征,积极治疗后可完全恢复;脑血管意外所致者,老年人多见,常有血管病的危险因素,起病急,没有前兆,可出现意识障碍,有典型的中枢神经系统损害的定位症状和体征。血管痉挛引起者,视力常可有不同程度的恢复或完全恢复,其他原因引起者预后较差。

笔记

四、癔症

由于各种精神因素，如生活中的突发事件或内心冲突，作用于暗示性强的个体，引起的精神障碍，称为癔症（hysteria），属于神经官能症。多见于成年女性，有时少年儿童也可发病。此类病人有情感脆弱、情绪容易波动、易接受暗示、富有幻想、好表现自己的性格，属于精神病学里的抑制性弱型性格类。

该病的症状十分复杂，可表现于身体的任何部位，常有精神症状（如精神错乱、哭笑闹吵、木僵等）、躯体症状（全身运动兴奋、肢体抽搐或震颤、面肌痉挛、全身或局部瘫痪、行走不能或不稳、感觉障碍等）以及自主神经症状（如恶心、呕吐、心悸等）。眼部也常有各种表现，如突发性视力障碍，但瞳孔光反射灵敏，眼部检查正常，旁人观察其并无行动障碍，有时也可出现复视、色觉紊乱或幻视等，或畏光流泪、眼睑痉挛、复视等不典型症状。

由于发作时可模拟任何包括神经眼科在内的眼科疾病，一病多症，多病一症相重叠，容易造成误诊，造成严重的过度医疗后果。因此，诊断时也需要详尽的问诊查体，充分排除有无器质性病变或非依赖性物质所致的精神障碍，应与视神经炎及伪盲（simulated blindness）相鉴别。要注意功能障碍和客观检查的结果不一致是其特点。视野检查可发现向心性缩小，但反复检查其视野收缩的程度并不固定，有时即使出现视野呈现管状视野，也不妨碍其正常行动。

（马　嘉）

二维码15-10
扫一扫，测一测

参 考 文 献

1. 赵堪兴，杨培增. 眼科学. 第8版. 北京：人民卫生出版社，2013.

2. 葛坚. 眼科学. 第2版. 北京：人民卫生出版社，2010.

3. 童绎，魏世辉，游思维. 视路疾病基础与临床进展. 北京：人民卫生出版社，2010.

4. Ehlers JP，Shah CP. Wills Eye Manual：The Office and Emergency Room Diagnosis and Treatment of Eye Disease. 5th Edition. Philadelphia：Lippincott Williams & Wilkins，2008.

5. Miller NR，Newman NJ. Walsh & Hoyt's Clinical Neuro-Ophthalmolgy. 6th Edition. Philadephia：Lippincott Williams & Wilkins，2008.

6. Miller NR，Subramanian PS，Patel VR. Walsh & Hoyt's Clinical Neuro-Ophthalmology：The Essentials. Third Edition. Philadelphia：Wolters Kluwer，2015.

7. Timothy M，James C. 实用神经眼科学. 魏文斌，张晓君，译. 北京：中国协和医科大学出版社，2016.

8. Sharma S，Baskaran M，RukminiA，et al. Graefe's Archive for Clinical and Experimental Ophthalmology. London：Springer，2016.

9. Gross JR，McClelland CM，Lee MS. An approach to anisocoria. Curr Opin Ophthalmol，2016，27（6）：486-492.

10. Wilhelm H. Disorders of the pupil. HandbClin Neurol，2011，102：427-466.

11. Virgo JD，Plant GT. Internuclear ophthalmoplegia. Pract Neurol，2017，17（2）：149-153.

12. Melnick MD，Tadin D，Huxlin KR. Relearning to See in Cortical Blindness. Neuroscientist，2016，22（2）：199-212.

笔记

汉英对照索引

A

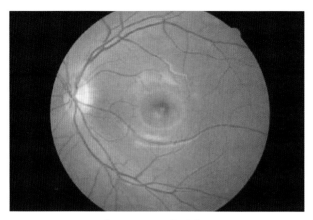

彩图 2-1　正常眼底图

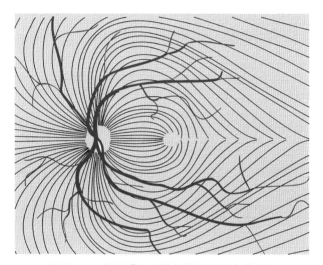

彩图 2-5　视网膜上的神经纤维层分布模式图

视网膜输出		外侧膝状体	
眼	神经节细胞类型	层次	细胞类型
对侧		6	
同侧	P-型	5	小细胞层
对侧		4	（P层）
同侧		3	
同侧	M型	2	大细胞层
对侧		1	（M层）
与覆盖的基本层相同	非M非P	每层的腹侧	层间细胞层（K层）

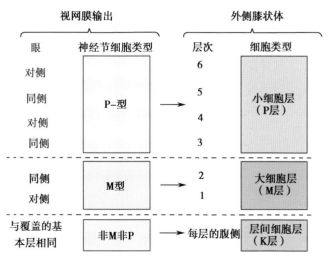

彩图 2-7　外侧膝状体细胞分布

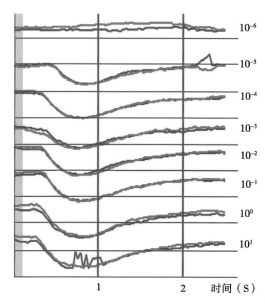

彩图 3-5　瞳孔光反射阈值示例（阈值为 1×10^{-5}cd/m^2）

光线刺激强度（右侧纵向坐标所示）由 1×10^{-6}cd/m^2 到 1×10^{1}cd/m^2 逐渐增强的过程中，在光线刺激强度为 1×10^{-5}cd/m^2 时，出现缩瞳反应。红色曲线表示 OD，绿色曲线表示 OS

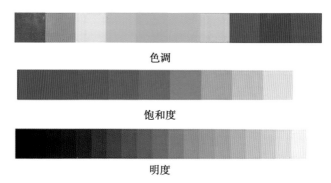

色调

饱和度

明度

彩图 5-1　颜色的三种属性：色调、饱和度和明度

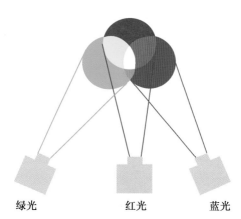

绿光　　　　　红光　　　　蓝光

彩图 5-3　三原色混合示意图

彩图 5-4　牛顿色环

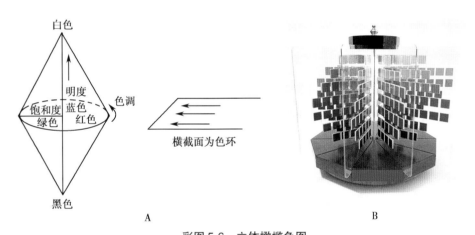

彩图 5-6　立体橄榄色图

A. 立体橄榄色图示意图　B. Munsell 颜色系统

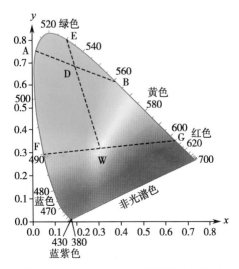

彩图 5-7　1931 CIE 色度图的 XYZ 系统

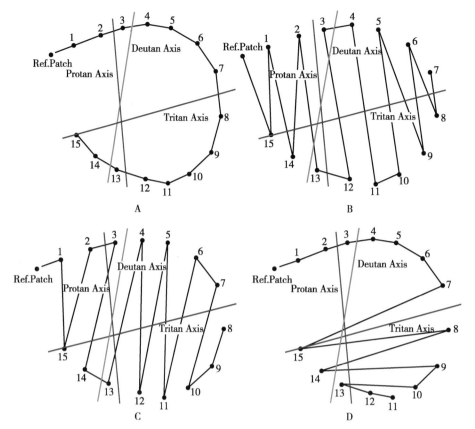

彩图 5-11　D-15 检查结果的排列轨迹判断色觉异常
A. 正常色觉　B. 红色异常　C. 绿色异常　D. 蓝色异常

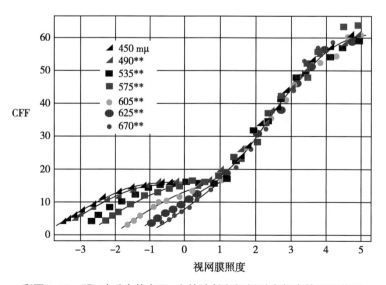

彩图 6-12　明、暗适应状态下,光的波长和闪烁融合频率的匹配关系

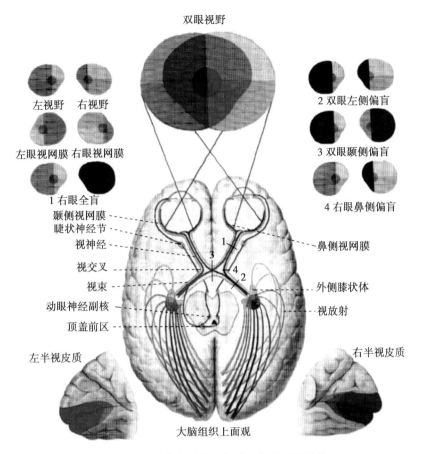

彩图 7-13　视路各部分神经纤维和视野对应的关系

不同色彩如图所示代表不同眼不同部位神经纤维,同时对应相应视野,色彩越深,越靠近黄斑纤维

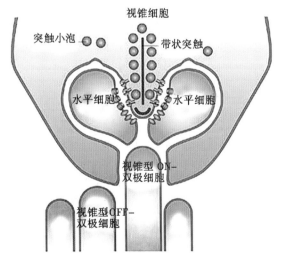

彩图 8-3　三联体

光感受器与双极细胞、水平细胞形成特有的带型突触(ribbon synapse),在终末内陷区,与突触前相对的并置着三个突起(三联体,triad),居中的常是双极细胞的树突,而两个水平细胞的突起则在突触带的两侧

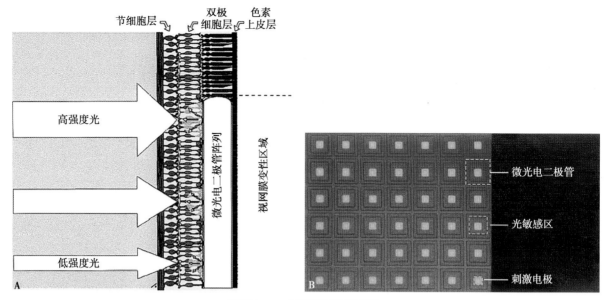

彩图 9-14　视网膜下间隙假体

A. 微光电二极管阵列（MPDA，microphotodiode array）植入病变视网膜下间隙示意图。进入眼内的光线作用于光电二极管，产生的电流（此电流与局部的光密度成正比）经金属刺激电极刺激视网膜神经节细胞　B. 微光电二极管阵列局部镜下观。单个光电二极管对光反应面积为 625mm，每个二极管中心为黄金制作的正方形刺激电极（8mm×8mm）

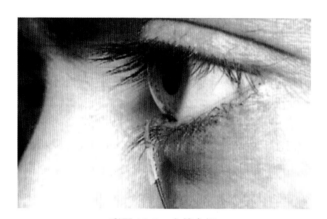

彩图 11-2　金箔电极

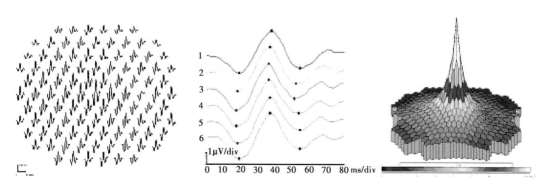

彩图 12-2　mfERG 波描记阵列、组平均及地形反应密度图

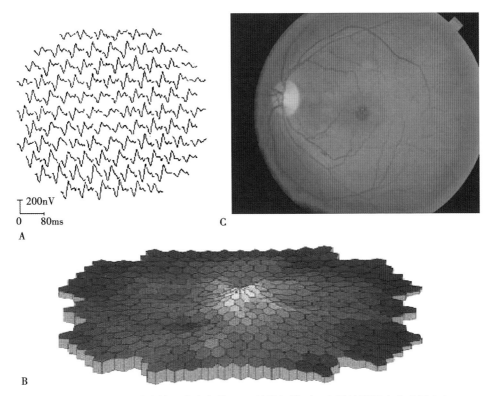

彩图 12-5　黄斑裂孔的眼底彩色像（C）、波描记阵列（A）及地形反应密度图（B）

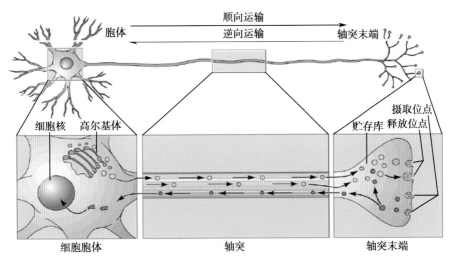

彩图 15-1　视网膜神经节细胞轴浆传输示意图

视网膜神经节细胞轴突由胞体伸向轴突末梢，内部充满轴浆，顺向运输指轴浆内成分由胞体至轴突末梢，反之为逆向运输，这种双向运动称为轴浆传输。胞体内的细胞器如高尔基体参与轴浆传输的过程，轴突末梢存在贮存库、释放位点和摄取位点等结构，参与神经递质等物质的贮存释放

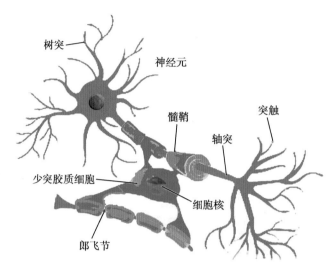

彩图 15-2　少突胶质细胞形成视神经髓鞘结构示意图

视神经髓鞘由少突胶质细胞（如图所示，蓝色）构成。少突胶质细胞形成的髓鞘包绕神经元轴突，但髓鞘并非连续，周期性隔断相邻髓鞘的轴突部分称郎飞节

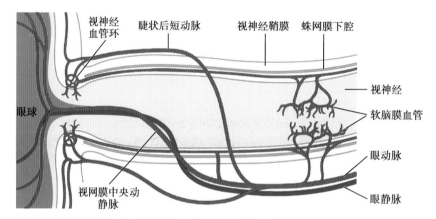

彩图 15-3　视神经鞘膜及血管结构示意图

视神经鞘膜包绕离开巩膜筛板时的视神经轴索，其结构包括 3 层与脑部 3 层鞘膜直接相连的鞘膜组织，由外到内依次为硬脑膜、蛛网膜和软脑膜。视神经及视网膜血液循环主要由眼动静脉分化出来。眼动静脉穿行视神经，分支出视网膜中央动静脉、睫状后短动脉、视神经血管环、软脑膜血管等

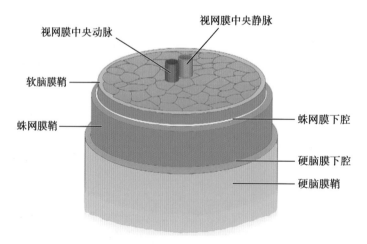

彩图 15-4　视神经三层鞘膜结构横切面示意图

视神经鞘膜从外到内的三层鞘膜硬脑膜、蛛网膜和软脑膜鞘形成 2 个间隙，即硬脑膜下腔和蛛网膜下腔，两间隙的向前终止于眼球后形成盲管，向后直接与大脑各间隙沟通，在腔内充满脑脊液